U0140578

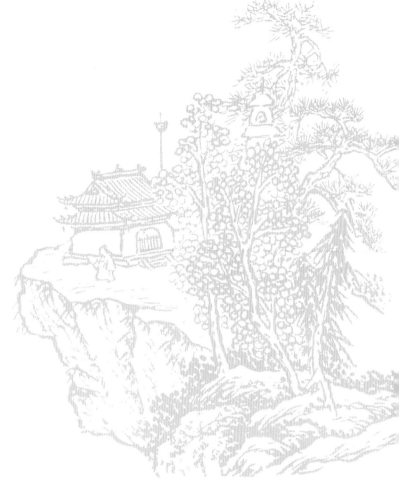

"十三五"国家重点图书出版规划项目　中医流派传承丛书

# 海派中医

**HAIPAI ZHONGYI** *ZHONGYI LIUPAI CHUANCHENG CONGSHU*

名誉总主编————颜正华　周仲瑛

总　主　编————陈仁寿　王　琦　分册主编————梁尚华　黄　瑛

Haipai Zhongyi

Zhongyi Liupai Chuancheng Congshu　　CTS K　湖南科学技术出版社·长沙

中医流派传承丛书

# 海派中医

编 委 会 名 单

分 册 主 编： 梁尚华 黄 瑛

分册副主编： 章 原 谭春雨 梁慧凤

分 册 编 委： 朱 音 张雪丹 荆丽娟 康欣欣 章 原

梁尚华 梁慧凤 黄 瑛 谭春雨

# 总　序

　　《说文》释"流"曰："水行也。从沝㐬。㐬，突忽也。"段玉裁谓㐬之本义乃"不顺忽出也"。派者，"别水也"，故左太冲有"百川派别"之谓。则流派者，即百业之突忽别流可知。历史上的中医流派众多，灿若繁星，以其划分方式不同，而有学说、世家、地域之分。

　　中国地大物博，地情、民情、病情复杂，故中医讲究"因地制宜"。各地先贤常因各地风物人文不同，而各有所长，诊疗手法各具特色。经过长期的进取开拓、发展传承，孕育出了一大批地域流派，吴门、孟河、新安、海派、浙派、燕京、川蜀、湖湘、岭南……不胜枚举，如同星宿分野九州。这些地域流派将中医原有的理论实践基础结合当地的具体情况，若水之别流，突忽分出，有所发展，有所延伸。又如支流汇聚，百川入海，从而丰富了原有的内容，扩展了原有的实践，维护着各地人民群众的健康，同时推动着中医不断向前发展。因此，对于流派的研究挖掘，既是传承的一环，又是发展的一环。

　　中医流派的形成，与人、地、传、文化等因素密切相关，每个人对经典理论与医疗技术的认识不同，不同的地域能造就不同的人-病-药-效之间的关系，不同的历史、地理环境与人脉形成不同的流派，文化程度与文化特色能造就不同的中医流派，所以研究中医流派是一件十分有意思、有价值的事情。通过流派的研究，可以挖掘中医学中的不同学术思想、临床经验、用药特色、传承模式等，特别对于当今发展中医，做到"传承精华，守正创新"具有深远的现实意义。

今湖南科学技术出版社策划的国家"十三五"图书出版项目，邀请南京中医药大学陈仁寿教授担任总主编，上海中医药大学、浙江中医药大学、山东中医药大学、湖南中医药大学、首都医科大学、苏州市中医医院等单位在中医流派研究方面有建树的专家学者共同编纂这套"中医流派传承丛书"，可以全面展示不同地域中医流派的历史脉络、医人医著、学术思想、临证经验、发展现状，对于多视野、多维度地了解我国各地中医药的发展历史具有文献价值和实用价值。

这套丛书目前包括了十个有代表性的地域流派，各册主编都是在全国中医文献与流派学科领域具有相当影响力的著名专家。每个分册的内容安排，既有历史回望，又有当代现状与未来展望；既有浅显易懂的历史文化科普，又有专业学术的医论医理探讨，我认为可称得上是古今贯通、深浅得宜。通过阅读这套丛书，不论是中医爱好者，还是从事临床研究工作的同志，相信都能有所收获。

近年来，党和政府越来越重视中医药事业的发展，中医文献与流派研究得到了广泛的支持和重视，并取得了可喜的成就。这套丛书的问世，可以说是集天时、地利、人和于一身，本身既是对近年来中医流派研究成果的汇总和展示，又将会对中医流派的继续研究有所帮助，对中医事业的传承有所贡献。

中医流派的内涵十分丰富，本丛书第一辑仅出版十个中医地域流派，希望后续有更多的地域流派分册著作不断问世，更希望还能有中医学术流派等方面的系列著作涌现，从而掀起学习和研究中医流派的高潮，将中医各个具有特色的流派展示给世人，以供人们学习、借鉴和研究。

故乐为之序！

颜正华

**2020 年 12 月**

# 总前言

唐代诗人张文琮的《咏水》有曰："标名资上善，流派表灵长。"

所谓流派，是指在学术与学问的传承过程中，形成的不同派别，如水之流动必有支出，山川溪水各有风格。中医也不例外。

中医流派是中医学术思想和临床经验代代传承的主要载体之一。在绵延数千年的祖国医学历史长河中，中医流派络绎纷呈，许多流派对中医的传承和发展做出了巨大贡献。我们把中医流派主要概括为 3 种类型：地域流派、学术流派、世医流派。其内涵与外延各有不同，但有交叉。地域流派是指一个地区众多医家长期行医而形成的极有影响的中医流派，以地方命名为主，如吴门医派、孟河医派、海派中医、新安医派等；学术流派是由于学说观点不同而形成的中医流派，以中医学说理论或医家命名为主，如伤寒学派、河间学派、易水学派、温病学派等；世医流派是指某种学术观点和诊疗方法代代相传而形成的中医流派，以中医世家及其医疗技术命名为主，如苏州葛氏伤科、南京丁氏痔科、无锡黄氏喉科等。通过对中医流派的研究，可以挖掘中医药学术思想精华，梳理中医药传承脉络，提炼中医药创新思路，指导中医药临床应用，为此有必要进行系统总结，以供中医药临床、教学、科研及中医药文化传播参考。

中医流派研究是一个系统工程，所涉及内容广泛而丰富。本丛书主要选择部分地域流派进行研究和编纂，以揭示地域流派中的历史与人文、人物与著作、学术与临证、传承与创新等内容。

地域流派的形成，与当地的历史、地理、文化及习俗等地域因素密切相关，包含着人文与科学的双层内涵。地域流派强调其医家同处于某一地区，虽医家之间可能学术观念不完全一致，也不一定均有相同的传承关系，但由于同受当地文化熏陶培育，必然可以在文化上找出共性特征，从而基本符合地域流派的条件。在以地域冠名其医学流派之时，其必然强调自身对地方文化的认同，有利于加强当地中医界的凝聚力，并且可以促进更全面深入地挖掘和传承地方名医经验。同时，有利于获得地方政府和社会各界对当地中医更多的关注与更大的支持。

目前，中医学界对地域流派研究主要涉及吴门医派、孟河医派、新安医派、海派中医、岭南医派、龙江医派、钱塘医派、八桂医派、山阳医派、川派中医、燕京医派、湖湘医派、永嘉医派、盱江医派、齐鲁医派、长安医派等。

本丛书第一辑选取了具有代表性的 10 个地域流派进行编写，分别是吴门医派（苏州）、孟河医派（常州）、新安医派（安徽）、海派中医（上海）、龙砂医派（无锡）、浙派中医（浙江）、川派中医（四川）、岭南医派（广东）、齐鲁医派（山东）、湖湘医派（湖南），每一个流派作为一册，共计 10册。每册分别从地域历史、人文基础、代表医家及著作、历史遗存、学术思想及其影响、传承和研究情况等方面将每个地域流派的内涵与风貌进行介绍。各册分别由苏州市中医医院欧阳八四主任医师、南京中医药大学陈仁寿研究员、安徽中医药大学陆翔教授、上海中医药大学梁尚华教授、首都医科大学张净秋教授、浙江中医药大学郑洪教授、四川省中医药学会杨殿兴会长、山东中医药大学李玉清教授、湖南中医药大学周德生教授、无锡市中医医院陆曙教授等担任主编。

在编写过程中，主编们带领各自的团队，在丛书总体策划与编写原则要求下，积极与地方中医药教育、科研、医疗以及民间机构、学者取得联系，就其当地的地域流派研究现状、传承情况等方面进行咨询；与目前地域流派中的代表医家进行交流，就其学术思想、传承建议等方面展开探讨；通过实地走访采风，对流派现存的历史遗迹、医药文献等进行拍摄、录像。力求使本丛书集目前地域流派研究之大成，具有里程碑的意义，对今后地域流派的研究具有重要的参考价值。特别是其中的名家学术思想与临证经验，对临床医生具有指导意义。

为了使体例基本一致，但又能保持各自特色，编写过程中多次召开编写讨论与交流会，大家各抒己见，相互学习，相互借鉴。因此各册既符合丛书的总体要求，又各有千秋，体现了中医流派本身所蕴含的异同、特性与交融。

希望通过本丛书的出版，引起中医学界对中医流派的重视，同时提高广大中医同行对中医流派的认知，并从中吸取精华，服务于当代中医教学与临床，推动当今中医的传承与创新。

希望读者们对本丛书的编撰提出宝贵意见，指出其中存在的错误，并对我们今后的中医流派研究工作提出建设性建议。

陈仁寿

**2020 年 12 月于南京**

# 前言

　　所谓学派，就是一门学科中由于学说师承不同而形成的派别。偏于哲学理性思想的文化学科，由于理论体系的构建主要依赖于人的抽象思维方式，而非客观实在知识的直接组合，故常因个人主观意识色彩显得不尽相同，由此造就学科内部或多或少不同程度的认识观点分歧。当这些不同认识观点，被不同受众接受，并代代传承、持续发展后，就自然而然地形成了学派。这和基于客观实在知识直接组合所形成的自然科学千篇一律的标准化模式存在明显不同。

　　中医学是一门基于中国传统天人哲学思想灵魂的医学理论实践知识体系。天人哲学的哲理性、抽象性、思辨性，决定了不同时代背景、不同学术洞见、不同生活经历、不同悟性思辨的个体，对中医理解的角度、深度及广度均不同。人体的复杂性、疾病的多样性和医学的局限性，决定了医家"精专"与"广博"的困难性。此外，传统中医在传承模式上的相对封闭、单一性等因素，也易导致各家形成理论继承侧重点的不同以及实践技法的偏向。由此以往，在中医学漫长历史发展演变中，不同学术观点和派别的形成亦为必然。

　　任何一门文化学科都是基于一定的自然社会环境生存发展的，也必然不同程度地受到自然社会环境的影响。同一地域的不同学派，如果受到当地风情的自然社会文化影响，共同烙印上一定地域文化血脉精神，带上鲜明地域文化风格时，就被再次贯之以地域学派称谓。海派中医就是这种地域学派文化定义逻辑的产物。

地域学派概念侧重于学派的地域文化特色，强调地域文化对学派的影响及其效应结果和特色。故研究地域学派，关键应立足地域的自然社会历史背景，从地域、政治、经济、文化等视角，探究其学术特色的形成及其发展演变过程，理解其学术成果内涵及其实践价值。如研究徽州新安医学，不可忽视隋唐之后中华文明重心从中原南迁过程中，徽州地区作为南北文明交融重镇这一历史大环境所造就的时代机遇。在学术思想及研究学风上，新安地区作为朱子故里，深受以理学为代表的徽文化影响，形成既高度重视医理探索创新，又注重临床效验的医学文化风格。同样，要深刻理解海派中医，须立足上海地区自然社会文化背景，方能客观深入、全面准确地阐明海派中医产生及发展的演变过程，并理清其学术特色，为海派中医的继承扬弃发展提供可资可考的借鉴。《海派中医》正是基于此种认识观念而编撰的。

### 第一章《历史回声》——历史回声犹可鉴，海纳百川启序章

上海位于江南鱼米之乡，地处长江出海口岸，放眼广袤太平洋，是我国最为优良的天然陆海交通之枢纽。伴随 18 世纪航运技术的发达，人类涉洋远行之能力极大提高。得此历史机缘，上海凭借其自然地理位置的独特优势，逐渐成为中外文明汇聚交流的重镇。得益于得天独厚的自然地理环境以及社会人文历史机遇的加持，近代上海成为各行各业人才的汇聚地和思想文化交流的前哨所，也因此成就了开放包容、海纳百川、勇于创新、敢为人先的海派人文情怀。近代海派中医在此种自然人文环境中生根发芽壮大，也因此烙印了开放包容、海纳百川、勇于创新、敢为人先的海派文化印记。本章结合文献文物考证，从上海地区自然环境及文化、经济、政治等的数千年发展演变历史中，阐释了海派中医产生及发展壮大的深层次逻辑。

### 第二章《千秋前贤》——名医生平写春秋，前贤流芳传杏林

近代上海，风云际会，名医云集。他们精研医理医术，悬壶济世以安民，竭尽医者的社会历史责任，同时编撰中医书籍，组织中医社团，创建中医医院，兴办中医学校，出版中医报刊。民国时期，中医蒙尘危难之际，海派先贤一方面竞尚新学，冀图振兴，一方面为中医存亡不顾个人安危，奋勇抗争，

铁肩卫道，体现中国传统士人"良医""良相"之情怀，在近代中医史上描绘出浓墨重彩的华章。本章择取其中名噪一时、学术成就斐然、历史贡献卓然、门人弟子众多的42位著名海派医家，扼要总结其各自生平事迹、医学特色、医德风范、才识才艺之风貌，并介绍了8位为海派中医生存发展壮大做出突出贡献的知名社会贤达人士的生平经历。

**第三章《文载医道》——文采典籍以传道，闲情雅致品自高**

近代海派中医人，多为医文兼修的儒医，他们不仅具有深厚的医学素养、扎实的文化功底，还兼备心怀天下、忧国忧民，身体力行实践中国传统知识分子"为天地立心，为生民立命，为往圣继绝学，为万世开太平"的历史使命。本章系统介绍了海派中医人在经典中医文献、中医基础理论、中医临床实践、中西汇通融合、中医典籍著作等领域的丰硕成果，以及在教材编撰、期刊传播、医学广告等教育传播领域所做出的杰出贡献。国医大师裘沛然曾说："医学是小道，文化是大道，大道通，小道亦通。"本章还呈现了海派医者在书法艺术、丹青绘画、诗词歌赋、小说创作等文化领域多才多艺、多姿多彩的情趣与成就，展现了海派中医人深厚广博的文化素养及雅致高洁的人文修养。

**第四章《学思流芳》——学思泽被留后学，薪火相传可流芳**

海派中医在近代中医学术史上占据非常重要的学术地位，众多成就与观点，影响甚至引领了其后百年来整个中医学发展演变的历史轨迹。本章分别从医学传承、医学教育、学术方向等三个领域，择取其中最具影响、最具代表性的四家学术流派的成就及其深远影响进行介绍。一是至今已传29代，历860余年，有130余种医著，方志家谱中有医传可考者约350余人的何氏中医；二是至今已历14代传承发展的张氏医学，在医学理论、临床实践、医德修养、医学传承等领域的卓越贡献及斐然成就；三是孟河丁氏医学及其历史发展过程，以丁甘仁为代表的孟河丁氏医学在近现代中医教育事业中所做出的开创性贡献；四是以恽铁樵为代表的中西医汇通派，在近代中西医论战及中西医学术交流汇通中的学术立场及学术观点，再现一代中医人在剧烈文化变革时代，捍卫中医地位与尊严，探索中医发展与出路的勇气。

**第五章《百年医道》——医道难明须砥砺，良机易失要勤研**

海派中医肇始于唐代，兴起于宋元，鼎盛于明清，涌现出诸如陆贽、李中梓、李用粹、王孟英等大家。至晚清民国年间，海派中医盛极一时，其中颇有名气的流派多达 50 余家，涉及内、外、妇、儿、针、推、伤各个领域。1949 年后海派中医逐渐没落，至今仍有传人者 20 余家，其中传承较好的不过 10 余家。深受崧泽、吴越文化之浸润的海派中医，自唐宋萌芽兴起，从晚清民国期间的鼎盛辉煌，到 1949 年后的逐渐没落，深层次原因中都有其历史的必然。本章一方面从形而下层面挹要回顾了海派中医千余年来波澜壮阔的发展流变过程及其历史贡献，另一方面也大致介绍了海派中医形成及其演化变迁背后的深刻自然社会历史原因，试图从中总结归纳出那些影响海派中医，乃至整个中医学派形成及其演化变迁的内在自然社会环境因素，由此进一步展望和分析了海派中医乃至其他中医流派未来可能的发展演变方向。

古语云："以铜为镜，可以正衣冠；以史为镜，可以知兴替；以人为镜，可以明得失。"海派中医作为近代中医学发展史上最具色彩、最具分量、最具影响力的一支力量，其影响不仅存活在历史中，还绵延至今。以史为鉴，酌古斟今。研究海派中医不仅是展示回顾那段波澜壮阔、激荡人心的历史，更在于从中汲取历史经验与教训，为其后学，乃至整个中医学未来的延展与开拓，提供发展方向、发展思路等参考借鉴。这既是本书的志趣所在，也当是未来海派中医研究应该持续关注的一个重要方面。

编者

# 目录

第一章

# 历史回声

## 第一节　上海发展简史

## 一、从史前文明到上海设县

当代上海的城市文明是历经数千年逐步演变，历史逐步积淀升华的结果。上海地处吴越之间、长江三角洲东缘，在中国古代的大格局中，上海长期以来的政治地位并不高，所以自夏商周以来的古代史迹并不令人瞩目。追溯上海这块土地所承载的历史，其史前文化开端于马家浜文化，距今 4000 多年以前的上海文化已经发展到较高水平，以今日上海的地名命名的新石器时代文化便有"崧泽文化"和"广富林文化"两处。至良渚文化时期，上海史前文化更是进入史前社会发展的巅峰。夏商时期还有"马桥文化"，是富有南方特色的地方文化代表。

距今 7000 年左右，长江三角洲地区出现了最早的新石器时代文化——马家浜文化。过了 1000 年左右，其中第一批先民迁居到上海这片土地，为开发上海拉开序幕。其后，先民们充分利用自然资源，克服地理环境的影响，用智慧和劳动为上海现代文明的崛起积累了丰富的历史底蕴。而崧泽遗址的发掘，尤其是发现了"上海第一人"的头骨，不但为研究上海先民的体质特征提供了重要的资料，也为上海远古文化提供了可靠的考古依据。在文明早期，不同文化系统的交接处，相互影响、相互吸收成为加速文明发展的常见原因。而距今 5000 多年的崧泽文化时期的上海也展现了开放交流的文化态势，从考古遗址的发掘可以知道，上海与其他文化地区的交流主要来自西、北、南三个方向。因此，崧泽文化所处的时代是一个开放交融的时代，反映了长江中下游以及江淮地区在史前文明阶段便存在着密切的交流。

此后，上海地区受到良渚文化影响，是其分布的主要区域之一。如青浦福泉山遗址发现的良渚文化贵族墓地，随葬的大量玉器、人工营建的土筑台墓地等，代表了史前文明的巅峰成就。该遗址完整保留了 6000 多年以来上海各个时期文化的叠压遗存，包括马家浜文化、崧泽文化、良渚文化在战国至唐宋时期的遗存，可以说是一部上海古代历史的浓缩。而在上海地区的良渚文化遗址中，体现了经济发展、分工细化、财富积累，进而出现社会分层和阶级对立，展现出文明走向进一步发展的曙光。此后由于受到外来文化的冲击和影响，在良渚文明逐渐衰落后，距今 4000 年左右，上海地区先后出现了取而代之的广富林文化和马桥文化。其中广富林文化的先民是上海地区最早的移民，他们来自黄河流域，因此在广富林文化中北方的文化因素占据了主导，同时原有的南方文化的特色也有一定的保留，因此该文化体现了多元文化的特点，也反映出中原地区逐渐成为中国最强势的文化。而更晚一点、已处于青铜时代的马桥文化，则与广富林文化相反，其主体来自于南方地区，但发展过程中又吸收了北方文化。正是在这种南北文化的不断交融下，上海及其周边地区以一种兼容并蓄、海纳百川的态度，创造了富有区域特色的新文化。同时也反映出到了夏商时期，全国各地区之间的文化交流已经远远超过新石器时代。

到了周代，吴越时期是江南地区文化形成的关键时期，吴国和越国一度成为春秋霸主，其相互交融激荡形成的吴越文化，成为上海文化基因的重要底色。以考古发掘的陶器为例，吴越文化继承和发展了马桥文化印纹陶和原始瓷的风格，成为其鲜明的物质文化特征。在上海地区，吴越时期的遗址十分丰富，有 30 处左右，如广富林遗址、马桥遗址等。发现的吴越时期的遗物、遗迹极为丰富，包括陶器、青铜器等器物，村落、祭祀、墓葬等遗迹。上海地区也有大量楚文化遗物的发现，印证了历史文献中楚国取代吴越的记载。

秦汉帝国建立后，上海地区长期属于不同县治的状态。直到公元 751 年，唐代开始在如今上海的地理版图上设立了华亭县这样的县级建制，上海境内才开始有了相对独立的行政区划，到元代又升格为松江府。到 1292 年，元代又正式设立上海县，以上海镇为县治所在。但从该时段来看，上海地区的政治地位较低，所以虽然不乏文化遗迹，但相较于中原地区，上海地区的发展总体稍显边缘和滞后。从唐代到元代的发展过程中，上海其后的发展轨迹，不管是从华亭县到松江府，还是从青龙镇到上海县，吴淞江的兴衰都是其主要的影响因素。

以今天位于上海市青浦区的青龙镇兴衰历史为例，该镇是上海第一古镇、最早贸易港和经济中心，也是唐宋时期海上丝绸之路的重要始发港之一。据后来传世文献记载，其最早兴起于唐代天宝五年（746），实际上要到宋代，对于该镇的记载才逐渐清晰。在北宋元丰年间，《吴郡图经续记》记载："今观松江正流下吴江县，过甫里，径华亭，入青龙镇，海商之所凑集也。《图经》云：'松江东写海曰沪渎，亦曰沪海。'今青龙镇旁沪渎村是也。"可以看出，北宋时期青龙镇的海上贸易已经十分发达。此后青龙镇海上交通条件的明显改善，为发展海上交通提供了优良条件，于是青龙镇繁荣的商贸顿然兴起。北宋陈林《隆平寺经藏记》云："青龙镇瞰松江上，据沪渎之口，岛夷、闽、粤、交广之途所自出，风樯浪舶，朝夕上下，富商巨贾，豪宗右姓之所会。"到了北宋末年的宣和年间，航道再次扩展疏通，"蕃商舶船辐辏住泊"，贸易事务繁忙。到了南宋初年，青龙镇的贸易进一步繁荣。市镇规模十分可观，镇上有三十六坊，有镇学，有酒坊，茶、盐、酒等务在镇上均设有税场，并置有水陆巡检司。镇治堂宇以及市坊中坊巷、街衢、桥梁，规模颇似一县城。人口杂处，百货交集，"市廛杂夷夏之人，宝货当东南之物"，市容繁华，时人誉为"小杭州"。但是兴也吴淞江，衰也吴淞江，到了元代至明中期，随着江流闭塞衰竭，贸易港地位逐渐消失，远非盛时景象。

不过也是从元代开始，正式出现了上海县的建制。上海的得名始于名为"上海浦"的小河。据文献记载，北宋时期已有此名，位于吴淞江下游南岸。1077 年，北宋在秀州十七处酒务中，始见"上海"之名。这一机构设在上海浦边，故名"上海务"，是一个管理贸易和税收的机构。南宋时期，上海市舶提举司设立，上海镇逐渐繁荣。到 1292 年，元代正式设立上海县，以上海镇为县治所在。其实上海镇的兴起，与其上游青龙镇的衰落几乎同时。到了 13 世纪中叶，上海镇比青龙镇更靠近海，且有上海浦为港湾，因此成为一个理想的海港。但上海港的盛世并未持续很久，同样由于吴淞江的淤塞，其对外贸易始终受到制约，一直未能达到宋代青龙镇的局面。

## 二、从江南的上海到上海的江南

明清时期的上海主要是作为苏州的转运港而存在。苏州在隋唐时期已经是东南都会，至宋、明、清时期，苏州经济繁荣，民殷物阜，科甲鼎盛，人文荟萃，是东南财赋之区，不仅是中国最富庶、繁华的地方，而且是主导天下雅俗的地方，无愧于江南地区的中心城市。明清时代的苏州也可以说是整个帝国的经济中心，大运河、长江和沿海这三条最重要的水运干道是以苏州为枢纽。而上海同长江航道以及大运河航道的物流联系，主要是通过苏州完成，即上海先通过内河航道连通苏州，然后在苏州经运河而达长江。上海当时是江南地区一个以国内埠际贸易为主的港市：向国内各地尤其是北方输出棉布和棉花，从北方输入大豆、豆饼和豆油。据估计，鸦片战争前夕，上海港埠际贸易货值总计约在4840万两。上海的水路优势主要体现在海路上，所谓"往来海舶，俱入黄浦编号"，但上海并非这些货物的终点站，"海外百货俱集，然皆运至吴门发贩，海邑之民，殊无甚利"。由此可见，在上海开埠之前，苏州是中华帝国物流运输的终点和起点，海内外的货物先集中到苏州，然后再由苏州散发出去。当时上海作为苏州的重要转运港，被称为"小苏州"，这一称呼恰如其分地体现了上海在江南地区的经济地位。不过在清代，尤其是康熙解除禁海令后，通过商品贸易和运输，以及钱庄、建筑、饮食等服务业，上海的城市人口得到了增长，商业也不断扩展。上海在为从一个县治城市和地方中心市镇发展成一个主要的海外贸易港口做准备。

随着晚清上海开埠，以及太平天国战乱对于江南繁华地区的扫荡，苏杭均遭陷落，其经济上的繁华和文化上的优雅均随风飘散。此后江南地区的城市中心等级进行了重新调整，上海乘势崛起，大踏步向近代化国际性大都市迈进。从自然资源角度而言，上海并无优势。与传统中国城市多为行政中心不同，上海在近代的崛起主要来源于商业的力量。商业能够造就一个城市，关键在于交通。在铁路兴起之前，人类社会大规模的物资运送主要依靠水路，因此水路枢纽往往成为一个地区或一个国家的商业中心。上海的成长故事，主要与水路交通紧密相关。开埠后不久的 19 世纪 50～60 年代,英国植物学家福钧到中国长江流域探险游历,对于上海发展成长的因素做出了一番具有预见性的总结:"没有别的市镇具有像上海所有的那样有利条件。上海是中华帝国的大门,广大的土产贸易市场。……内地交通运输便利,世界上没有什么地方比得上它。……上海港内各式大小船只云集,从事于内地运输。自从港口开放以来,这些船舶运来大批茶叶和蚕丝,并且满载着他们交换所得的欧美工艺品回去。……如果把上海看作我们棉织品的市场,不容置疑,在几年内,它非但将与广州相匹敌,而且将成为一个具有更加重要地位的城市。"19 世纪下半叶,上海通过极为便利的水运优势将其经济腹地出产的丝茶等商品出口到欧美市场,不仅使上海牢牢占据中国对外贸易的头把交椅,而且让丝商、茶商以及买办获得了巨大的财富,成为当时中国最富裕的一群人。不过,这种通过对外贸易所获得的财富,是一种可以移来移去的东西,并不能使上海城市本身变得光彩夺目。对于上海而言,20 世纪前后是一个转折点,上海的交通优势开始转化为实业上的优势、商业上的优势、金融上的优势、城市建设上的优势以及普通人日常生活中的优势,大上海作为一个城市从此拥有了不可转移的经济基础和作为现代生活标杆的城市生活方式,一个现代意义的城市上海真正开始形成。

上海优越的交通条件弥补了其在工业发展上的两个严重缺陷:一是缺乏工业生产所需要的原料,二是缺乏工业生产所需要的燃料。仅从原料而言,上海最重要的两项工业:棉纺织业和面粉业,其生产原料基本上都来自外地输入。如棉花主要来自南通及其周边的东台、盐城、阜宁等地区,这些棉花一部分作为上海各纱厂的原料,一部分还可以直接出口。据统计,在 1913 年至 1917 年的 5 年中,上海输出棉花(主要是输往日本)平均每年为 239969担,其中 70％到 80％是通州棉。再如小麦,上海的小麦主要来自汉口,"当汉沪交通工具未臻发达以前,已有民船运装上海。维时汉口仅有土磨坊,需麦有限,输往上海之数,约占销售总额的 80％"。后来汉口福新面粉厂等先后建立,本地需麦较多,于是对上海的输出始渐减少。但上海的福新、阜新等面粉厂仍不时在汉口设庄收买面粉原料。为降低原料价格,福新还向国外进口小麦,"1924 年第一批外麦运入工厂,使工厂原料来源多元化,改变了原先夏秋忙、冬春淡的生产格局"。无论是来自南通的棉花，还是来自汉口的小麦，抑或来自国外的小麦，没有轮船、火车等现代交通工具，这些大宗原料的运输很难满足大规模工厂日复一日的生产需求，那么上海的工业化也就成为无源之水。

交通的现代化对于上海更重要的意义，在于对上海工业化进程的支撑。对于上海而言，其工业化的基础主要有三点：一是强大的金融融资能力，二是快捷的信息传播渠道及其信息集散中心地位，三是优越的地理位置及其交通条件。就第一点而言，大规模的工业生产是离不开强大金融业的支持的。我们可以看到，上海的工业化是20世纪前后真正启动的，与此同时，上海滩上的那些著名银行，除了汇丰银行等少数银行之外，大部分都是这一时期开办的。就第二点而言，上海作为中国最大的对外贸易城市，外国邮轮进出上海是最为频繁的，这些邮轮带来的信息使得上海成为中国获悉世界信息的窗口；电报兴起后，中国电报通讯的中心在上海，中国电报总局也一直设于上海；《申报》等中国最著名的报纸设在上海，商务印书馆等中国最大的出版机构也在上海。上海在信息上的优势，是中国其他城市无法比拟的。而交通的重要性，前文已述，无需赘言。

上海在崛起的过程中，人才和资料不断汇聚涌入。开埠之后的短短数十年间，以外贸为例，上海从19世纪50年代开始取代广州成为中国最大的对外贸易中心。外贸地位的确立又带动了相关产业包括航运、金融、工商业、信息乃至文化产业的飞速发展。19世纪中后期上海已成为中国的航运中心、外贸中心、金融重镇和西学传播中心，到20世纪30年代，更进一步发展成为集航运、外贸、金融、工商业、信息中心为一体的多功能经济中心，和集教育、出版、电影、广播、娱乐等为一体的多功能文化中心，并跻身国际性大都市行列。

从远古时代文化的交融和碰撞开始，上海从来不是一个闭塞的地区。在古代，上海地区长期受到吴越文化的影响，成为其文化的底色。到了近代，在上海城市地位崛起的过程中，频繁的移民融入、高度的中外交流以及庞大的文化创造力，成为海派文化形成发展的背景和基础，也使得上海具备了海纳百川、开放包容的城市精神，追求卓越、开明睿智的城市品格。

## 一、移民社会

近代上海的每一次大发展都与战争，以及战争造成的人口和财力的涌入息息相关。姚公鹤在 1917 年出版的《上海闲话》中曾说："上海兵事凡经三次，第一次道光时英人之役，为上海开埠之造因。第二次咸丰初刘丽川之役，为华界人民聚居租界之造因。第三次咸丰末太平军之役，为江浙及长江一带人民聚居上海租界之造因。经一次兵事，则租界繁盛一次……租界一隅，平时为大商埠，乱时为极乐国。昔《洛阳名园记序》称天下之盛衰视洛阳，洛阳之盛衰视名园之兴废，吾于上海则亦曰，天下之治乱视上海，上海之治乱视租界，盖世变系焉矣。"1924 年陈伯熙的《上海轶事大观》中也说："道咸以还，虽三经劫火，然华洋错杂，生聚转繁。"两则史料提到的分别是鸦片战争后的上海开埠、小刀会起义和太平天国战争对上海和租界的影响。

自从 1840 年第一次鸦片战争战败，1842 年签订《中英南京条约》，上海便作为五个通商口岸之一对外开放。至 1843 年底，英国人正式在上海建立领事馆，通商码头定在黄浦江与吴淞江（即苏州河）交汇处。由于通商码头的位置所在，决定了英国商民选定在黄浦江西岸定居驻扎。随后，继任的英国最高商务代表德庇时经考察之后，确定上海北门外临黄浦江边的码头地带为英人居住区。这是上海开埠后最早的商埠区界范围，也可以说是英国代表所选定的最早的租界范围。不过起初并无所谓租界之名，只是华洋杂处的状态而已。1845 年 11 月 29 日，时任苏松太兵备道、上海道台的宫慕久发出告示云："前于道光二十二年奉到上谕内开：'英人请求于广州、福州、厦门、宁波、上海等五处港口，许其通商贸易，并准各国商民人等挈眷居住事，准如所请。但租地架造，须由地方官宪与领事官体察地方民情，审慎议定，以期永久相安，等因'。奉此，兹体察民情，斟酌上海地方情形，划定洋泾浜以北，李家庄以南之地，准租与英国商人为建筑房舍及居住之用。所有协议订定之章程，兹公布如下，其各遵照毋违！"据该告示所言，"租给英国商人"，并非后来租界之意。但该告示在官方文书的层面，规定了上海租界的雏形，不过只划明南北两界，东面则以黄浦江岸为界，而西界却无明白规定，为日后租借扩张留下隐患。1846 年 9 月 24 日，英国领事巴富尔再度与宫慕久签定协议，确定英民租地区域界限的四至范围。当时明白规定的四界是：南至洋泾浜，北至李家庄（今北京路），东至黄浦江，西至界路（今河南路）。1848 年 11 月 27 日（道光二十八年戊申十一月初二），时任上海道麟桂与英国领事阿礼国订立协定，将租界西面从界路推展到泥城浜（今西藏路），北面从李家庄推展到苏州河，订明四至为：西南到周泾浜，西北到苏州河滨的苏宅，东南以洋泾浜桥为界，东北至苏州河第一渡桥。此次划界，使得租界全部面积比原来 1846 年划定的面积增加三倍以上，达到 2820 亩，这是英租界第一次扩张。继英国人之后，法国、美国也在上海建立租界。到 1893 年英美租界合并，总面积达 10676 亩。1899 年进一步扩充为公共租界，范围进一步扩大到 33503 亩。而法租界也先后于 1899 年和 1914 年扩张到 15150 亩。

上海租界前后存在有一个世纪之久，在百年历史中，在如此大规模租界内的洋人享有高度的自治权。上海租界其实是东西方复杂的集合体，政治司法和经济方面的大权掌握在西方人手里，而后来的居民大部分都是华人。其实在租界开始的协定中，华人无权在租界内定居。而当战争带来的动乱开始后，情势发生了重大的变化。最早是小刀会起义，而更重要的是太平天国战乱对东南地区的席卷扫荡，上海及其周边城市大批的华人涌入租界避难。洋商抓住这个发财的好机会，建造房屋租给难民，在洋商的施压下，华人获得了官方的应允，在租界的居住权得到合法化，华洋杂处的社会因而产生。此后上海的城市人口出现了大幅度的增加。在咸丰末年，太平军不仅把江浙繁华地区毁坏殆尽，还先后三次进攻上海。当时人称"东南半壁，无一片净土"，受战争影响，江浙两省的绅商士庶从四面八方"丛集沪城"。大量移民的涌入，虽然给上海租界带来了管理秩序上的考验，但为租界的功能开发与上海社会经济的近代化提供了许多必不可少的前提条件：资金、劳动力和需求市场。据学者研究，从 1860 年到 1862 年，至少有价值 650 万银元的巨额华人资本流入租界。除富人之外，人数更多的是被迫逃难的穷人，他们为上海带来了一支庞大的廉价劳动力队伍，同时也为上海带来了一个巨大的需求市场。由此，上海租界的社会经济日趋活跃繁荣。时人云："南京、镇江、苏州各地的灾难造成了上海的繁荣。那时，只有上海独保太平，一切买卖都发展起来了。"到了民国时期，《上海轶事大观》记载："近则租界日廓，加以辛亥以后政争加厉，内地荆棘，视此为避秦桃源，而工商之朴被谋食者亦多于过江之鲫，就去冬工部局调查，三租界华人已有一百六十万，华界户口尚不在内，诚我国最繁盛之巨埠矣。"有研究指出，在这个移民社会的形成过程中，全国乃至世界各地文化精英大规模地汇聚到上海，上海因此又成为江南乃至全国的"新人文渊薮"。早在 1910 年就有人在媒体上撰文称上海为"人才荟萃之地"，单就文化方面的人才而言，上海拥有当时中国最庞大的知识阶层。到 1903 年，上海已至少汇聚了 3000 余名拥有一定新知识的知识分子。至 1949 年底，在上海从事文化性质职业的知识分子达 14700 人，是中国文化人最集中和流动性最大的城市。数量众多的各种文化人才的汇聚，为上海文化的持续发展与繁荣提供了不竭的动力、创造力和想象力。

与此同时，因为上海租界社会的巨变，也使得租界当局的管理不得不做出调整，由此也开启了一系列近代化制度的实验。上海租界的现代化，不仅体现在我们熟知的先进西方市政设施，如道路、自来水、电灯、火车、公园、公厕卫生设施等物质层面，更体现在"自治、法治、安全、自由"为基本原则的制度结构和安排。而伴随着移民社会的形成，上海人口的急剧增加，医药卫生行业也日趋发展，日趋近代化。如1928年陈无我出版的《老上海三十年见闻录》记载："沪上自通商以来，五方杂处，地址逼隘，人心奢侈，举凡起居之奉、饮食之需，皆足以罹厄致疾。致病之由既较他处为易，需药之人亦较他处为多，于是四方精于刀圭之士，皆出其绪余，冀售其术于海上。虽制药有中外之殊，立店有远近之别，而其心存济世、志在利人则一也。"

## 二、中外交流

近代上海作为最早的开放口岸之一，是西方器物和思想引入中国的桥头堡。而追溯历史，其实在古代，上海也长期保持着对外交流的态势。以佛教交流为例，有学者研究发现，"古代上海地区参与海上丝绸之路经济文化交流的历史悠久。上海地区在古代曾是中国和日本佛教文化交流的重要枢纽，以宋元时期表现突出。其间有两件大事值得研究，一是因五代时期吴越国和新罗、日本的佛教典籍文化交流颇有成果，日本名僧俊芿来华学习佛学，回日本京都传播佛法。二是名僧清拙正澄先来上海驻锡传法，座下多有来华日本僧人交流，后应日本上层邀请，东渡传法，影响深远。这不仅是古代上海地区参与中日佛教交流并起到地理上重要桥梁的历史见证，也反映宋元时期上海地区的佛教发展状态。上海地区地处东南沿海，是经济与文化发达的江南地区面向海上的对外交流门户，本地经济、交通与文化发展程度较高，吸引名僧进驻，保存大量经典，且能借江南与海上丝绸之路两端左右逢源获得机遇"。

明末清初处于西学东渐早期，上海涌现了几位沟通中西的著名学者。徐光启作为早期接受西学的代表人物之一，跟随耶稣会传教士利玛窦等学习西方数学、天文、水利、地理、火器等"有用之实学"，翻译了《几何原本》《泰西水法》等书。同时，他在当时力主以西洋历法修正旧历，为17世纪中西文化交流做出了重要贡献。比之稍后的是清朝初年的王宏翰，同样曾跟随西洋传教士学习，而得以接触当时的西方医学知识。其撰写的《医学原始》和《古今医史》等，对当时西方医学有了较为完整的引介，试图将医学、儒学与西学中的天主教思想结合，重新审视中国医学。虽然其引用和改造的水平仍极为有限，且站在天主教的狭隘立场，但的确是较早地尝试将中国医学与西学相汇通的学者。

西学东渐在清代中期以后陷入停顿，鸦片战争以前只有零星传教士在南洋活动。鸦片战争后，上海与宁波同作为五口通商之地，在西学传播方面很快赶超起步更早的香港、广州、福州、厦门等城市。至咸丰年间，上海与宁波、香港同成为西学传播的中心。据学者统计，从 1843 年到 1860 年，在香港和五口通商城市出版的西学书籍中，上海在出版书籍的数量上已经占据第一。而在晚清庚申和甲午两次大败之后，时人称"天津之约成而西籍内输，马关之和定而东文中渐"，格致新学大量输入国内，而在上海的江南制造局翻译馆、广学会和益智学会使得上海成为译书中心。其中"江南制造局翻译馆是当时编译科技著作最多的机构。该馆翻译出版的译著，数量之多、质量之高、影响之大，当时罕有其匹，代表了洋务运动时期绝大多数中国人所能了解西方科技知识的最高水平。翻译馆在中国近代科技史和中外文化交流史上具有不可忽视的地位"。在医学方面，西方医学也作为新学之一被引入中国，以翻译馆中赵元益为代表的一批旧学根基深厚、精熟中医医理的知识分子参与其中，为中西医学的会通构架桥梁，厥功至伟。1925 年，时任北洋政府教育总长的章士钊在《创办国立编译馆呈文》中追溯晚近以来的译书历史，依然推崇江南制造局翻译馆的译介工作，"昔徐建寅、华蘅芳、李善兰、徐寿、赵元益、汪衡辈，所译质力天算诸书，扬徐李之宗风，贯中西之学脉，字斟句酌，文义俱精；由今视之，恍若典册高文，攀跻不及"。其中医学领域，虽有合信等传教士 19 世纪 50 年代在广州翻译《全体新论》等西方医药书籍，但稍后江南制造局翻译馆的译者中，赵元益无疑是最重要的人物，正如其弟子丁福保评价乃师的翻译工作"为输入泰西医学之一大关键，至今学者犹宗师而俎豆之"。而陈邦贤《中国医学史》也称赵译使得"西洋的医学的输入，有一日千里之势"。江南制造局翻译的书籍，被"学问饥饿"的晚清士子视为"枕中鸿秘"。梁启超 1896 年撰写的《读西学书法》，评点当时所能看到的西学书籍时，给予赵元益在江南制造局参与翻译的著作十分正面的评价。对于《数学理》一书，梁氏认为"说理由浅而深，每门必及代数，颇嫌躐等，于初学不甚相宜。惟天才绝特者，读之或有速效"。而与医学相关者如《西药大成药名录》，梁氏认为"泰西专门之学，各有专门之字，条理繁多，非久于其业者，不能尽通而无谬误也。况于以中译西，方音淆舛，尤不可凭，毫厘千里，知难免矣。局译……《西药大成药名录》等书，西字、译音，二者并列，最便查检。所定名目，亦切当简易。后有续译者，可踵而行之也"。而另外几种重要的医学书籍，梁启超更是称赞有加："西人医学，设为特科，选中学生之高才者学焉。中国医生，乃强半以学帖括不成者为之。其技之孰良，无待问矣。……译出医书，以《内科理法》《西药大成》为最备，《儒门医学》上卷论养生之理，尤不可不读。"故对赵元益等人的翻译工作甚为推崇，将之与明末西学东渐的杰出代表徐光启、李之藻相提并论。而其学生丁福保在 20 世纪前期的很多工作也接续乃师的遗志，"毕生精力用于改进中医，赴日考察医学，翻译出版医学丛书，成立中西医学研究会，刊发《中西医学报》，致力于医疗慈善事业，等等，为近代西医东渐、中国医学的发展进步做出了突出贡献"。

近代上海，可谓是多元文化的摇篮。由于其全方位的开放和文化上巨大的包容性，在 20 世纪 20～30 年代，凡是世界上流行的学理、思潮、流派、风格，上海都有回响和呼应。作为中国乃至东亚地区首屈一指的文化大都市，当时的上海不仅对内地有巨大的辐射力，而且对整个东亚地区都有着重要的影响力。

## 三、文化中心

1843 年开埠之后，上海迅速发展成为西方文化输入中国的最大窗口和传播中心。这里集中了全国最早、最多的中外文报刊，最多、最重要的翻译出版机构。从西方传来的报纸、马戏、魔术、照相、电报、电话、公历、星期作息制度、文明结婚、图书馆、博物馆，一直到三权分立制度、警察制度、公司制度、卫生管理制度，无不率先在上海落户生根，然后逐渐传播到内地。上海还是文化生产和创造的中心，其文化生产能力、组织能力和辐射能力，是同时期的亚洲其他城市几乎无可匹敌的。至抗战之前，上海的经济与文化相互推动，合力把上海推上亚洲最繁华和最国际化的大都会的地位。美国学者白鲁恂指出："上海的显赫不仅在于国际金融和贸易，在艺术和文化领域，上海也远居其他一切亚洲城市之上。"

在文化生产方面，出版行业尤其可以作为代表。上海自清末以来就一直是中国现代出版业的最大基地，"这里不仅拥有全国最重要的出版社、最先进的印刷设备和最健全的发行网络，而且汇聚着大批出版、印刷和发行方面的优秀人才，由上海出版、发行的图书和期刊，占全国出版总量的半数以上，是名副其实的全国最大的出版中心，被誉为出版之城"。开埠以后，上海开始逐渐建立自己的出版优势，一跃而为新书业的中心。1905 年科举停废之后，上海作为全国出版中心的地位得到进一步巩固。到了 1920—1930 年间，上海出版业在前期累积的优势基础上迎来了鼎盛时代。当年全国规模最大、实力最强的五大书局，即所谓"商中世大开"，全都集中在上海。"商"即1897 年创办的商务印书馆，"中"就是 1912 年创办的中华书局，"世"即1917 年创办的世界书局，"大"即 1916 年创办的大东书局，"开"就是 1926年创办的开明书店。这五大书局，特别是商务、中华、世界三大书局，它们的出版物册数就占全国出版物总册数的 60％以上。据商务印书馆总经理王云五统计，1934 年上述三大书局的出版物册数占全国出版物总册数的 61％，1935 年占 62％，1936 年更上升至 71％。若再加上上海其他书局的出版物册数，全国 90％的图书均出自上海。也就是说，全国每 10 本书中有 9 本都是上海出的。当时上海有数百家书局，1931 年出版的《上海商业名录》记载，当年上海有 134 家出版社，除五大书局外，还有一些书局，如良友图书印刷公司、时代图书公司、正中书局、北新书局、生活书店、文化生活出版社、亚东图书馆等，虽然在规模和实力上无法与五大书局相提并论，但均各具特色，并深具影响力。所以说，抗战爆发前是中国出版业的"黄金时代"。

以近代诞生成长于上海的商务印书馆为例，"商务印书馆创设于 1897 年，是近代中国唯一一家跨越三个世纪且至今仍然深具影响力的文化出版机构，在教科书、辞书编纂、期刊发行、印刷技术等方面都做出过开创性和引领性的贡献。论规模，商务印书馆不仅稳居民国时期五大书局之首，而且与当年的英国麦克米伦公司和美国麦克劳希尔公司并称世界三大出版公司。而若论对各自国家的影响力，商务印书馆则更是远超其上，成为推进中国现代转型和中西文化融汇的巨大文化存在"。1911年12月，英国《泰晤士报》刊登的一篇题为"一股中国的教育势力——商务印书馆的故事"的报道中称："根据我们观察的结果，在诸多有助于改变中国人观念的力量中，没有比商务印书馆更有分量的了。"当时商务印书馆成立不到15年，还远未到达后来的鼎盛时代。到了20世纪20年代，商务印书馆才建立起它在中国现代出版业中的绝对优势，不仅拥有全国最庞大的一流编译阵容、最先进的印刷设备与技术，并且拥有最健全的发行网络，成为全国乃至东方文化的中心机关。到抗战爆发前夕，商务印书馆一年的图书发行量更是相当于当年整个美国出版业的发行总量。

另一明显的领域便是教育。上海近代教育开始于李鸿章在上海设立的广方言馆，其最初的目的首先在于培养外语人才，以求"与洋人交接，通其志，达其欲，周知其虚实诚伪"。进而可以通过翻译，对"西人所擅长者推算之学、格物之理、制器尚象之法"，能够"探赜索隐，由粗浅而入精微……一切轮船火器等巧技，当可由渐通晓，于中国自强之道"不无裨益。可见既要应付外交的需要，还要学习西方先进的科学技术，以达到洋务运动所提倡的自强求富的主张。不过，此举更重要的是在中国开创了由地方创办新式教育的先河。此后诸多新式学校随之而起，揭开了上海近代教育的序幕。同时洋人在上海租界引入的新式教育也不断壮大，其中教会学校尤为明显。

近代中医教育的诞生和发展，同样也处于这样的大背景之下。当时西医涌入，在各地通商口岸也多有洋人和部分趋新的中国人创办的西医学校，开始培养西医人才。之前传统中医传承和教育的主要形式是师传（师承、家学），而学校式的教育只是局限在宫廷内部，地方州县虽也有医学教育设施，但其普及程度极为有限。尽管师传授受的中医教育模式在近代中医教育中仍占主要地位，但明显有了与传统时代不同的特点：第一，师传教育的规模逐渐扩大；第二，突破门户局限，博采众家之长；第三，师传教育与学校教育、社会教育等形式相互补充，中医学徒获取知识的途径呈现多样化。这些都有利于培养知识较为全面或有专科特长的中医人才。至20世纪初，这种趋势更加明显。由于新式报刊媒介的宣传、学术社团的建立等社会教育形式的日趋广泛，中医教育方式有了更多新的拓展和进步。据记载，20世纪初，在上海、广州、北京等地，已有数个医学团体出现。民国建立后，各地纷纷成立中医学术团体，总数多达90余个，另有中西医学研究会20余个。而伴随中医学术团体的出现，往往又多有中医期刊的发行。在20世纪初年，从1908—1920年的20余种，到之后1920—1937年的170余种。这些刊物的创办，对于联络中医各界人士、交流学术经验和传播中医知识具有极为重要的意义。此外，中医医院的建立，也使得中医人才突破了规模的限制，得以成批地进行实习和临床实践。有研究认为，近代中医学仍在不断发展之中，只是大势已趋于缓慢。其中，继续发展的一面体现在近代中医学者们沿着《黄帝内经》以来建立的理论体系前进；而继续发展的另一面则在于从清末开始的中西医汇通的探索到民国年间中医科学化的运动，从分散个体执业到结社集合争取合法权益，从传统习俗秘而不传到出版刊物公开宣传学术主张，从以师带徒到创办中医学校倡导新型中医教育，可以看出中医界内部进行着重大的变革，而这种变革很多已非旧日传统医学所能涵括。

在上述变革的背景之下，1915年由江苏武进移居上海的丁甘仁开始筹备创立的上海中医专门学校及其相关的学术团体、期刊和中医院等，在近代中医教育占有极高地位，其培养的一大批中医人才更是为传统医学的传承做出了极大贡献。如赵洪钧在《近代中西医论争史》一书中对丁氏和上海中医专门学校做了极高的评价："丁甘仁创立的上海中医专门学校是早期中医学校中最成功的一处。"可以说，丁甘仁及其创立的上海中医专门学校是近代中医学校教育的典范。丁甘仁去世后，后人为其撰写墓表文，其中云："欧风东渐以来，厌故喜新者，每讥中医蹈于虚，非若西医验诸实。先生雅不以为然，惟谓中医良莠不能齐，且西医院校遍沪上，中医独寂无所闻，亦未尽整齐鼓舞之方。于是创设中医专门学校、女子中医专校以毓才；复建南、北广益医院以施诊，而延名师肩其任。学医者业既日精进，而慕院校之神益人民者，闻风相继起。"1915年丁甘仁在《为筹建上海中医学校呈大总统文》中也自道："教育为国家之基础，医学实民命之攸关。"而当日各校，"类皆偏尚西医，而中医徒袭其名"。故为保存中国数千年神圣之医学，陶铸医学真才，丁氏于民国初年，即1915年始，筹建上海中医专门学校。正如裘沛然所言，上海中医专门学校筹建于1915年，孟河丁甘仁先生为保存传统医学，匡济民病以育人才所设。此后丁济万继承祖父遗志，该校发展成立上海中医学院，前后培养人才无数。这些中医人才，不仅在民国时期，很多在1949年之后新中国中医药事业的发展过程中起了骨干作用。

综上可知，移民社会为上海带来了不竭的人才和资金，上海租界的独特存在为中外文化交流提供了平台和试验场，同时随着城市发展，上海在文化生产和传播上的优势，为海派中医乃至海派文化的成长发展提供了巨大的支持。

# 第三节 海派中医的传承流变

　　海派中医是海派文化的重要组成部分。关于海派文化的形成背景，自20世纪80～90年代热烈讨论以来，学界整体上相对集中在中外交流、移民城市、商业社会等几个方面。前文结合海派中医的情况，也对于其形成的历史文化基础做了简单的梳理，其实与海派文化整体的形成背景基本一致。正是在这样的背景下，海派中医传承流变，在近代中医史上风云激荡并引领潮流。

## 一、流派溯源

　　中医学作为传统文化的重要组成部分，海派中医研究当从上海地区的医学源流开始。据学者研究，上海地区早在宋元时期就出现了一些医者，如何氏医学的"松江始祖"何侃、徐复等，以医名流传，但无著述存世。到了明代，出现了徐枢、李中梓、施沛、秦昌遇等名医，且有了详细的文献记载和相关医著传世，此时的上海地区医学特色已经初具兼收并蓄、海纳百川的风格，开始有了海派中医的雏形，但是总体上还是零星分散，在医家数量和影响力上仍较为有限。

　　具体而言，明代上海地区医家，如前期的徐枢（即徐复之子）、徐彪父子，为南北朝名医徐熙之后。徐枢著有《订定王叔和脉诀》，徐彪（曾供职太医院）著有《本草证治辨明》《论咳嗽条》《伤寒纂例》，可惜均未存世。

不过徐氏精研《素问》《灵枢》等经典，尤对《素问·异法方宜论》等篇体会较深，能杂合五方之治，根据人之禀赋强弱、病之轻重缓急而随机应变，名著于时。当时邑人誉称"其治病常审南北，病之轻重强弱缓急而投之，故而百不失一"。明代中期的徐陟，进士出身，但平素留心体察诸医及士大夫所传及己试简便之方，后得太医院医官相助，编成《亲验简便方》一卷。徐氏治学重视医学理论与临证实践相结合，其书所选方剂也力求简便实用。明末医家施沛著有《祖剂》，其书以方类方，以主方来归类结构近似的方剂，更有利于方剂溯流追源，使之有案可查，有祖可考，便于了解附方与主方的承启关系，掌握同类方剂的组成、转换、变化。所著《藏府指掌图书》和《经穴指掌图书》内容简洁，图文并列，可谓明末脏腑图论和经穴图论的集大成之作。《医医》与《说疗》两部医论，对医德医风、医患心理、社会环境、习惯风俗等进行探讨，角度独特。明末临床医学大家秦昌遇，据清代同治《上海县志》记载："少善病，因学医。治儿科有神效，已而遍通方脉，不由师授，妙悟入微。"其精擅儿科，兼通内科，妙于医理，治疑病多奇效。求医者众多，出诊往来无宁时，不厌其烦，医德高尚，名动四方。一生忙于诊务，亦勤于著述，撰有《症因脉治》《大方折衷》《幼科折衷》《痘疹折衷》《医验大成》《幼科金针》《幼科医验》《脉法颔珠》《伤寒总论》《女科秘方摘要》等。诊治疾病，秦氏以症、因、脉、治四者为纲，以症为主，为后世辨证论治提供明晰的思路。针对寒温补泻的纷争，秦昌遇无偏寒偏热之误，未喜补喜泻之殊，摒弃偏见，折衷其间。最为重要的是与秦昌遇同时而稍晚的李中梓，其究心岐黄四十载，理论源于《黄帝内经》《伤寒杂病论》，深受易水、温补诸家影响，与名医王肯堂、秦昌遇、施沛、喻昌等交流切磋。治学主张博采众家而不偏不倚，尤擅总结前人经验，归纳治癃闭七法、治泄泻九法等；在李时珍"二十七脉"基础上，补入疾脉，合为二十八脉。李中梓在学术上主张淹通众家之长，提出"先天之本在肾，……后天之本在脾"，"先后天根本论"振聋发聩，成为医界圭臬。他的《诊家正眼》《病机沙篆》《本草通玄》，经门人尤乘合编为《士材三书》，广为流传。《内经知要》《医宗必读》是学医必读之书。其学一传沈朗仲，再传马元仪，三传尤在泾，发展成"士材学派"，使独具特色的上海医学代有传承，发扬光大。

到了清代，医家人数在总体上有了较大的增加，留存的文献也明显增多。首先，出现了数代从医的医学世家。著名的如秦氏，秦之桢是明末名医秦昌遇的重孙，自幼习儒家之学，通晓经史，贯通百家，后继承家学，以医术知名于时。行医三十年后，将秦昌遇《症因脉治》整理编纂刊刻，成为内科著述中颇有影响的名作。1714 年还编著《伤寒大白》一书，详剖伤寒诸病证治，将《伤寒论》对外感之证的原委、虚实之变证、攻补之施治等加以论述，能补前辈之不足，且文字简洁明了，以简驭繁。而何氏医学更是历久不衰，其中著名的如清初何炫，为何氏世医第十九世传人，名医何汝阈之孙。何氏少时聪颖，起初习儒，后继承祖业为医，并在乡里设义塾，办育婴堂，德高望重，四方景仰。著有《何氏虚劳心传》《何嗣宗医案》等。其育有四子，其中何鸿堂、何王模继承衣钵。何世仁是何王模之孙，父亲何云翔均为名医，医著有《治病要言》《伤寒辨类》《何元长医案》等。何氏行医足迹达到江浙一带，负盛名三十余年。除了祖传的医技之外，还受到薛生白的影响，对叶天士的学说也研究颇深。其用药轻灵简洁，辨证扼要，案语精炼周密，尤其是对"子病及母、子盗母气"的生克变化领悟较深，故治病取效迅捷。其长子何书田嗣承家学，潜心医道，当时名流如林则徐、龚自珍等曾邀其诊病。何氏于临证四参，有其独到见解，认为"观色察言，乃临床第一要诀，望闻问而后切脉，其失不二三矣"。其著述甚丰，涉猎极广，著有《杂症总诀》《杂症歌括》《何氏药性赋》《汤方简歌》《四言脉诀》《竹簳山人医案》等。何鸿舫是何书田之子，五岁起习儒，精于古文、诗词、书画。其行医踪迹范围很广，遍布今日上海地区。何氏诊病注重医嘱，除医术高明之外，还多为病家着想，医德高尚。其临床经验由何氏后代整理成《清代名医何鸿舫医案》存世。其二子也善医而传承家学。

其次，出现了大量的专科名家，有些也形成了几代传承的世医。乾隆年间的张宗良，世代业医，精于医理，尤其对于咽喉一科更有心得。其采辑前贤成方，参以临床所见，于 1757 年编著刊行《喉科指掌》一书，对于喉科诸症甚详，内服和外治验方颇多，并有针灸和制药方法，又附有图谱说明，为影响较大的喉科专著之一，也是近代喉科书籍中流传较广的一种。张氏另与友人编有《咽喉秘集》《喉科要旨》《急症喉科全集》等，汇集治疗咽喉疾患和口腔病的宝贵经验。眼科名家顾锡，原籍浙江吴兴，后徙居松江，其治疗眼病推究本源，详脏腑，辨轮廓，明经络，按脉论治，投入辄效。顾氏用方宗张景岳、朱丹溪、李东垣，忌用针、刺、钩、割、炮、烙，系眼科中擅长内治者，治眼病严谨尚实，师众而能各取所长，并有自己的独到见解。1810 年刊刻所著《银海指南》4 卷，全书除了论述眼之五轮八廓、病因病理、辨脉辨舌、用药用方外，并有验案存参，时人将之比喻为迷途指南、银海津梁。再如清末的顾兰苏，是浦东大竹园顾氏喉科流派的创始人。其自制喉吹药有独到之处，精选药材，加工细致。顾氏根据临床经验认为喉吹药具有清热解毒、消肿活血、止血祛痰、去腐生新等作用，制成粉末，吹布患处，使药物直达病灶，确有显著的疗效。其后代如子顾晓岩、孙顾文星等几代，均能继承祖业，独成一派。又如江湾蔡氏妇科，其中著名的是蔡氏第五世传人、晚清名医蔡小香。蔡小香起初考中秀才，后弃儒从医，精擅女科，造诣甚深，有儒医之称。蔡氏设诊门庭若市，誉满大江南北，对于穷苦百姓则送诊治药，多有义举。其子蔡香孙、孙蔡小荪，也是继承家学，迭有传人。

最后，名医迭出，影响扩展至全国。除上述世医和专科名家之外，清代上海名医迭出，如李用粹原籍浙江鄞县，随父移居上海，从其学医，是康熙年间上海四医家（李用粹、徐子瞻、刘道深、沈云裕）之一。李氏极其重视脾胃，扶植生化之源，强调"诸脏腑四肢百骸受气于脾胃而后能强"，"人以胃气为本"之说，认为匡扶脾胃实为治疗杂病的关键。擅长内、妇、儿科，以古人之说，取各家之长，删繁存要，补缺纠偏，《证治汇补》是其毕生治学及临床经验之荟萃。而前文提到的何氏世医中，如何世仁、何书田父子，何世仁行医足迹遍布苏南浙北，负盛名三十余年，而何书田曾为当世名流诊病，名声已越出上海乃至江南的范围。到了晚清，更是出现了像陈莲舫这样的被征召入京为光绪皇帝和慈禧太后诊病的民间医者。陈氏祖辈世代业医，到他已经是第十九世。陈氏也是由儒转医，由于仕途艰难而辞归故里青浦，潜心医学。陈氏悉心研究诸家学术，博采民间单方验方，勇于推陈出新，在长期的临床实践中，终于精通内外妇儿各科，不仅善治疑难杂症，对于外证、急证、温疫也有丰富的经验。治病以擅长阐述医理，审病详慎，用药轻灵而著称。戊戌政变后，光绪帝虚劳成疾，而征召民间擅医之人，陈氏由盛宣怀推荐，经两江总督刘坤一和湖广总督张之洞保举进京。自 1898 年至 1903 年，先后五次奉召入京诊病，受到清廷表彰。陈氏弟子甚多，名声更是几乎遍及全国。此外，陈莲舫和蔡小香等医家所处清末民初之时，从他们身上已经看到了中西汇通和中医近代化的色彩，及其不遗余力地为近代中医学术的保存和发展所做的贡献。

## 二、海派风格

上海地区的中医经历了明清时期的积淀和发展，初步形成了地域医学特色，海派中医的特征已逐渐显现。到了近代，海派中医具有的海纳百川、兼容并蓄、汇通中西的特点更为鲜明。有研究称："海派中医流派兴盛于民国。据调查，民国以来颇具代表性的流派有 50 多家。"明确将海派中医的鼎盛时期定在民国时期。作为全国最重要的医学流派之一，海派中医所引领的中医现代化历程，也反映了中国近代历史的新陈代谢。

据最新研究，"海派"并不是从某个领域突然产生而逐渐扩展的，而是早已具备一定的社会基础和文化氛围。因此可以说，海派中医是伴随整个海派文化的出现而逐渐形成其特点和规模的。"近代上海是个移民城市，这片浸润着海派文化的土壤，吸引了费绳甫、丁甘仁、夏应堂、周雪樵、汪莲石、丁福保、谢利恒、恽铁樵、包识生、余听鸿、曹颖甫、祝味菊等一大批名医汇聚上海行医发展。逐渐形成了孟河丁派、张氏内科、顾氏外科、朱氏妇科、徐氏儿科、石氏伤科以及杨氏针灸等几十个特色鲜明、风格各异的医家流派，造就了一批享誉海内外的名医名师。例如，丁甘仁、张骧云、夏应堂、王仲奇、朱南山、石筱山、曹颖甫、祝味菊等中医大家，包识生、张山雷等中医教育家，恽铁樵、陆渊雷为代表的中西汇通医家。正是这样一批名望显赫、个性鲜明的医家群体，赋予了上海中医的'海派'风格和文化特征。"

在医学团体方面，1902 年由余伯陶、李平书、陈莲舫、蔡小香、黄春圃等人发起的上海医会，是上海最早的中医社团组织。此后相继诞生了中医研究会、上海医务总会、中国医学会、中华医药联合会、中西医学研究会、神州医药总会、中华医药总会等。据统计，1930 年上海地区的医药学界团体有 52 个，其中中医团体 24 个，中药团体 10 个。至 1949 年末，在上海创办的中医社团达 40 余个，影响遍及海内外。这些医会组织办报刊，建学校，设医院，为中医各家各派相互之间的学习交流，为中西医学的交融汇通搭建了平台，对于革新中医药学研究模式、维护中医药学生存、推进中医学术交流、促进上海乃至全国中医事业的发展，发挥了不可替代的作用。尤其在中西医论争激化、中医奋起抗争、坚决抵制《废止旧医案》的斗争中，上海的中医社团起到引领作用，成为当时全国中医药界的领导中坚和学术中心。

在学校教育方面，1904 年李平书、张竹君合办了上海最早的中医学校——上海女子中西医学堂，开我国近代中西医知识兼授之先河。1909 年，上海中西医院院长汪洋创办中西医院函授学校。1910 年，丁福保开办函授新医学讲习所，是我国近代最早的中医函授教育机构。1914 年，朱氏疡科传人朱阆仙，在嘉定创办了黄墙中医药学校，这是上海地区第一所中医药学校。特别值得一提的是，1917 年由丁甘仁、夏应堂、谢利恒等共同创办的上海中医专门学校。这是上海第一所较正规的全日制中医高等学校，它的出现对上海乃至全国中医教育事业的发展产生了极大的影响。此后，上海中医教育的热潮不断兴起，相继出现了中国医学院、上海国医学院、新中国医学院、铁樵函授中医学校、上海中医专科学校、中华国医专科学校、《医界春秋》函授部等众多近代中医的教育机构。从全日制学校到夜校、函授、讲习班，近代教育出现了家传师承和学校教育并存的模式。民国时期的上海中医教育，在办学思想上体现汇通意愿、借鉴西医办学模式、教材编写内容汇通中西，等等。中西汇通的教育思想亦成为海派中医的特征之一，并影响了之后中医教育的走向，是现代中西医结合教育形成的基础。

在医院建设方面，近代早期，多是一些士绅和医者创办的慈善性机构，比较著名者如广益善堂、仁济善堂等，是医家坐诊看病的主要场所。到 1904 年，李平书开办了上海最早的中医医院——上海医院；1917 年，丁甘仁等人创建了广益中医院；1921 年，宁波同乡会创办了以中医为主的上海四明医院，这几所都是我国较早建立的中医医院。1938 年，陆仲安、秦伯未等创办上海中医疗养院，当时拥有病床 100 张，分特、优、中三个等级。民国期间，上海先后出现中医院 48 所，名气最大的要数广益中医院。丁甘仁等有识之士在筹措资金、完善设施、融合教学和医院运营等方面投入大量心力，成为全国中医医院的表率，也为海派中医走上现代化之路奠定基础。

此外，上海优越的经济环境也为中药业的发展提供了条件。创立于万历三年（1575 年）的上海川沙奚长生药店；远于康熙七年（1668 年）开设的姜衍泽堂药店；始于乾隆四十八年（1783 年）的竺涵春药店，后改名为童涵春堂药店；以及徐重道中药连锁店和被誉为"沪上八大家"的郁良心、奚良济、姜衍泽、王大吉、姚泰山、叶树德、叶天德、苏存德中药店铺等，都是上海本土的中药名店。创建于外地后到上海发展成为名店的，有创立于汉口于 1882 年迁至上海的蔡同德堂药店；创设于 1734 年的苏州雷允上诵芬堂药铺，于 1863 年集资开设上海雷允上药店；始于 1874 年杭州胡庆余堂雪记国药号，于 1914 年在上海开设分店；蔡同德、雷允上、胡庆余与上海的童涵春合称为当时的"上海四大户"。另有名扬海外的仰光虎标永安堂的万金油、广东佛山李众胜堂的保济丸等中成药名品，也纷纷来上海开分店拓展业务。因此，上海在中成药制销方面也处于全国领先地位。

## 三、结语

从 1843 年上海开埠，至 1949 年中华人民共和国成立，上海在特殊的历史条件下，以其开放性、兼容性和创新性的鲜明特征，一度引领近代中医学术的发展，成为全国中医药最繁荣、最活跃、最有创造力的流派和地区。其中多种模式的教育传承、中西并举的临床施治、吸纳新知的思维广度、敢为人先的奋斗精神，是海派中医产生发展的永恒基调。"海派中医"的辉煌历程，无疑在近代医学史上留下了浓墨重彩的一笔。

## 参考文献

[1] 陈杰. 实证上海史［M］. 上海：上海古籍出版社，2010.

[2] 王辉. 青龙镇：上海最早的贸易港［M］. 上海：上海人民出版社，2015.

[3] 邹逸麟. 青龙镇兴衰考辨［M］.//中国地理学会历史地理专业委员会. 历史地理（第二十二辑）. 上海：上海人民出版社，2007.

[4] 熊月之. 上海通史：第1卷［M］. 上海：上海人民出版社，1999.

[5] 陈正书. 上海通史：第 4 卷 [M]. 上海：上海人民出版社，1999.

[6] 张仲礼. 近代上海城市研究（1840—1949 年）[M]. 上海：上海人民出版社，2014.

[7] 林达·约翰逊. 帝国晚期的江南城市 [M]. 成一农，译. 上海：上海人民出版社，2005.

[8] 罗兹·墨菲. 上海——现代中国的钥匙 [M]. 上海：上海人民出版社，1986.

[9] 中国人民政治协商会议上海市闸北区委员会，闸北区苏河湾建设推进办公室. 百年苏河湾 [M]. 上海：东方出版中心，2011.

[10] 周武. 边缘缔造中心 [M]. 上海：上海书店出版社，2019.

[11] 姚公鹤. 上海闲话 [M]. 上海：上海古籍出版社，1989.

[12] 陈伯熙. 上海轶事大观 [M]. 上海：上海书店出版社，2020.

[13] 陈无我. 老上海三十年见闻录 [M]. 上海：上海书店出版社，1997.

[14] 张晓东. 古代上海地区发生的中日佛教交流——以宋元为中心的考察 [J]. 江南大学学报（人文社会科学版），2019，18（03）：50-56.

[15] 熊月之. 西学东渐与晚清社会 [M]. 上海：上海人民出版社，1994.

[16] 孙青. 晚清之"西政"东渐及本土回应 [M]. 上海：上海书店出版社，2009.

[17] 王扬宗. 江南制造局翻译馆史略 [J]. 中国科技史料，1988（03）：65-74.

[18] 章含之，白吉庵. 章士钊全集：第五卷 [M]. 上海：文汇出版社，2000.

[19] 丁福保. 历代名医列传 [M]. 上海：上海文明书局，1909.

[20] 陈邦贤. 中国医学史 [M]. 上海：商务印书馆，1937.

[21] 梁启超. 清代学术概论 [M]. 上海：上海古籍出版社，1998.

[22] 梁启超.《饮冰室合集》集外文（下册）[M]. 北京：北京大学出版社，2005.

[23] 张爽. 丁福保与近代"西医东渐" [J]. 江苏教育学院学报（社会科学版），2013，29（04）：89-94.

[24] 吴景平，虞云国，胡阿祥. 江南纪 [M]. 上海：学林出版社，2020.

[25] 高时良. 中国近代教育史资料汇编·洋务运动时期 [M]. 上海：上海教育出版社，1992.

[26] 盛亦如，吴云波. 中医教育思想史 [M]. 北京：中国中医药出版社，2005.

[27] 中国人民政治协商会议上海市委员会文史资料委员会. 海上医林：上海文史资料选集第六十七辑（中医专辑）[M]. 上海：上海人民出版社，1991.

[28] 《名医摇篮》编审委员会. 名医摇篮——上海中医学院（上海中医专门学校）校史 [M]. 上海：上海中医药大学出版社，1998.

[29] 郭骥. 近代上海的海派文化 [M]. 上海：上海人民出版社，2020.

［30］ 杨奕望，吴鸿洲. 明代上海的医学特色探究［J］. 中华中医药杂志，2012，27
（01）：32－34.

［31］ 施杞. 上海历代名医方技集成［M］. 上海：学林出版社，1994.

［32］ 张怀琼. 海派中医流派传略图录［M］. 上海：上海科学技术出版社，2018.

［33］ 上海市中医文献馆，上海中医药大学医史博物馆. 海派中医学术流派精粹［M］.
上海：上海交通大学出版社，2008.

［34］ 齐丹. 神州医药总会研究（1912—1951）［D］. 石家庄：河北大学，2013.

［35］ 黄瑛. 从近代中医教育看中西汇通思想——以近代上海地区中医学校为例［J］.
中医教育，2016，35（01）：60－62.

第二章

千秋前贤

"海纳百川，有容乃大"。自1843年开埠以降，上海逐渐成为移民城市，五方杂处，华洋混居，东西方文化在此激烈碰撞与交融，形成了一种特定的文化现象——海派文化。近代上海，风云际会，名医云集，上海本土中医名家与各地来沪名医互相切磋砥砺，取长补短，在传统与创新、包容与竞争、中医与西医的碰撞、抗争、交融中，形成了一个地域性中医医学派别——海派中医。作为海派文化的重要组成部分，海派中医具有开放包容、和而不同的特质。据统计，新中国成立前上海名中医有170余名，1948年3月登记在册的上海市中医师公会的会员有3299人，中医队伍庞大。其中佼佼者，本土名家有夏应堂、张骧云、张山雷、蔡小香、徐小圃、顾筱岩、石筱山、陈筱宝、陆渊雷、杨永璇等；外来名医如丁甘仁、谢观、曹颖甫、费绳甫、祝味菊、王仲奇、王子平、朱南山、章巨膺、魏指薪、姚和清、董廷瑶等。他们组织中医社团，创建中医医院，创办中医学校，出版中医报刊，编纂中医药工具书，组织全国中医抗争活动；他们兼容并包，取人之长，创立流派，彰显特色；他们引领潮流，敢为天下先，开创了中医史上数十个第一……与时俱进，精彩纷呈，在近代中医史上描绘出浓墨重彩的华章。

## 一、何鸿舫

何氏为医学世家，肇始于南宋何楠、何彦猷兄弟，于南宋绍兴年间（1141 年）起，经元、明、清至今，延绵八百余年，历二十九世，编著医论、医案、方药等医著 130 余种，现存 88 种，方志、家谱中有医传可考者 350 余人，可谓"杏林堪称独步，宇内亦属仅见"。源出汴梁（今河南开封），其支派衍流地域涉及浙江杭州、江苏镇江、上海奉贤及青浦等镇。何氏医学，父子相传，世代相承，名医辈出，尤以六世医何渊、十七世医何汝阈、十九世医何嗣宗、二十二世医何元长、二十三世医何书田、二十四世医何鸿舫最为著名。

何鸿舫（1821—1889），原名昌治，后改长治，字补之，号鸿舫，晚年自号横泖病鸿、淞南医隐等。系名医何元长之孙，何书田之子，是何氏自南宋以来第二十四世医。幼从居士姚椿习古文，为太学生，工诗善画，尤精书法。以家传兼能力学，故识验俱富。早年因家中有次兄平子先生主持诊务，于是游医各处，曾在江苏省的松江、嘉定、上海等县逗留很久，中年以后，次兄故世，他才继承父兄之业，一心为医。何鸿舫 5 岁时，其父请嘉定李亚白（敷新）在何家停沤舫教课。李谙熟音韵训诂，严格要求学生，这种启蒙教育无疑奠定了他古诗文辞的根底。后来，因他得了严重的眼病，被迫辍学。何鸿舫 17 岁丧父，29 岁那年奉母避水灾迁居郡城（松江），后又侨居上海的颛桥。晚年寓医上海南市，故老上海人还能说其轶事。

何鸿舫为方便病人，在家门口开设药价便宜的寿山堂药店，常备药罐炭炉，免费以助病家，遇到贫无药资者不收诊金，还在药房上加盖"免费给药"，誉满江南。上海徐重道中药店首先举办了接方送药和代客煎药的业务，大受病家欢迎，同业中争相效仿，岂知此举实为何鸿舫先生所首开。他坐堂应诊的椅侧，还常常放置一只柳条钱斗，里面装有成串的铜钱，每遇贫苦病人，除不收诊金外，还常拿一串钱给予随来的孩子或是陪同的家属，恐其不受，曰买些"过药"吃（中药一般味苦，服后吃些糖食水果以压之，谓之"过药"），何氏借此以周济贫苦。此外，他对医嘱的重视在历代医家中也十分突出。他常劝病人回家勿饮温而不沸的"铁橄榄茶"，因未沸的水不符合卫生要求。一些医嘱不仅出于口头，更形于笔墨，写入药方的案语中，殷殷叮咛，谆谆嘱咐。

何氏医术精湛，程门雪先生赞其"出色当行，名医实学，非浪得虚名者可比也"。学术影响及至江、浙、皖三省十数县。如《青浦县续志·文苑》称："何氏故世医，至长治声誉益振，病者求治，户限为穿。""立起沉疴，时人以国手推之。"吴郡名士陆晋笙在其《景景医话》中详录何氏为其母、其兄疗疾之医事。陆母"汪氏得痿证，不起床者经年"，转而求诊于鸿舫，数十剂下，汪氏竟然"不扶亦能行"。《重固三何医案》一书中记载了何氏病案三十九则，其中力挽狂澜、重症回春者不乏其例。又青浦县属血吸虫病严重流行区，何氏于其医案中屡屡言及下血、臌胀的病例，主张"治在肝脾，法重温疏"，名医程门雪称其方药"有规律，有变化"，可谓"名家手眼，不同凡响"。其裔孙何时希先生辑有《何鸿舫医案》二卷、《何鸿舫药方真迹》三卷。此外，另有《还如阁诗存》二卷。

何鸿舫于诗词曲画并相称善，程门雪先生言："鸿舫博涉多能，尤与一瓢为近。"其诗才气高迈，得《诗品》疏野之趣，每每有佳句怡人。何氏还擅长集句，常见"集陶""集杜""集唐"之类，且善集散文为诗，可见功底深厚。诸艺之中，书法尤为所长，其字胎息颜真卿，得法王羲之，而于《兰亭》用力最深，字体雄浑苍劲，大江以东，自谓独绝。何氏方笺用纸考究，图章印泥也别致有趣，风格多样，加之处方精当，用药有味，书法凝厚透劲，故其"殁后，人宝其书，或得寸笺方案者，珍若球璧"。

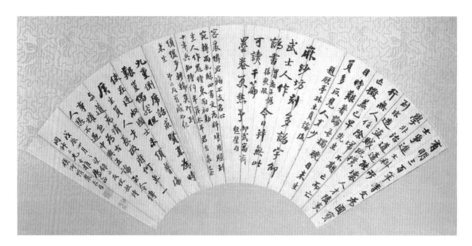

何鸿舫墨迹（一）

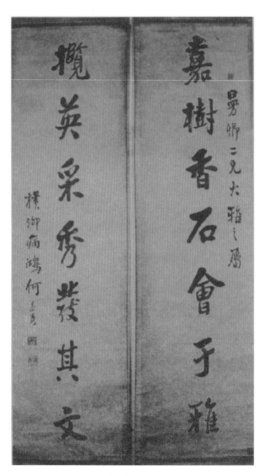

何鸿舫墨迹（二）

## 二、陈莲舫

陈莲舫（1837—1914），清末著名御医，
名秉钧，别署庸叟，又号乐余老人，上海青
浦县人。其曾祖父陈佑槐为清代著名外科医
生，祖父陈焘、父陈垣均以医为业。陈莲舫
少年时习儒并随其祖父陈焘习医，陈氏早年
有志于仕途，为青浦县附生，进学至廪生，
补生员，后纳赀为官，初以部曹就职于京师
（任刑部主事），后因仕途坎坷，旋即南归，

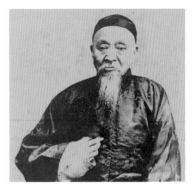

陈莲舫

弃儒行医，殚心医学，尽得家传，并悬壶于青浦朱家角镇。陈莲舫家族世代
业医，为其家族第十九代传人，后自称"十九世医陈"。

据《稀见上海史志资料丛书》记载，陈莲舫与同县名医赖嵩兰齐名，皆
以内科著称。光绪三十三年（1907），光绪帝身体欠佳，遂征召各地名医，
张之洞、刘坤一等力荐陈莲舫及苏州曹沧洲进京为光绪帝治病，二人联手为
光绪皇帝诊病，据闻曹仅参酌商量，而处方则悉出陈莲舫之手。十年内陈莲
舫曾先后五次进宫为光绪帝及慈禧太后诊病，其医术精湛，为皇家所重，封
御医，为表彰其功，特敕封他为三品刑部荣禄大夫，御赐"恩荣五召"
之匾。

陈莲舫熟经方，晓脉理，临证经验丰富，精通内外妇儿诸科，尤擅治杂
病，立案处方配合灵妙，用药轻灵平稳，师古通今，周到全面。丁福保评述
其"按语之中庸，用药之渊博，于长沙以下，乃至金元四家、王海藏、张隐
庵诸大家之外，别开生面"。陈氏一生著述颇丰，其本人亲著及弟子择其经
验诸方辑成的著作众多，如《女科秘诀大全》《陈莲舫先生医案秘抄》《加批
校正金匮要略心典》《陈莲舫先生医案》《医言》《纪恩录》《庸庵课徒草》
《风痨臌膈四大证论》《恩荣五召堂医案全集》《瘟疫议》等，其中《医言》
毁于火灾以致失传，令人惋惜。

陈莲舫学识渊博，又精通医理，具有丰富的临床诊疗经验，由于多次应
召入京诊病，王公贵族皆争相延聘，其医之声誉，几遍全国。足迹遍至粤、

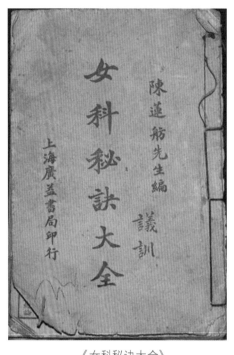

《女科秘诀大全》

鄂、湘、皖、浙诸省，往往药到病除。据史料记载，因陈莲舫医名之盛，备受江浙间富商巨贾与吴越官绅礼敬与崇拜，便是患有小病，也愿意从很远的地方赶来求诊，甚至"得其一诊以为光宠也"。1899年的春天，杭州顾少岚观察鸿藻曾出数千金礼聘陈莲舫为私家医，陈莲舫到达鸿氏家的当天，主家准备了盛大的迎接仪式，以盛筵宴请，到场宾客都着装礼服，有官爵者皆官服加身，队伍整齐庄严。陈莲舫为人朴实忠厚，又不为世俗所惑而迷失自我，即便是被病家邀请去看诊，往往是徒步而不乘坐车轿，诊治贫困者时又常常免费施治，不接受病人的诊金。陈氏晚年致力于中医教育事业，其门人弟子众多，弟子后辈皆承家业，多有医名。

　　著名文史学家郑逸梅先生曾撰有笔录，其中记载一则医事，言陈莲舫对他而言，实有救命之恩。幼时的郑逸梅突患喉痧，郑氏祖父锦庭公当时惶急万状，遍访名医，后得知青浦朱家阁陈莲舫，以岐黄术挽回沉疴，便带着年幼的郑逸梅到陈莲舫处就诊。那时陈莲舫将诊所设立在六马路（今黄浦区北海路），陈莲舫为郑逸梅按脉诊察，遂即先以药粉敷其喉部，后又口述脉案及药名（时陈莲舫年岁已高），让其门人为郑逸梅拟写处方，郑氏于陈莲舫处诊治两次，病即霍然而愈。此案记录于《郑逸梅选集》"御医陈莲舫遗著被毁"中。

### 三、张骧云

　　张骧云（1855—1925），名世镳，字景和，号骧云，晚年更号隐庵、冰壶，是张玉书的四子，张氏内科第九代传人。张骧云13岁的时候，父亲去世，当时悲痛欲绝，又无心于仕途，就传承家业，从事医学，后来成为民国时期沪上十大名医之一。张骧云一生行医，信奉"医以救人，非以营业""医无贫富，唯以实心求之"的信念，深为沪上百姓拥戴。张骧云工诗词书法，有诗词传世，著有《君相诊余随笔》，1925年因食河豚鱼中毒而逝，享年70岁。

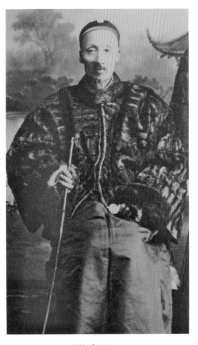

张骧云

张骧云出生的张氏家族是上海著名的医学世家，创始于明崇祯末年十四世祖张元鼎，至骧云为第九代，他的祖父文澜、父亲玉书，都以擅用豆豉治伤寒、时气著誉乡里。张氏家族注重子孙教育，每以中医经典《灵枢》《素问》《伤寒论》及温病理论为基础，旁及诸家。至张骧云时，治家更严，每日黎明即起，督促子孙学业，必须完成任务。张骧云的儿子星若、侄子衡山皆从其学，尽得其传，闻名乡里。

张骧云开始学医的时候，父亲已经去世，他只能跟族中叔伯和两位兄长晓云、蔚云学习，尽得二兄之传。张骧云学成出世，先设诊所于境内珊家园，后迁爱文义路（今北京西路）。因声名太盛，门外从不挂行医招牌，不登广告，但始终门庭若市，"门以内至庭除间屏息待，诊者恒肩摩无隙地"。

张骧云对病人常怀至亲之想，从不考虑自己的安危，一心救赴。光绪年间，张骧云出诊治疗一位"烂喉痧"的病人，看舌苔的时候，病人突然呕吐，直喷其面。张骧云回家以后就感染了"烂喉痧"，病情非常凶险，虽经治疗，但仍致两耳失聪。后来给人诊病的时候，只能依赖自制的铁皮喇叭筒助听，所以民间又称他为"张聋聵"。

张骧云秉性耿直，不慕势利，对达官贵人从不阿谀奉承，对强权势力寸土不让。曾经有某银行行长签巨款邀请，骧云因其恃强凌弱，行为污鄙，返回其款，坚辞不往。富商盛宣怀因他治好了伤寒重症，就以十万两白银聘其出任医学院院长，也遭拒绝。由此之后，沪商巨富在背后虽有议论，但都知道他秉性如此，反而更多敬服，如某些官员就说："强项令（强横之官）自古有之，如兄之强项医，古未有而今乃见之"，"你无医派，我亦不能有官派矣"。某年，英商哈同要在静安寺路（今南京西路）建私家花园，就用竹篱笆圈地百余亩强行占有。张骧云五世祖茔正处园地之中，哈同自恃洋人势力，威胁利诱，强购墓地。张骧云不畏权势，严词拒绝，并诉诸法院和英国领事馆，经过十余年抗争，终获胜利，此事在上海轰动一时，传为美谈。

张骧云有执着刚直的一面，但也是一位温润君子，平时工诗善画，读书弄琴，晚年专门建一书屋，名之为"松荫补读庐"，专心于诗书画琴。正所谓一通百通，张骧云逐渐悟出诗书画琴医之间契合的境界，"诗文书画，兼及医道，咸以气韵为美，有气则神，有韵则和。皆妙在参悟天地之化机，而令三才合一，则意境油然生矣"。他认为，医道也有气韵和意境，医中的气韵是医家在诊治病人过程中灵活反应的动力和节奏，医者如能得气韵，则随证立方，变化无穷，药到病除，应如桴鼓。由此可见，张骧云晚年医术已臻出

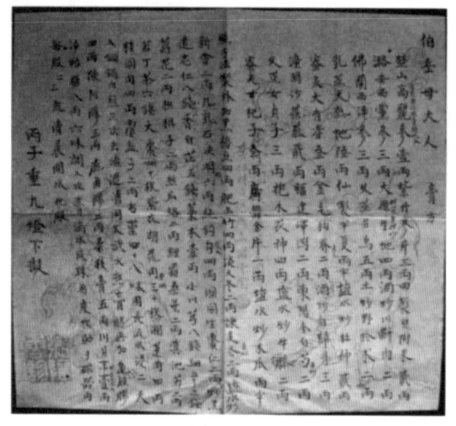

张骧云膏方处方

神，随心处方，自有乾坤。

在医术方面，张骧云继承了张氏医学的精髓，以《内经》《难经》《伤寒论》及温病理论为基础，旁及各家，对望神、验舌、切脉、按诊、察斑、辨汗尤为重视，尤擅长治外感热病，沪上有"得了伤寒病，去找张聋聋"之说。张氏倡导"治伤寒温热于一炉"的学说，常用淡豆豉和大豆黄卷，都经麻黄水浸制，用桂枝拌炒黄芩或青蒿，治疗表热未解里热已炽的证候，打破了温热学派对汗禁的藩篱，为伤寒临床开辟了广阔的治疗途径，独树一帜。张氏用药，非必不得已，不用贵重药、烈性药，认为药过其病，在所不取，治疗贵在因势利导，轻可去实。他临诊治疗不屑蹈袭陈言，以意化裁，经方与时方掺杂并用，选药如韩信将兵，多多益善，但品类多而剂量轻，桂枝、麻黄、川连不过四分，柴胡不过六分，其他药味一般在三四钱之间。

张骧云平时用药审慎小心，但碰到必要的时刻，也是胆大果断，猛如张

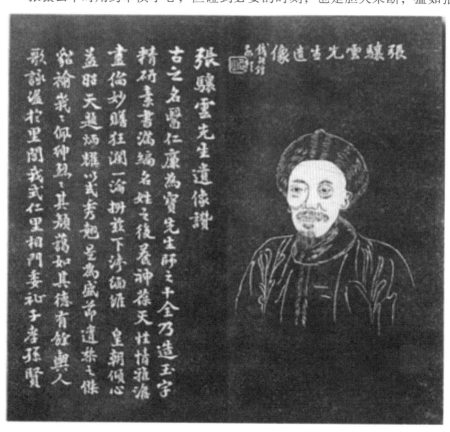

张骧云先生遗像及赞文拓片（上海中医药博物馆藏）

飞。话说清末民初，有一位病人，肚大如鼓，骨瘦如柴，自述每天食米二斗还吃不饱，可身体却越来越瘦，四肢乏力，连坐也坐不稳。张骧云诊完病情，就开了一张药方，并嘱咐病人："必须忍饥一天，才可食药，而且务必尽剂，三天之内，疾病就会痊愈。"病人回家打开药方一看：砒霜四两。当时就吓得神魂俱摇，思来想去，服了一半药即二两砒霜。食药后，病人腹痛如绞，便出许多白色长虫，最长的竟达七寸。然而肚子顿觉轻松，肚皮也瘪下去了，同时食量减少，感觉好多了。病人再次去复诊时，张骧云却摇头叹道："你腹中的虫子太多，只服二两砒霜，没能把虫子全部打下，现在剩下的虫子已经学乖了，如果你补吃二两，虫子不会再吃你服下的砒霜，砒霜之毒就会被身体吸收，你就会中毒而死。"病人左思右想，不愿等死，就补吃了二两砒霜，果真不到一刻钟就中毒而死。虽然这则医案不知真假，但张骧云胆大心细，用药如神，确实为人称道，对比当下中医界闻"毒"色变的现状，也的确令人感叹。

张骧云一生行医，兢兢业业，克勤克俭，对病人呕心沥血，对贫家慷慨纾困，对达官不折节奉迎，对强权不屈不挠，对后辈提携培养，确为民国时期中医界之楷模。

## 四、蔡小香

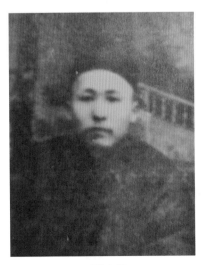

蔡小香

蔡小香（1863—1913），又名钟骏，号轶侯，又号逸鸥，出身于江苏宝山（今上海市）的中医妇科世家，为蔡氏妇科第五世传人，清光绪甲申黄科廪生。蔡小香的父亲蔡兆芝，号砚香。蔡父发现两个儿子对医学饶有兴趣，便有意培养，悉心调教。蔡小香的童年以医书为伴，在父亲收藏的上百卷医书中长大，其父亲编著的《种橘山房医论》《妇科述要》《女科秘笈》等著作为蔡小香弱冠之年的启蒙读物。蔡小香克循医理，深研岐黄学术，造诣精湛，得祖传流派要旨，在上海老闸万福楼后街（今北京东路 596 弄 17 号）设诊所。1904 年，蔡小香创办最早的全国性医学团体，并开设学堂，开创上海专科训练班，同年还创办了全国第一份医学期刊——《医学报》。著有《通治验方》《临证随录》《蔡小香医案》。

1904 年，美国拒不废除虐待华人条款，全国公愤，不惑之年的蔡小香召集医界人士声援受欺华工，并联络李平书、顾滨秋等医界名流三十余人组织了医务总会，并被推举担任总董。在 1897 年，西方发明阿司匹林后，西医连同其他西学进入中国，医务总会的组织还缺少精通中西医的领袖。蔡小香寻找精通中西医的周雪樵先生，共商"声援事件"，蔡小香与周雪樵都认为"声援事件"是国人的救国图存运动，也是医学界"吐故纳新，铲除积弊"的事。在这一年 5 月，周雪樵以改良医学、博采中外医理、发明新理新治法、集思广益为宗旨，成立了改良医学、解释疑问、发布秘方验方为主要义务的医学研究会，蔡小香出资创办了一张熔铸中外、交换知识的《医学报》。1906 年 6 月，蔡小香与周雪樵、何廉臣等创办了中国最早的全国性中医团体——上海医务总会。1907 年，在大家的一致推崇下，蔡小香担任中国医学会第二任会长。1909 年中国医学会发生内部纷争，蔡小香和王问樵坚持以张之洞"中学为体，西学为用"的倡议，研究中西医药学，融汇新知，振兴医学，中国医学会成为中国历史上最早以中西医师携手并进的全国医界群体组织。1910 年上半年，《医学报》停刊，蔡小香同就职于上海中英大药房的西医博士唐乃安和两江内科优等医士李干卿集资续办半月刊，并更名为《中国医学公报》。1910 年 11 月 16 日，《中国医学公报》出版了第一期。

蔡小香医术高超，治效特显，常常日诊百人以上，许多病人寅时就赶来诊所排队，一直到戌时才结束。蔡小香诊所门庭若市，妇孺皆知，名闻大江南北，在 1897 年，蔡小香已成为上海四大名医之一。蔡小香自幼就有善良、慈悲、侠义的性格，见到无钱买药的穷人，居然会从身边摸出一块碎银子，踮起脚揣进那个病人的怀里，然后扭头就跑。蔡小香谨记祖辈告诫，行医之时勿忘百姓之难；勇于为善，平时对贫苦的病家会义诊给药，不取分文，在岁尾时，都要以余资周济贫困。1907 年冬天，蔡小香在虹口区老三官堂里开设了一个慈善施所，延请了沪上名医免费为穷苦百姓看病，消息广传，每天都有上百人前来看病，蔡小香给予医治，并赠予食物充饥。蔡小香的妻子陈氏，对蔡小香的决定均积极支持，从无闲言。

蔡小香讲究"用药各有宜忌，不轻用峻厉之品，每方用药不过十味，世有'蔡一帖，九加一'之称"。蔡小香治疗主要抓住"通""调""理"和"补"的基本治则，掌握妇科调理气血的要领，于妇女经、带、胎、产以调理为主，养血为先。

蔡小香时期蔡氏妇科呈鼎盛之势，蔡小香在诊治女子月经调经时重营血，脾肾为本。他认为"经行落后，腹痛腰酸，脉形虚软，气血两亏也。宜调和营卫，兼益其脾肾"，依据经期、经状来配伍用药。蔡小香认为女子多郁，郁蕴热，木旺克土，则其脾水湿失司，因此在治带时重肝脾，疏之健之，虚实为要；妊娠重养胎，祛邪宜淡渗，蔡小香认为妇人养胎，首先要重医嘱，方药之外，顾及孕妇的起居生活，再者是处方要精简，每日一方，且治且察，最后为重脾土，精血相聚成胎，需依赖水谷精要为养；女子产后重瘀下，要审因而治。

蔡小香还兴学图强，创办学校，造就中医人才。新学兴起，受千年思想的故步自封影响，家长对孩童前往就学多持以观望态度。蔡小香在就诊之余

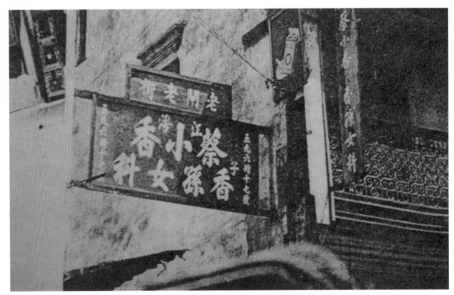

蔡氏女科招牌

到江湾茶馆进行宣讲，希望家长们送孩子入学。1904年，蔡小香出资在家祠创办了蔡氏学堂，为江湾私人办学之先锋。蔡氏治学思想提倡中西医汇通，主张"吸收外来先进医学补我不足，纳西方之鸿宝，保东国之粹言，沟而通之，合而铸之"。同年，蔡小香又在上海设立了专科培训班，培养师资；1907年，复办兢业师范学堂，培养源源不断的师资，并为精武、南洋、新公学等学校捐助，助力其发展。1909年，兢业师范学堂并入中国医学会附设学堂后，蔡小香举办医学实践讲习所，提高理论、实践水平。

蔡小香对待其子蔡香荪十分严苛，在蔡香荪出生后，蔡小香就以接班人培养他，专门聘请有学问的老先生来家中讲学，还带他到医馆坐堂，并亲自传香荪医术。1907年，一位德国医生创办了同济德文医学堂，蔡小香得知同济德文医学堂应用西方医学与中医医学共同救治病人，与他主张中西医汇通的思想相合，便把弱冠的香荪送往同济德文医学堂学习。

蔡小香爱好文学，善诗赋书画，喜收藏古砚。1900年，与友弘一大师李叔同、宝山文人袁希濂、江阴书家张小楼、当时沪上新派诗文界的领袖人物之一许幻园等在上海城南草堂结金兰之谊，号称"天涯五友"。李叔同携妻子前往蔡小香诊所看病，将所观所望以《戏赠蔡小香》四首绝句赠与蔡小香：

### 《戏赠蔡小香》

眉间愁语烛边情，素手掺掺一握盈。
艳福者般真美煞，侍人个个唤先生。


云鬓蓬松粉薄施，看来西子捧心时。
自从一病恹恹后，瘦了春山几道眉。


轻减腰围比柳姿，刘桢平视故迟迟。
佯羞半吐丁香舌，一段浓芳是口脂。


愿将天上长生药，医尽人间短命花。
自是中郎精妙术，大名传遍沪江涯。

## 五、夏应堂

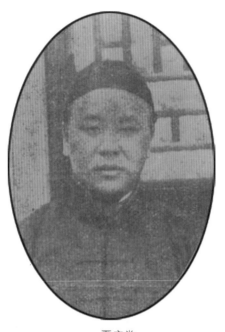

夏应堂

夏应堂（1871—1936），名绍庭，号九芝山人，祖籍江苏江都，太平天国运动时期其父辈举家移居上海。夏应堂生于上海老城区南市西木桥椿萱里，早年便拜入江都名医许菊泉先生门下，勤学诸家法要，学术以经典为宗，对清代叶天士、薛生白、王孟英等温病医家之学亦颇具心得。20岁时悬壶沪上，医涯初始，门庭冷落，年轻的夏应堂并不气馁，对医术钻研琢磨，于病人用心诊治，许多病人经其诊治后疗效甚佳，终凭借精湛医术而医名日盛。成名后，夏氏仍虚心求学，向张聿青等先辈同道请教，取长补短，融会古今，医术更加精进，在沪上中医界有"北丁南夏"之名。

夏氏在温热病治疗方面经验丰富，如辨高热证候的顺逆，温病过程中出现耳聋与目糊的鉴别，温病险候下血的禁忌和治法，药物桑菊、银翘、豆豉等用法，如何养阴保津，湿温与虚痨的鉴别，病后开胃法等方面，夏氏全面汇总了临证治疗温病之症、方、药、护及鉴别等经验。在内科杂病方面，夏氏多取法于朱丹溪、叶天士、王孟英诸家，"遵长沙之法度，不墨守成方；学天士之聪明，能独抒己见"。认为内伤杂病中肝病居多，而治疗肺痨当以养阴保肺、培土生金。夏氏用药"举重若轻"，处方用药常于平淡之中而收良效。

夏应堂对中医发展和公益活动非常热心。1908年，夏应堂应同盟会之邀，去日本神户筹划上海革命事宜，是中医界积极参与革命运动的先驱者。1912年8月23日，中华医药联合会由上海医药界代表组织成立，夏应堂任副会长，主编《中华医药报》。1913年5月，联合会在南京开办施医局，同年 12 月夏应堂前往南京调查工作，"夏应堂君等于初八日往南京调查施医情形，极承省长嘉许，又谓省长亦注重药品改良云云"。1914 年 2 月，为进一步拓展施医给药工作，费访壶、夏应堂等人协商"广益善堂施医入手办法"。1915 年，夏应堂与丁甘仁、谢利恒等人创办上海中医专门学校和"南北中医院"，并在 1925 年创办上海女子中医专门学校。

1929 年 2 月 23 日至 25 日，第一届中央卫生委员会在南京召开会议，以卫生行政建设为中心议题展开讨论，会上有人提出"废止旧医以扫除医事障碍案"，声称"旧医"阻碍科学化，同时禁止登报介绍"旧医"，禁止中医宣传学术及开办学校。该报道于 2 月 26 日登刊，消息一出，举国哗然。时任上海特别市中医协会常务委员的夏应堂当即在 27 日登报坚决反对，并明确提出"要知学术只论是非真伪，无所谓新旧，新之学术何尝即是、何尝即真？而旧之学术未必即非、更未必即假"。"废止旧医案"唤起了中医药界空前的团结，1931 年中华民国医学会在上海成立，夏应堂任常务委员，其晚年被推举为上海中国医学院董事。在近代中国最为动荡的年代，夏氏不仅着力提升医术，更在中医教育和发展中，坚定地站在最前线，为中医药事业的发展做出了不可磨灭的贡献。

夏应堂为人谦虚谨慎，在沪行医四十五年，临床经验丰富，但仍谦称"学无专长"，对著作不肯轻易执笔，对医著传世一事不愿草率从之。仅将处方经验汇成《九芝山馆集方》一书，或可窥其医术梗概，惜该书多用于学生、弟子的传抄学习，并未付梓。其子夏理彬晚年回忆："先父处方，配伍灵活，药轻灵，且一手苏体，龙飞蛇舞，字字着落，笔笔劲遒，但存世甚少，惜哉！"今上海中医药博物馆藏品中，悬挂着一副夏应堂晚年墨宝，"客去茶香留舌本，睡余书味在胸中"，实为珍贵，其名字亦如茶香与书味一般，流存在中医药的历史长河中。

## 六、张山雷

张山雷（1873—1934），初名资生，字颐征，后改名寿颐，字山雷，上海嘉定人，我国近代著名的医学家、教育家，学验丰富，高识卓见，是提倡中西结合的先驱人物，与盐山张锡纯、慈溪张生甫并称"海内三张"，曾任

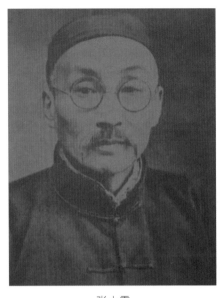

张山雷

中央国医馆常务理事。

张山雷出生于嘉定马陆镇石岗村（一说城厢镇南大街），自幼勤奋好学，天资聪颖，博学多才，尤精于朴学训诂。自幼就读私塾，学习帖括，偏喜诸子百家。19岁入泮，为邑庠生。1894年，因母身患风痹，开始接触医学，与医界相往来，购置医书，时时学习，作为参考，侍奉母亲。当时，张山雷并没有以医为业的想法，只是时间久了，渐渐有一些医理感悟。然"乙未、戊戌连遭大故"，"父母双亡后，无心乡举"，张山雷遂决定弃儒习医。

张山雷学医也与其他人不同，他发扬儒家格物致知的精神，学医必求其本，"间乃稽核各医籍同异，欲以求其通贯"，广拜名师。张山雷先拜当地老中医俞德琈、侯春林为师，潜心学习，打好基础。学成后，又赴沪上，拜名医黄醴泉为师，学习内科3年，尽得老师悉心教诲。至此，张山雷已经是医术精湛，不少亲友邻居请他诊治疾病，处方服药，均能应手取效，但他仍觉不足。1902年，张山雷又投入方泰乡黄墙村朱氏疡科传人朱阆仙门下继续学习。1905年，在朱阆仙处求学侍医3年，张山雷才自觉达到"饮我上池，不啻洞垣有见"的境界，能开诊行医了，就在嘉定城内张马弄悬壶，自谦仅书"张资生知医"。

1914年，老师朱阆仙有感于西学东渐，传统中医日益受到西医的挑战，感叹我国学医者没有正规的教育方法，便自出家资，筹设"黄墙朱氏私立中国医药学校"，开我国中医办校之先河。朱阆仙力邀张山雷担任该校教务主任，委以重任，张山雷也不负所托，拟定教学计划，设置教学课程，编写课堂教材，主持学校教务工作，当时参加学习的有七八十人。直至1916年朱阆仙逝世，学校停办，张山雷才又回上海开业行医。

张山雷在上海与谢观、丁甘仁、包识生相厚，1918年应他们之邀，加入神州医药总会，并在神州中医专门学校任教及编印教材，其中《中风斠诠》初次刊印，就被选为该校的课堂讲义。

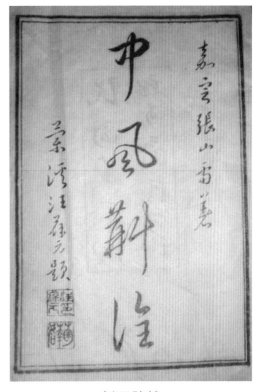

《中风斠诠》

1920 年，张山雷在上海神州医药总会的推荐下，到浙江兰溪中医专门学校任教，担任教务主任。在当时，浙江兰溪是全国知名的药材集散地，知事盛鸿涛深感兰溪虽然药业繁茂，但无名医人才，就与当地药业界商议出资入股办校，以培养医学人才，弘扬国粹。1919 年，兰溪中医专门学校成立，却严重缺乏师资和教材，"规模草创，生徒落落，得师为难，以医家派别，失所统宗……堪为人师者殊尠"，就由校长诸葛少卿赴沪求访名师，最后聘张山雷为教务主任。

1920 年农历二月，张山雷赴兰任职。在这期间，张山雷不仅主持教务、设置学制、制定教学计划、安排课程，还自编教学讲义。那时学校授课讲义，除部分采用黄墙学校讲义原稿加以补正外，大多为张山雷边教边写而成。为了编写教学讲义，张山雷每日"晚餐毕就寝，夜漏未尽即起，纂辑讲义，率二千余言，提要钩元，兼综条贯。达诸笔，宣诸口，能使听者心领神会，欢欣鼓舞，骎骎而不容以已"。如此在兰溪长达 15 年，为中医教育事业"心肝呕尽"。

受当时西医办学思想的影响，张山雷对中医教材做了相应变动。学校的课程分预科和正科两类。预科以基础为主，有《黄帝内经》《难经》《伤寒论》和《神农本草经》等，后来又概括为生理学、卫生学、病理学、脉理学、药物学、药剂学、诊断学七门。正科以临床课为主，如内、外、妇、儿各科。除了理论学习外，张山雷还认为传统的师带徒模式非常必要，故在学校设立门诊部作为临床实习基地，学生随师侍诊，学习老师的临床经验，在实践中加深理解、巩固课本上的知识。

张山雷的思想非常开明，他认为中医有不足之处，尤其推崇西医解剖和生理学，就专门为学生选用英国医生合信氏的《全体新论》一书，作为必修课。所以，该校学生在五年（后改为四年）的学习生涯中，不但要掌握中医辨证论治，还要能通今达古，学贯中西。由此可见张山雷的高明之处，虽然在课程设置上还显稚嫩，但其办学理念已与现代中医院校相差无几。

张山雷先后编写了 25 种 66 册讲义，有《难经汇注笺正》《脏腑药式补正》《中风斠诠》《疡科概要》《沈氏女科辑要笺正》《医事蒙求》《脉学正义》《本草正义》《小儿药证直诀笺正》《医论稿》《病理学讲义》《内科学讲义》《女科学讲义》《儿科学讲义》《古今医案平议》《籀簃医话》《籀簃谈医一得集》等。张山雷有感于古书年久相传，错讹误注很多，他凭借深厚的训诂功底校勘、训释、笺正，务使教材准确清晰，尤其对《内经》《难经》倾注了大量心血。对《伤寒杂病论》，张山雷仿照徐大椿《伤寒类方》的编撰方法，把《伤寒论》中的方剂编成歌诀，便于学生记诵。除以上经典医籍外，张山雷还对《针灸甲乙经》《诸病源候论》《千金方》《外台秘要》，以及张元素、张子和、刘河间、李东垣、朱丹溪、罗知悌、陆懋修、王士雄、莫枚士等大家进行研究，将其精华编入教材，供学生学习。由于张山雷编写的教材通俗易学，循序渐进，系统完善，很快也被其他中医学校定为教材，"其他通都大邑，医校以次成立，于先生之书，亦多采取，邮递络绎不绝"。

张山雷虽然将主要精力放在教学上，但于临床门诊从不耽误，不管内、外、儿、妇科疾病，凡有来诊者，悉皆认真对待，因疗效突出，求医者甚众。而张山雷平素诊病不讲报酬，遇到贫苦的病人，也是怜悯体恤，不但不收诊金，还在处方上加盖自己的图章，嘱其到指定药店配药，由药店将费用记在自己名下。

张山雷一生为中医教育事业呕心沥血，在病危时，对其未完成的部分书稿，仍殷切叮嘱，自挽一联云：

一伎半生，精诚所结，神鬼可通，果然奇悟别闻，尽助前贤，补苴罅漏；

孤灯廿载，意气徒豪，心肝呕尽，从此虚灵未泯，唯冀后起，完续残编。

张山雷在兰溪中医专门学校十五年，先后培养十期 600 余人，遍及江、浙、皖、赣、沪等地，学校后来的老师都是受业弟子。1934 年，张山雷因患胃疾，病逝于兰溪世德路寓所，安葬于浙江省兰溪县之新亭，享年六十一岁。张氏病故噩耗传出，全国中医界震动，纷纷发来吊唁。每逢寒食，妻子沈衬及门弟子必拜扫于墓前，有后学著《悼张山雷先生》：

我来未见先生面，但见群书列案前。

开卷恍如亲指示，始知薪尽火犹传。

为了纪念张山雷对中医教育和兰溪县的医学事业所做的贡献，浙江省中医药管理局整理出版了《张山雷医集》，2006 年对先生的墓地进行修葺，现为兰溪文物保护单位。

## 七、陈筱宝

陈筱宝（1873—1937），字丽生，别署云龙，浙江海盐人，出身中医世家，其父陈耀宗为清咸丰年间御医，致仕回乡后因太平军兴，迁居浦东行医，世称"浦东陈家"。陈筱宝 6 岁读私塾，15 岁随父学医，秉承家学，从中药药性学起，至《汤头歌诀》，再至《四言脉诀》及历代经典、名家医案学说等。后父亲因患白内障致盲，不再悬壶，一心传授陈筱宝。1891 年，家庭逐渐拮据，陈筱宝顶替父亲接诊治病。一天门诊结束后，父

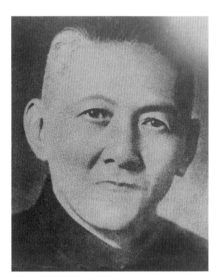

陈筱宝

亲会仔细查问病人病情、脉案、处方等，进行复盘，如遇严重错误，即前往病人家中重新诊治。在父亲认真严谨的诊治态度、严苛不辞劳苦的传授下，陈筱宝积累了丰富的临床经验，医术逐渐成熟。父亲病故后，母亲延请妇科

名医诸香泉先生授业，诸老深得傅青主、叶天士诸家之真谛，陈筱宝尽得其传，年甫弱冠即受聘于浦东塘桥善堂悬壶，后迁至南市三牌楼独自开诊。而立之年偶得宋代名医陈素庵《妇科医药》手抄残本，潜心研读，深得其要，遂由全科医生转从妇科专科医生。1937 年，"八一三"事变，南市沦陷，陈筱宝于当年 6 月 29 日迁至巨籁达路（今巨鹿路）614 号住宅应诊。陈筱宝行医四十余年，在继承前人治疗妇科的理论和经验之上有所发展，自成一家，为"陈氏妇科"，与当时与疡科名医顾筱岩、伤科名医石筱山并称"上海三筱"。

陈筱宝医治何应钦"外室"停经数月的医案一度被传为佳话。陈筱宝视其色枯索无泽，脉细弱无力，且腹痛拒按，认为她虽外形体健，却由操劳过度所致，所谓外强中干也，因此不可用药峻攻，免伤元气，因使用活血行气之剂疏之。后该方被赋名"香草汤"。

陈筱宝妇科理论以《妇科医药》为主体，以清代傅青主、叶天士、徐灵胎等医家妇科医著为羽翼，与多年临床经验相结合，形成陈氏妇科独特的学术观点及临床经验。陈氏认为妇科疾患病情复杂多端，治疗妇女经、带、胎、产及杂病应按妇女不同年龄段的生理特点施治。临证处方以调治血分为要，扶持元气为本，杂病以调肝为主，以使病人通过自我调节而痊愈。陈筱宝认为妇人以血用事，论治首重血分，处处以养血和血为主，提出"滋血宜取滋畅，行瘀亦取和化，顺气应取既达，清不可寒凉，温不宜辛燥"，以防过则反为害；凡人有病、元气不损，虽至可治，元气损伤，虽轻难愈。加此隐症用药时，处处要注意保护元气，以不损元气为主；妇人一生在生理病理方面可分为三个不同阶段：青春时期，主重在肾；中年时期，主重在肝；暮年时期，主重在脾。

四诊合参亦是陈氏妇科特色。陈筱宝以善视色脉为著，每诊病首重望诊以察其外观之状也，认为"目者脏之官也，瞳子属肾，人以肾气为本，女子肝为先天，故望目能知气色之好坏，脏腑精气之盛衰及阴阳虚实之转机"。如见面色熏黄无光泽，则知其腹中冷痛，如见色青而唇黯者，则知其多怒，主经行失调；如瘠甚而面黑，则知月事淋漓；如见眼眶灰黑，则知其崩中带下。其次，陈筱宝对人中与子宫的形态以及胎产顺逆的关系研究颇深，认为中医将人中又称为子处，暗示了人中与女性，尤其是生育功能有关，提出了二十四种人中的品相。陈筱宝对望舌苔亦颇多研究，认为信而有征者莫过于舌苔，求诸色脉而不得者之于苔则于病少误。切诊方面，陈筱宝也堪称一绝，强调反复比对症状与脉象的差别，以脉合症。

陈氏治疗月经病，尤注重"调"字，认为先期、后期、先后无定期、过多、过少或闭经等，均因冲任失调所致，故治疗时，热者清而调之，寒者温而调之，瘀者行而调之。对于产后病，陈氏认为产后多瘀，因此主张以祛瘀温化为要，常使用生化汤随证加减为治，切忌使用苦寒酸收之品如黄芩、白芍而败胃留瘀。

此外，陈氏妇科留下诸多医案良方，尤以八制香附方常服治疗月经不调，求嗣方治疗不孕症，香草汤治疗闭经，回天大补膏治疗虚损疾病为著。

陈筱宝母亲信仰佛教，常施钱饭与贫苦百姓，对陈筱宝影响颇深。故陈筱宝以"普救众生"为行医宗旨，因贫病不收诊金，友好不受请封，出诊不分远近，甚而去黄浦江中小舢板上为贫苦船家看病，深得病家信任和称颂，被誉为江南四大名医之一。陈筱宝曾嘱咐挂号处，若穿着号衣的人力车夫携家属前来看病，一律不收取诊金。出诊时，若见病人生活拮据，则会将诊金退回，甚则解囊送药。陈筱宝还刻制了一枚送药印章，若处方上盖有此印章，则可前往药铺免费取药，药费由陈筱宝支付。

陈筱宝无论白日门诊如何辛劳，晚间常批阅医书或记录临证医案于深夜，在四十余年从业过程中，共撰写《陈氏妇科医事散记》四大本，计几十万字，然而令人扼腕的是，其书卷部

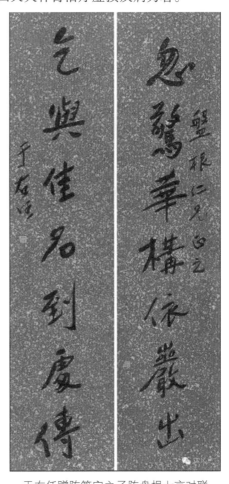

于右任赠陈筱宝之子陈盘根七言对联

分毁于日寇烽火，仅有残卷留于后人。

陈筱宝与其长子陈盘根、次子陈大年被称为"陈氏妇科一门三杰"，在中医妇科方面颇有建树，长孙陈惠林被誉为江南"妇科圣手"，退休后定居中国香港，注册创立香港陈氏医药有限公司，利用陈氏祖方，开发妇宝、疗痛灵等中成药，将陈氏妇科经验推广至海外。陈氏妇科以他们为代表，薪火相传，为海派中医妇科四大学术流派之一。

## 八、徐小圃

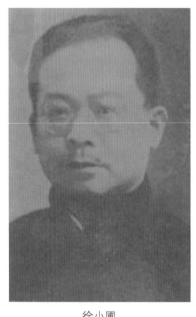

徐小圃

徐小圃（1887—1959），名放，父杏圃，名锦堂，上海引翔港人，是清末上海名医。小圃幼承庭训，尽得杏圃之传，弱冠时父亡，即悬壶问世，设诊所于上海东武昌路，以善治儿科名扬沪滨。历任上海国医公会监察委员、新中国医学院附属医院儿科主任、中国医学院董事长、神州医学总会副会长等职。

徐小圃在诊病过程中总是弃座站立，此因小儿不能与医生合作，坐在诊察椅上难以精确诊断，故其与弟子们均是站立诊病。徐氏临证一丝不苟，对每一病儿的口腔都仔细检查，毫不遗漏，绝不因业务繁忙而求快。遇重病者，即给予提前诊治，贫病交迫者，则免收诊金。他在诊病时能注意到许多候诊患儿的特殊咳嗽和异常的啼哭声，若发现有病情危重或具有传染性的急症，则会提早将患儿叫入诊室，得到及时快速的诊治。有一次，徐小圃的弟子正在开方，未及一半，徐氏突令其将外面候诊的咳嗽患儿带进来先看，原来他凭声识病，听到室外特殊的犬吠样咳嗽声，发现了一个白喉患儿，故提前予以治疗，不致延误病情或传染给其他病人。

徐氏虚怀若谷，凡同道有所长，辄竭诚请益，曾得祝味菊温阳法经验，运用伤寒方以治少小疾苦，用药果敢审慎，屡起沉疴，成为民国时期著名的儿科圣手。徐小圃善用麻黄，应用尤多，有"徐麻黄"之称，凡有肺经见证者多用之。其认为麻黄作用在于开肺气之闭郁，故喘咳之属实者，佐杏仁以化痰，虽无表证，均可用之，反之，表实无汗而无喘咳者，却并不采用麻黄，因麻黄之发汗解表，需赖桂枝之行血和营，若徒恃麻黄之发汗解表则无益也。以小青龙汤为例，外感风寒、内挟水气者固必用，虽无表证而见喘咳者亦常用，随证加减，尤为灵活。如无汗表实者，用生麻黄去芍药，表虚有汗者用水炙麻黄，但喘咳不发热者用蜜炙麻黄，并去桂枝、芍药，表解但咳不喘者并去麻黄、桂枝。治咳嗽时用五味子，取其五味俱备，非只酸收纳气而已。新咳、暴咳喜用干姜散寒，不宜见咳治咳。久咳不止，则重用五味子。若咳不畅快者，乃邪恋肺经，五味子则在禁用之列。痰多加白芥子，顽痰喘咳历久不化者加竹沥、白附。

徐氏常言："药不论寒温，要在审辨证情，正确掌握辨证论治的精神实质。"桂、麻、附子等虽性温力猛，易以化热助火，亡阴劫液，但使用恰当，能收奇效。不然，即桑、菊、荆、防亦足偾事。关键在于用之得当与否，世无明知温热偏胜而妄施温药者。若确系风寒表证，因其壮热而不敢及时投以辛温发散，反以轻清宣透或苦寒抑热，则难免贻误病情。殊不知发热者乃正邪相争之反映，邪气盛，正气尚旺，则发热愈壮，如能及时应用麻、桂，使寒邪得以外解，不使病邪由表及里，由阳及阴，祛其邪，亦即扶其正也。20世纪30年代初，上海夏季流行小儿高热病（后称暑热症），症见额头干灼而两足不温，汗少烦躁，口渴多饮，小便频清，病情危急，施治不易。徐小圃认为这是一个单独的病症，主要是元阳虚于下，邪热淫于上，形成上盛下虚之证，不同于古之消渴，名之曰"吃茶撒尿病"，配制"温下清上汤"加减治疗，获得较好疗效。

此外，徐小圃积极参与社会学术团体活动，历任上海国医公会监察委员、新中国医学院附属医院儿科主任、中国医学院董事长、神州医学总会副会长等职，又热心中医事业，屡捐巨款兴办中医学校和药圃等。及门弟子，遍及海内。哲嗣仲才、伯远，均克绍箕裘，能传衣钵，为上海现代名医，对于中医儿科学术的发展，做出了杰出的贡献。徐氏除医业外，亦是有名的收藏家、鉴赏家，藏有唐宋明清各代名家书画，其中以唐代书法家怀素《小草千字文》真迹最为珍贵。此外，徐氏书法造诣颇高，宗苏、黄，笔力劲遒，气势雄伟，令人赏心悦目，常与国画家符铁年、金石家钱瘦铁等研讨。

## 九、葛养民

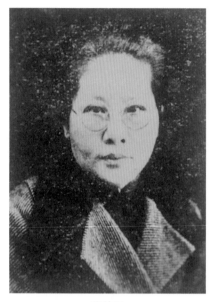

葛养民

葛养民（1892—1973），江苏嘉定（今属上海）人。随着妇女解放思潮的兴起，民国时期先进女性逐渐走出家门成为职业女性，女医是其中一个较为特殊的群体，虽然人数不多，但在近代上海中医药发展史上占据了一席之地，葛养民是其中的代表人物之一。

葛养民仁心济世，专精其业，上海言女医者，多是指她。早年在南市尚文小学执教，游学至上海，师从清廷御医嫡传弟子、民国沪上名医金百川。葛养民专攻内科，在今上海思南路 57 号、南京路中和大厦等处设有诊所，医术精湛，声名大起。1931 年，葛养民作为代表参加神州国医学会，后又被聘为中央国医馆理事、上海国医分馆董事、中华医学会执行鉴定委员等，1956 年被聘为上海中医文献馆馆员，并担任市科技高级职称评委，市中医儿科学会顾问，嘉定中心医院中医科主任、教授等职。葛养民经历颇为传奇，一次去外地为某政要治病，从正在发动的飞机上摔下来，多亏披了件轻薄面料的大衣，落地时如鸟双翼，竟毫发无伤，堪称奇事。

关于葛养民起病回春的故事也有很多。政界名流林康侯之子林之珉患病，昏迷十余日，延请诸多名医诊治，均未见效果，病情有加重之势，林家人请葛养民诊治，葛氏诊断为"痰迷气极"之惊风，调治十日后，林氏之疾遂愈。曹兰生的姐姐曹仁姑，在清节堂侍奉母亲，得了肝郁不达之症，初起瘕块攻痛，继而月事不下，腹部逐渐隆起胀满，超过肋骨三寸，他医多以绝症诊断。葛养民先后用药十次，腹部始松，按之有瘀块六七，更服下瘀之药，终病好如常。又有一名五岁儿童，患脱肛之症，初服中药，后因药苦而改西药治疗，内服药水，外用药敷，三个月后病势不减反增，又至葛养民处诊治，葛氏遂以铁片煎汤外洗，又以磁石汤内服，七日即愈。

身为女性医者，葛养民认为："女子赋性温慈，业医，较男子为犹适，而妇孺病，延请女医，禀赋切近，病情当更明了也。"1922年，鉴于"吾华医学，在家肇自神农，迄今已数千年，向无医校之设。近年以来，男校虽有创办，而女校尤有广为筹备之必要"，葛氏与叶指发、刘佐彤、徐访儒、王一仁、秦伯未等，"发起中华女子医学校，附设妇孺医院"，并得到"沪上绅商

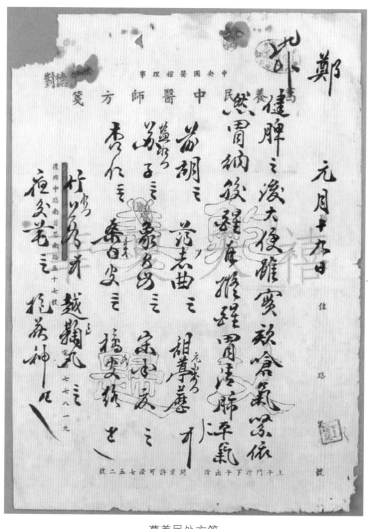

葛养民处方笺

赞助，暂设江苏全省中医联合会为筹备处"，但不知何故，中华女子医学校未能如期成立，实为憾事。

葛氏尤其注重医德仁心，曾言："良医治病，犹良相治国，不仅学问渊博，经验宏富，尤贵仁心仁术，心术不仁，则学问经验，皆无足取。"临证主张辨证施治，强调"学术无中西，物质无内外，尽可通也"。

## 十、顾筱岩

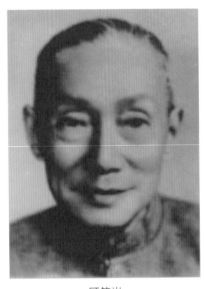

顾筱岩

顾筱岩（1892—1968），名鸿贤，以字行，上海浦东人，出身于疡医世家，自幼从父云岩、兄筱云习医，因父兄早故，年甫弱冠即悬壶于东门外万裕街、紫霞路、延安中路、浦东等地。临床以善治外科疔疮闻名，人誉"疔疮大王"，为沪上十大名医之一，与当时上海滩伤科名医石筱山、妇科名医陈筱宝并称"上海三筱"。顾筱岩曾任上海中医文献馆馆员，先后编写《疔疮走黄的辨证施治》《乳部疾病谈》《穿骨流治疗体会》《委中毒的病因及治疗》《漫谈对口疽》《外治疗法经验》等10余篇论文。晚年拟写诊疗回忆录，未果而卒，享年76岁。

顾筱岩宗明代医学家陈实功，遵循疔疮由五脏蕴毒从内而起的观点，在外用提毒拔疔的同时，更重视从内而治，清解脏腑蕴毒，曾谓："疡医务必精内，疮疡大证治内不可缺，治外而不治其内，是舍本而求末也。倘舍内而仅治外，将贻害无穷！"对疮疡初起以消为贵，常谓："治疡之要，贵乎早治，未成者必求其消。治之于早，虽有大证，亦可消散于无形。"对成疔有脓的：其一"出脓，必待自熟"；其二疔顶变尖是脓熟的特征；其三切开宜浅不宜深，只需浮皮切，令脓自溢，术后不宜硬挤，切开过深，每伤血络，致使暑毒进入血络，发生变症；其四术后虽脓畅，必须以药线引流一二天，否则疮口闭合，每致闭门留寇，久而死灰复燃，脓肿再起。

据《海上医林》记载：民国时期上海滩著名滑稽演员程笑亭耳后生了个疮痈，俗称"耳后发"，绕耳漫肿，寒热交作，痛苦异常。程笑亭先去看西医，西医认为脓腔深陷，必须手术凿去部分下颌骨，才能引流排脓，而且手术后创口能否愈合不能保证，即使愈合了，面容亦会有所损伤，这对于经常要登台演出，靠脸面吃饭的滑稽戏演员来讲，是难以接受的。于是程笑亭转而求助于顾筱岩，希望既能治好疮痈，又不要在面部留下瘢痕，影响以后登台表演。顾筱岩诊视后思索片刻，就用刀轻剔，扩大溃口，以中药八二丹做药线插入疮内引流，下用桑皮纸叠成方块，垫在脓腔外，外用纱布绷紧，脓水渐从溃口涌出，当夜脓水排出甚多，胀痛随之骤减。几周以后，脓净口收，面部竟然未留任何瘢痕。程笑亭对顾筱岩非常感激，多次在舞台和电台演出时颂扬顾筱岩的妙手回春。

顾筱岩认为作为医生，第一要有仁心，遇到贫困者务必救助。很多贫困民众，来诊时东借西凑，筹得诊金才来，病情久延，每至危重。顾筱岩了解情况后就制定了"红包诊金"的规矩，即每次看诊结束，病家只要送一个红纸包作酬谢就可以了，有钱时可以包上几角钱，困难者可以包几枚铜板，甚至空包一张红纸，算是酬谢，顾筱岩也不计较，这样给病人留了面子，又减轻了经济负担，病人都非常感激他。曾经有位粪船工就对顾筱岩心存感谢，但又不知如何报答，他经常见有人到粪船上索取蛔虫，说是可治疗毒，他马上想到顾筱岩可能会用得着，于是特地弄了一些，洗净晒干后赠与顾筱岩，以表达感激之情。顾氏被其诚意打动，遂收下后焙干研末收藏备用。后来，有人患疗疮，头面肿大如斗，两眉间有一黑䐈，印堂疮头黑陷，神志时清时昧，面色苍白。顾筱岩先用药物外敷创面，再与焙干蛔虫四条，嘱其捣碎，分三次吞下。病人服用两天后，黑陷的疮头果起，随后脓熟而出，面部肿大逐渐消退而病愈。

顾筱岩平时温恭谦让，对病家耐心和蔼，但对敲诈勒索则正直不屈。1931年夏，顾筱岩治疗一个神志昏糊的男孩，诊为疗疮走黄，症情非常危险，虽速投药治，但仍未及，当夜而死。病家闹上门来，陈尸堂前，诬陷是顾筱岩开错药致死。当时，卫生局没有调查，就吊销了他的开业执照。亲朋都劝顾筱岩花钱消灾，私下了结，但顾筱岩镇静自若说："死人在，病在，方在，药对，我无错。我一生不做鬼祟事，救济贫病我从不吝啬，若要敲诈冤枉我，我顾筱岩是铁公鸡——一毛不拔！"顾筱岩坚定不屈的态度让勒索者瞠目结舌，悻悻而退。后来，沪上中医学会等组织联合出面，向各界说明真相，法院只能以"不起诉处分"了结此案，卫生局发还开业执照，恢复顾筱岩的名誉和执业资格。

顾筱岩医名既盛，多有求学者，他都倾力栽培提携。顾筱岩授徒有个规矩，凡入门者，一律在诊所住宿，以便早晚课读。每天黎明洒扫之后，学生先习字，后读书，不容稍息。顾筱岩教导弟子说："字是一张方子的门面，是一个医生学识才华的外露，亦是医疗效果的保障。字写得不好，业务少还是小事，写得不规范药师错配，贻误人命危害极大。"所以，顾筱岩的弟子书法都非常好，方子很漂亮，书画大家吴湖帆赞誉顾筱岩"方笺之书有颜氏大将风度"。另外，顾筱岩要求学生必须自己做药，从进门那天起，就会逐一教其摊膏药、熬膏药、研药粉、搓药线，对每个人都是手把手教。而对于学院毕业的学生，则根据他们理论丰富、实践操作不足的特点，着重教其操作手术、制药、换药，讲析外科常见病种。

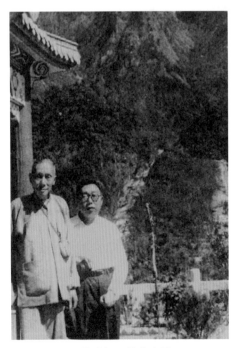

顾筱岩与顾伯华合影

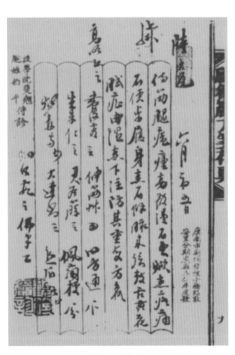

顾筱岩处方

学生师满之时，顾筱岩都亲自到场，为其举办隆重的满师酒，挂上亲笔书写的"顾筱岩门人"招牌，并向大家打招呼："我的学生某某已经满师，今后这儿附近如患外科病，不必找我，我的学生完全和我一样看得好。"遇到病号来自学生门诊附近的，经常介绍病人到学生处就医。学生碰到疑难病症来求教时，先生都热情指点。顾筱岩的弟子沈楚翘、顾伯平、徐精良、顾伯华等均为上海名医，到耄耋之年，仍念念不忘老师的高风亮节。

顾筱岩生性清雅淡泊，不嗜烟酒，不近女色，不理钱财，不求名利，闲来种兰花、饲鸟雀、养鸽子、逗蟋蟀以怡心养性。遇有名种兰花，常不惜重金购买，精心养护，他经常说："一天门诊下来，给鸟儿们添添水喂喂食，是我最大的乐趣，听到它们百转柔肠地一叫，我便什么疲劳都消除了。"顾筱岩很少戴金饰品，而最珍贵的金饰品是一个鸟笼钩子。1956年，顾筱岩响应周总理号召，从海外归来。入关时，顾筱岩只提一个小箱和两个鸟笼，鸟笼中一对画眉，一对绣眼，先生说这鸟笼钩子是金的，自己又打开箱子，里面并无金银细软，仅有一黑白花燕子风筝，意思是燕子回巢、游子归来。

顾筱岩晚年生病卧床，仍在榻旁放置书籍，不时翻阅。同道来探望，则畅谈医学，互相切磋。后来以尚存早年亲笔留存方笺百余帧，定名《顾筱岩方笺存真》，虽一鳞半爪，但弥足珍贵，已付剞劂，以资流传，可见其医术书法之风采。

## 十一、陆渊雷

陆渊雷（1894—1955），又名彭年，以字行，出生于上海川沙东门外大护塘，其父陆仁南习儒而知医，常称医道能愈人疾苦，经常勉励陆渊雷闲时读些医书。陆父对陆渊雷要求非常严格，所以陆渊雷的国文基础很扎实，14岁就应邀到上海的一所小学执教。1912年，陆渊雷就读于江苏省立第一师范学校，毕业后任教于多所大学，1925年师从恽铁樵学习中医。自此，陆渊雷开始挂牌行医，参与创办学校，从事中医教育，力主中西医结合。陆渊雷治学严谨，寒暑无间，夜以继日，惜时如金，在他的会客室桌上常放着一块小木牌，上面写着"闲谈敬陪五分钟"。陆渊雷著有《伤寒论今释》《金匮要略今释》《伤寒论概要》《脉学新论》《舌诊要旨》《陆氏医论集》《中医生理术

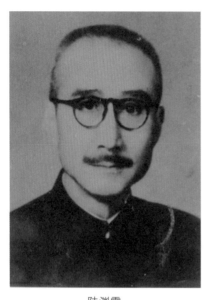

陆渊雷

语解》《中医病理术语解》《流行病须知》等。

1912 年，陆渊雷 19 岁，就读于江苏省立第一师范学校，从朴学大师姚孟醺学习经学、小学，从《汉书·艺文志》入手，钻研目录之学，于诸子百家、史、地、物理、算学等书无所不读，虽未学医，但已涉猎《内经》《伤寒论》《金匮要略》《神农本草经》。1914 年，陆渊雷执教于武昌高等师范学校，主讲国文；1919 年任南洋商业专门学校教员兼管理员；1920 年任江苏省立水产学校教员，教授航海天算，提出"古西历是阴历，今西历是阳历，中国历法是阴阳合历"；1920 年 9 月任南京国立暨南学校教员；1922 年任南京国学专修馆教员；1925 年任上海国学专修馆教员。

陆渊雷在各地任教时，阅读了大量的医书，对中医各家学说亦有研究，闲时还跟一位针灸师学针灸。1925 年，恽铁樵创办医学函授学校，陆渊雷得知后，给恽铁樵写信，要求拜他为师，并奉上学费。初次通信，恽铁樵即派门人持亲笔信退还学费，表示陆渊雷才学出众，不必以师生相称，愿聘请他协助共办医学函授学校。可见陆渊雷当时声名已著，但仍拜恽铁樵为师，同时又师事章太炎学习国文与中医，深得两名家之教益。在铁樵函授学校，陆渊雷担负该校阅卷与答问事宜，同时在"览德轩善堂"坐诊。1926 年任医科大学教员兼管理员；1928 年任上海中医专门学校教职，教授《内经》《伤寒论》；1929 年与徐衡之、章次公等人创办"上海国医学院"，任教务主任，并主讲《伤寒论》《金匮要略》；1931 年任中央国医馆常务理事兼学术整理委员会委员；1932 年举办"遥从部"即函授学校，弟子遍及国内外，著名中医如姜春华、范行准、岳美中、谢仲墨等人都曾受其教益；1933 年起草"统一病名草案"；1934 年创办《中医新生命》杂志，担任主编；1950 年特邀出席全国卫生会议，历任上海市卫生局顾问、上海市中医学会主任委员、上海市中医门诊所所长、上海市卫生工作者协会副主任委员、中国红十字会上海分会理事、上海市科学医学研究会副主任委员等；1954年被委托主编中医教材；1955年任上海中医学院筹备委员会主任委员。

陆渊雷学识渊博，既具经学，又有物理、化学、数学、天算、文学、历史、地理等丰富知识，精通英、德、日诸国文字，研究佛学，通梵文、藏文等，故时称陆渊雷为"百科全书"。这些求学、教学的经历和理念，奠定了陆渊雷中西汇通的学术主张，一直是他追求的中医科学化的思想基础。

对中西医学的关系，陆渊雷认识独到。他撰写的《改造中医之商榷》和《中医学有吸收科学之必要》等文系统阐述了他的观点。他认为中医是有疗效的，但需要用科学的方法来研究；其次，中医科学化必须吸收其他科学知识；再次，沟通中西医的工作唯中医能胜任；最后，中医科学化应从研究证候和药性入手。他还认为中医理论有些可以暗合西医，如在治疗中西医不同

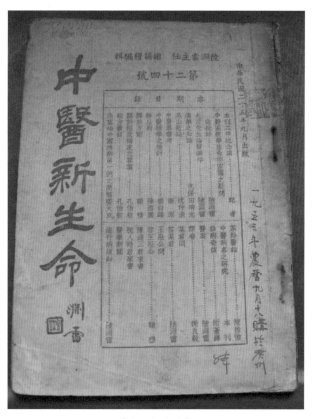

《中医新生命》

病名的病症时，许多治疗方剂可以灵活运用，比如用活血祛瘀、软坚散结药既可治慢性肝炎，又可治肿瘤。如对麻杏石甘汤证，陆渊雷认为可与西医所谓支气管炎诸病症合而用之，开异病同治之先河。"麻杏甘石汤之主证，为烦渴喘咳，凡支气管炎、支气管喘息、百日咳、白喉等，有烦渴喘咳之证者，悉主之。白喉者，初起时，恶寒发热，烦渴喘咳（或不咳），喉咽肿痛，有苍白色之假膜，用麻杏甘石汤。轻者数小时，重者一昼夜，热退身和，肿病悉去，取药较速。"他在临证中，以西医方法诊断，运用经方治疗，擅治伤寒等流行性热病及慢性肝炎、肿瘤等疾病；在诊疗中，除运用中医四诊八纲外，还参以日本医生汤本求真的腹诊和西医的叩诊等；在教学中，率先列入理化、解剖等课程；在著作中，亦是中西结合，病证结合。据说在20世纪40年代，苏北革命根据地缺医少药，伤病困扰着根据地军民，新四军医务人员在阅读了陆渊雷的《伤寒论今释》《金匮要略今释》等著述后，受益匪浅。他们根据书中内容，找到用中草药治病的途径；又以陆渊雷的著作作为教材，培训出许多医务人员。由此可见，陆渊雷所编书籍切合临床实践，效果明显，中西医结合的思想有值得尝试和实践的可能。

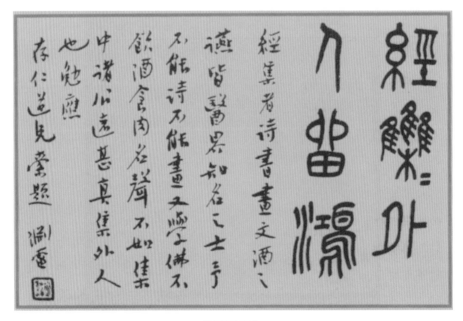

陆渊雷题字

陆渊雷性情耿直，能文好辩，在与"废止中医派"的代表人物余云岫、汪企张等人论争中，言辞激烈，针锋相对，坚定地捍卫中医学。1928年至1930年间，陆渊雷在《医界春秋》《中国医学月刊》《中医新生命》等刊物上发表论争文章数十篇，并且还在《金刚钻报》上连篇累牍地发表医学见解和评论。尤其是1928年，陆渊雷在《医界春秋》第3期发表"西医界之奴隶派"，被称为抨击余云岫等的重拳，人们赞誉其论"乃渊博而雷声"，被推为"中医界之打手"。

陆渊雷特立独行，敢于创新，个性张扬，追求真理，矢志不渝，然而有时过于偏激，攻击叶天士，笑骂秦伯未，挖苦陈存仁，致使晚年门庭冷落，奄然殂化。1955年，因患肺气肿导致心脏衰竭，与世长辞。今引杨殿兴《中医悍将陆渊雷》纪念之：

> 善辩雄才语简赅，蜚声杏苑战兰台。
> 发皇古义岐黄继，融会新知眼界开。
> 国粹西医双向顾，遥函学子八方来。
> 争鸣重击余汪案，激荡人心唾薛埃。

## 十二、秦伯未

秦伯未（1901—1970），原名之济，号谦斋，上海陈行人，出身儒医世家，祖父笛桥、伯父锡田、父亲锡祺，均通儒精医。1919年入上海中医专门学校，在名医丁甘仁门下攻读中医，与程门雪、章次公等诸贤为同窗学友。当时，江浙沪名医曹颖甫、谢利恒、夏应堂、丁仲英咸集任教，秦伯未经常聆听名医教诲，共同切磋岐黄妙术。1921年创办上海中医书局，自编医书医刊，校订古籍，并整理出版。1923年毕业后留校任教，并在上海同仁辅元堂应诊，以治内科杂病见长，对虚痨痼疾尤精。1927年与王一仁、章次公、王慎轩、严苍山等创办上海中国医学院，任教务长、院长，教授《内经》及中医内科。1930年，创办中医指导社，主编《中医指导丛书》《中医指导录》杂志，开展学术交流和社会咨询，社员遍及国内外。1938年创办中医疗养院，设内外妇儿等科，有病床百余张，也作为学生实习基地。1954年，秦氏受聘任上海市第十一人民医院中医内科主任。1955年调任卫生部中医顾问，并执教于北京中医学院，兼任中华医学会副会长、国家科委中药组组长、全国药典编纂委员会委员，还被推选为全国第二至四届政协委员。于1953年和1960年先后赴苏联、蒙古两国会诊、讲学，亦常应全国各地之邀，参加会诊、讲学及各种学术活动。

由于家庭熏陶，秦氏自幼即酷爱文典医籍，凡经史子集、诸家医典、诗词歌赋、琴棋书画，无所不涉。秦氏工诗词，善书画，好金石之学，早年即加入柳亚子创立之南社，其诗律之细，构思之速，常为人所赞颂，有"南社题名最少年"之誉。40岁时曾刊印《谦斋诗词集》七卷。秦亦善画，尝云："题画诗极不易作，题花卉尤难，既殊咏物，又别议事，在若即若离、有意无意间出之，饶有趣味，斯为上乘。冬心为此别辟蹊径，深得三昧。今之画人，不堪共一诮矣。"秦伯未绘画也颇见功力，善画梅、兰、竹、菊，尤喜画荷，特有不少吟绘荷花的诗画。其书取法魏碑，似赵之谦、杨见山，行笔工整，蝇头小楷亦浑匀流丽。其隶书推崇杨藐翁，上海城隍庙大殿上有一副对联，即是他早年墨迹，其笔力跃然可见。

秦氏一生十分重视研究《内经》，撰写此类专著五种。他曾反复强调，"研究祖国医学，先要学习《内经》，然后可以顺流而下地贯彻到其他医学，不如此，便像失去了钥匙，无法打开中医宝库的大门"。秦氏研究《内经》特别注意运用以下两种方法：一是高度综合归纳，如《内经类证》即将有关条文分归为44种病类、310种病候进行整理研究；二是深入剖析发微，从病因、现象、体征等方面加以剖析，并引《伤寒论》有关论述加以辅证。秦氏通过深入比较分析，认为温病学说乃是伤寒的发展，两者虽具多种差异性，但又具颇多共同性，可以说同中有异，异中有同，因此没有必要将两者对立起来，而应当在尊重两种学说的前提下将两者统一起来，以建立"完整的中医外感病学或叫传染病学"，从而使之"在临床应用上大大地提高一步"。秦氏研究外感病之证治，实熔古今之说于一炉，并力排经方、时方之分歧。

秦氏从早年编著《内经类证》《清代名医医案精华》，到晚年撰写《谦斋医学讲稿》，共著书六十余部，包括《秦氏内经学》《内经类证》《内经知要浅解》《金匮要略浅释》《内经病机十九条之研究》《清代名医医案精华》《中医入门》《中医临证备要》《谦斋医学讲稿》等，在报纸、杂志发表论文、小品、史话等数百篇，可谓术精岐黄、著作等身。此外，秦氏遍栽桃李，不遗余力地培养中医人才，尤其在中医教学、中医函授教学和普及中医知识方面做了大量的工作，是我国中医函授教育的创始人之一，在继承与发扬中医科学、发展中医事业、培养中医人才等方面做出了重要贡献。

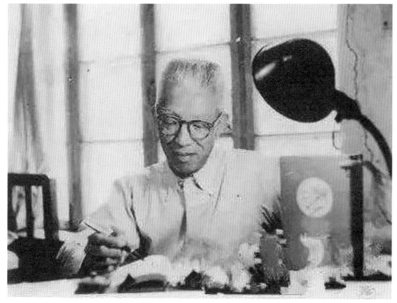

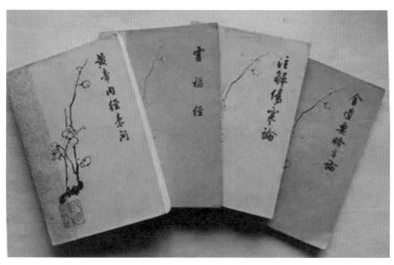

秦伯未与"梅花本"

## 十三、杨永璇

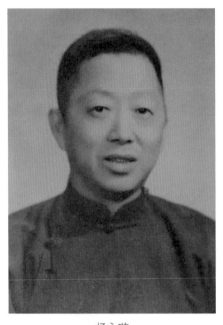

杨永璇

杨永璇（1901—1981），号静斋，上海南汇人。自幼聪颖，早通经史，兼长诗词，读私塾10年，长而习医。17岁受业于浦东唐家花园针灸名医王诵愚先生门下，首以《内经》《难经》为基础，兼读《本草从新》《汤头歌诀》《脉诀规正》等，次列《类经》《甲乙经》《伤寒论》《针灸大成》等书。白天随师临诊，听讲授课，晚上挑灯夜读，选篇背诵，悉心钻研，好学不倦，勤求古训，博览群书，尽得王氏真传。三年后学成，返回故里周浦，以"针灸疯科方脉"悬壶应诊，并先后在上海董家渡、浦东三林塘等地设立定期分诊所。1937年迁居上海八仙桥行医，创立杨氏针灸流派，名闻沪滨，慕名求医者最高日达数百人次，在名医云集的八仙桥与陆氏针灸、石氏伤科呈三足鼎立之势。杨永璇从事针灸60余年，医术精湛，善施针灸而兼通晓方脉，以针药并用、刺罐结合、内外同治的独特医疗方法著称于世，自成一派。

杨氏临床辨证重视四诊的重要性，尤其注重切脉望舌。其脉诊尤重视辨别脉之"有神无神，有力无力"：认为识得神之有无，才能辨人之生死；识得力之有无，才可辨病之虚实。如对于中风病人，杨氏认为辨脉象可预测中风的生死，脉缓者吉，坚大急疾者凶，浮迟为寒，浮滑为痰，浮数有力为火，浮弦有力为气阻，沉涩而数为血凝，寸关虚滑而大为真气耗散，尺脉浮而无力为肾气不足，尺脉洪弦而数为肾阴耗散、火炽肝胆，举之搏大按之无力或绝无者为孤阳无依，孤阳无依者死。杨氏在舌诊时，会仔细辨别舌端震颤程度以了解病人心理和病况，若舌苔正常而尖端见震颤，可推断其胆小如鼠；若舌苔薄、质淡紫而胖兼舌尖端震颤者，可拟诊为心脏病态；若薄黄苔舌中间见微颤，乃神经衰弱。

杨氏认为经络学说是针灸临床治病的根据，在针灸临床上一定要十分强调经络理论。他常说："脱离了经络，开口动手便错，针灸工作者也应如此，千万勿忘重视经络。"杨氏重视穴位压痛检查，认为急性病压痛较显著，慢性病压痛范围较小，咳呛病在肺俞处有反应，按之舒服；脏躁病在心俞；溃疡病在胃俞；胆囊病在胆俞有按痛；月经病及失眠在三阴交穴有压痛；精神分裂症在血海穴有压痛；等等。在这些压痛点进行治疗，往往可收事半功倍之效。杨氏还重视针感传导方向，认为针刺感应的放射程度与经络路线及穴位性能有关，扎针时刻用该表针尖的迎随方向来改变放散路线，如内关穴属于手厥阴经，可运用催气手法，使酸胀感向上放射，越过肘关节上行，以立止心绞痛等胸痛。杨氏自创了利咽穴，用平补平泻法治疗急慢性咽炎、扁桃体炎、发音嘶哑等，京剧大师周信芳每逢嗓音失润，或重大演出前必来诊所找杨永璇治疗，以确保演出不受影响。此外，他还自创了颐中穴治疗面瘫、流涎等；肩内陵治疗肩关节前压痛的漏肩风症。

杨氏效法古法宗旨加以发挥，率先将针灸治疗结合火罐疗法并用，主张在施针刺手法起针后，于原穴位拔罐，以在针孔中起到吸引病邪从腠理外出、排除血瘀脓毒、疏通经络、流畅气血、开豁毛窍、镇痛祛邪的作用。在火罐疗法上，杨氏独创了圆筒形套叠式铜质火罐，即每套六只，大小高低依次减低的火罐，出诊时套叠成筒以方便携带，同时又研制出可以防烫伤、防漏气的面饼配合使用。这一改革为中医火罐发展史上的一大飞跃。他还倡用杨氏絮刺火罐疗法，用七星针作为工具，运用轻叩、重刺手法，分别起到"员针"和"锋针"两种不同治疗作用，此法具有调和阴阳、活血化瘀、疏通经络的作用，对颈椎病的治疗效果甚佳。

杨氏除善用针灸、火罐相结合外，对某些疾病常兼用内服药或外治熏洗熨敷药作辅助。如治疗癫痫，杨氏在针刺治疗基础上内服清火豁痰、镇心安神的丸剂；治疗胃脘疼痛，药用保和、健脾、枳实消痞诸方，针取中脘、内关、足三里、胃俞等穴，中脘针后拔火罐以消痞定痛，隔姜艾灸以温阳化浊。

杨永璇自谓"平生无他好，以治病为己任"，急病人所急，乐病人所乐。

抗战时期，大批苏北难民涌入上海，并以拉黄包车为生。由于营养不良，车夫中流行着"软脚风"，杨永璇就经常开展义诊，设济贫号免费为他们施诊给药，用针灸治疗改善症状，在平民百姓中有着很高威望。

杨永璇毕生致力于中医针灸事业，兼理疯科，通晓内、外、妇、儿、皮肤诸科，擅治中风偏瘫、历节痹痛、小儿麻痹症、急性腰扭伤、脚气病、软脚风、丹毒、痛风、鹅掌风、大麻风以及脊椎肥大等顽痹痼疾，总结出针灸疗法的十二句口诀："针灸疗法，重在得气，得气方法，提插捻转，提插结合，捻转相联，指头变化，大同小异，虚实分清，补泻适宜，纯熟之后，精神合一。"

杨氏为继承发扬祖国医学遗产，培养中医针灸人才做出了杰出贡献，开创了海派中医重要流派之一的"杨氏针灸"，至今已有五代传人。他集一生行医经验，著有《针灸治验录》《杨永璇中医针灸经验选》，并撰有《针刺配合药物治疗 58 例类中风》《絮刺火罐疗法治脊椎肥大症》等论文 10 余篇，为后人留下了珍贵的医疗宝典。

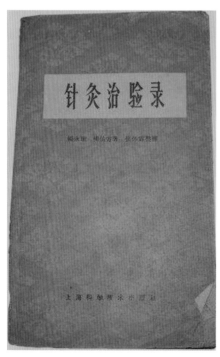

《针灸治验录》

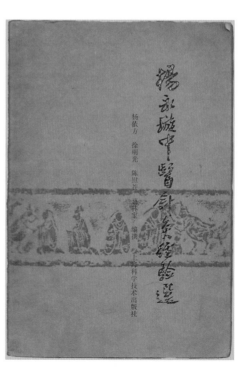

《杨永璇中医针灸经验选》

## 十四、朱春霆

朱春霆（1906—1990），字维震，出生于江苏嘉定（今属上海），是嘉定黄墙朱氏中医内外科第六代传人，丁氏推拿流派第三代传人。其父朱芝孙精通中医内、外科，享誉淞沪。朱春霆机智聪慧，好学上进，在读完了四书五经及《史记》《汉书》等古籍后，朱父开始教授他《黄帝内经》，又因为其家学渊源深厚，可以浏览众多医家典籍，他打下了坚实的中医理论基础。15 岁时，朱春霆开始跟随父亲一边学习一边为病人诊治，后拜师于当时一指禅推拿名医丁树山，四年后学成出师，善于治疗内科、儿科疾

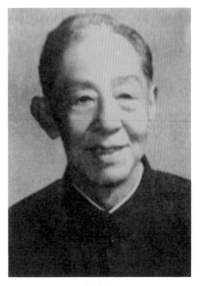

朱春霆

病。自此，朱春霆开始行医，创建推拿学校，编写教材，团结中医界推拿名师，从事中医教育，致力于发展中医推拿事业。朱春霆著有《推拿发展史》《中医推拿讲义》，参与了《中医大辞典》推拿部分修订，撰写了《近代中医名医选》中的推拿部分。

1923 年，朱春霆前往上海拜师于丁树山，刻苦钻研"一指禅推拿"。学习过程中，朱春霆常将手指练肿，化脓，导致指甲脱落，用于锻炼手法的米袋也被磨破，袋中米粒被磨成粉末。四年后方学成，开始在故乡挂牌行医，半年后返回上海，悬壶沪上，一年后业务斐然，名声卓著。此后，朱春霆为著名画家吴昌硕大师、中央宣传部部长陆定一进行过推拿医治，也多次受邀赴北京为中央领导人和前来访华的知名人士治病，以其独特的"一指禅推拿"手法治愈了当时许多小儿麻痹症病人的后遗症，效果显著，享誉国内外。从担任华东医院的推拿主任，到亲自创建了我国第一所推拿学校，并兼任校长、主任，朱春霆为推拿事业发展做出了重要贡献，后来被卫生部命名为"上海十大名老中医"之一。

中医推拿手法历史悠久，而"一指禅推拿"更是众多推拿学派中的佼佼

者，其讲究手法柔和深透，刚柔相济，强调以柔和为贵。朱春霆刻苦练习，不断发展，在前人的基础上创造了复合推拿手法：可治疗脾胃疾病的"推摩法"和治疗项部疾患的"推揉法"以及治疗头面部疾病的"蝴蝶双飞法"。在传承发展过程中，朱春霆也注重手法，认为手法关系到治疗的效果。他推崇"易筋经"锻炼，认为"一指禅推拿手法"应遵循"沉肩、重肘、悬腕、掌虚、指实"的十字方针，同时需长久、持续练习，避免过于刚强、粗暴的手法，方能使拇指灵活柔软，推之持久均匀，刚柔相济。同时，朱春霆尤其注重整体观念，强调推拿要注重中医基础理论，把中医经络和营卫气血学说作为推拿学的理论基础，讲究辨证论治，循经取穴，以穴治病。而要达到取穴准确的目的，则需结合人体解剖结构，适当变通，因人、因部位施以不同的手法，力求做到"因人而治、因证而治、因部位而治"。对于不问虚实、滥施刚强的手法，朱春霆予以斥责和反对，对于那些手法习得一知半解，只掌握了初步推拿知识和治疗手法就夸夸其谈，随心所欲在病人身上试验的人更为痛恨。经过不断地练习与实践，朱春霆的一指禅推拿手法已炉火纯青，达到"以指代针，调和营卫，以柔克刚，力透溪谷"的地步，运用时仿若行云流水般挥洒自如。

朱春霆致力于中医推拿事业的发展，在其漫长的医学生涯中，呕心沥血，不断为发展中医推拿事业而努力。早年间，朱春霆曾打算与当代名医恽铁樵一起筹建上海国医学院，但因经费不足问题，终是放弃。1958年作为上海中医界代表出席"全国医药卫生技术革命经验交流大会"，同年，在中央领导人的支持下，朱春霆亲自创建了中国第一所推拿学校，兼任校长，开始推拿的正规教育。在担任校长期间，朱春霆聘请了各推拿学派名师如王松山、钱福卿、丁季峰等人掌鞭执教，亲自编写推拿教材，亲自授课，培养推拿人才。在朱春霆的努力下，千百年来中医师徒相承的习惯被打破，中医一指禅推拿手法得到更好的传承与发展。朱春霆创建的推拿学校先后培养了500多名推拿专业人才，分布于全国各地区，为推拿教育的理论化、系统化、规范化做出了重要贡献，使推拿这颗明珠光芒更加闪耀。

朱春霆治学严谨，一丝不苟。他博览群书，苦心钻研岐黄之道数十年，学识渊博。在众多医家学说中，他十分推崇金元时期李杲《脾胃论》中的学说，认为脾胃是水谷气血之海，后天之本，"脾胃内伤，百病由生"，因而他极为注重脾胃的养护与治疗。对于慢性疾病，他大多从调理脾胃入手，创造推摩兼施之法以补中益气，健脾和胃。治疗胃脘痛时，朱春霆从养护入手，用胃气滋养元气，兼之推拿治疗，以指代针药，既能治愈疾病，又不伤机体。历代医家中，朱春霆最为推崇的则为明代名医张介宾，他时常引用张介宾的话——"今见按摩之流，不知利害，专以刚强手法，极力困人，开人关节，走人元气，莫此为甚，病者亦以为法所当然，即有不堪，勉强忍受，多见强者致弱，弱者不起，非惟不能去病，而适以增害，用若此辈者，不可不知为慎"来告诫学生，注意手法的轻软柔和，刚柔相济。

朱春霆重视历史研究，挖掘整理文献。基于温故而知新的思想，他广泛收集前人古籍，研习推拿历史，首先提出中医推拿史的分期问题，构成"八段框架论"。在解决小儿推拿专著《小儿按摩经》作者"四明陈氏"为何人的过程中，朱春霆研习多部文献，提出"四明陈氏"是推拿之术的创始人，修订了元胤《中国医籍考》中"推拿之术，未审出乎何人"的学说。

朱春霆一生悬壶济世，不断创新，发展中医推拿事业，

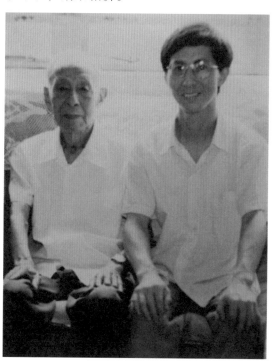

朱春霆、朱鼎成父子合影

弘扬中医文化，矢志不渝。1990 年因病逝世于华东医院。对于朱春霆的推拿医术，陆定一称赞其"能治顽疾，确为其他医疗方法所不能治，推拿之能独树一帜，非偶然也"。

## 一、丁凤山

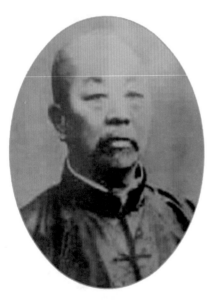

丁凤山

丁凤山（1843—1916），名永春，医名凤山，江苏邗江（今江苏扬州）西门人。自幼随父亲丁富山习武练功，成年后练就一身硬功夫，考上武秀才，入仕任旗牌官。后来，丁凤山因为受伤，遂拜李鉴臣为师，学习一指禅推法，在扬州开创"山"字门推拿流派。晚年迁居上海，以一指禅推法名扬沪上。1916年，在去杭州诊病途中突然中风去世。

丁凤山成年前一直学习武术，冬练三九，夏练三伏，修武德，磨意志。为人性格爽直，侠肝义胆，常怀济世报国之心。最终功夫不负有心人，在咸丰年间，丁凤山高中武秀才，封七品旗牌官，远赴辽东。有一次，丁凤山在辽东和京城之间传递公文的时候，遇到洪水负伤，造成公文延误，被革职回家。新伤加上仕途不顺，遂成痼疾，丁家延请各方名医治疗，竟不能起。恰在此时，丁凤山遇见了恩师李鉴臣。

李鉴臣，生卒年不详，河南洛阳人。相传，李氏曾受业于太医院，为清宫御医，精少林武术，尤精一指禅推法。一指禅推法相传为南北朝时期少林寺的达摩所创，但实际情况已不可考，不过从李鉴臣精少林武术一技看，一指禅推法或与少林有一定渊源。李鉴臣漫游大江南北，后来定居扬州，以一指禅为当地盐商富豪及老百姓治病。李鉴臣用一指禅点穴法治愈了丁凤山的顽疾，丁凤山为其医术折服，遂拜李鉴臣为师，专心学习一指禅推法，得李氏真传。

丁凤山学成之后，在扬州及江浙一带行医，以指代针遍治外科疾病，因疗效俱佳名噪一时。除跌打损伤外，丁凤山还擅长用推拿治内妇杂病，其绝招是用缠法治疗痈疽、乳蛾、喉痹等疾病，开创了推拿治疗此类疾病的先河。丁凤山是扬州人氏，按照扬州医界的传统，每个流派都以字为医名传承。丁凤山就取"山"字传承，即推拿"山"字门，与当时扬州的经方"臣"字门、内科"然"字门、喉科"庭"字门、内科"春"字门、儿科"谦"字门、妇科"曾"字门、外科"年"字门并称扬州八大门派，所以在丁凤山的弟子中，尤其是族内子侄，都是以"山"字行，如丁树山、丁宝山、丁鹏山等。

1912 年，丁凤山时年 69 岁，由门人钱福卿接往上海开业行医，医寓设在海宁路浙江路路口。自此，丁凤山及其弟子往来江浙沪之间，以推拿之术闻名江南。丁凤山在扬州、上海行医，入室弟子有 11 人：王松山、钱福卿、沈希圣、丁树山、钱砚堂、黄海山、丁宝山、周昆山、翁瑞午、丁鹏山、吴

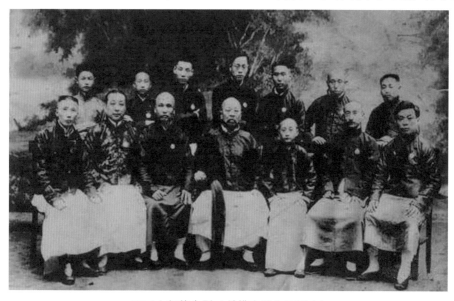

丁凤山师徒合影（前排左四为丁凤山）

大嘴。"换帖学生"2人：王传焘、张子良。丁树山传给丁季峰、朱春霆等。钱福卿则收徒钱志坚、韩樵、曹仁发等。丁氏一派中，以丁树山一支成就最为辉煌，其弟子朱春霆是上海中医学院附属推拿学校的首任校长，是中国推拿现代教育的开创者；丁树山之子丁季峰，在20世纪40年代创立滚法推拿流派，是推拿创新发展的代表人物。

丁凤山著有《一指定禅》，为其口授，王子余（丁凤山再传弟子）整理。丁氏手法特点有"一指为推，二指为掐，三指为拿，四指为搓"之别，"轻推为补，重推为泻，顺推为补，逆推为泻"之诀。临床上常依据疾病和部位，分解衍变出若干特定复合手法，辨证选穴，补泻有方，亦遵中药君、臣、佐、使的配伍原则，治疗效果非常好。

1916年丁凤山应浙江省督军杨善德之邀，为其妻治病而赴杭州出诊，不幸中风暴卒于旅馆，享年73岁。丁凤山逝世后，王松山、钱福卿即率领众弟子及丁凤山之子丁兆槐等，奔丧杭州，事必躬亲，执弟子之孝礼，扶灵枢回上海，送殡入葬料理后事。

## 二、汪莲石

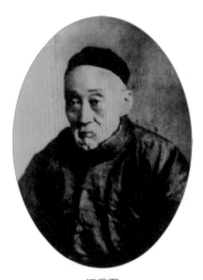

汪莲石

汪莲石（1848—1925），字严昌，晚年号弃叟，江西婺源晓起村人。汪莲石出身于书香世家，弱冠习儒，26岁时父亲因病医治无效去世，才立志业医。后来举家迁到上海，因医术高超，求诊者、求学者不断。程门雪为其弟子，丁甘仁、恽铁樵亦曾问业于汪。

汪莲石20岁时，随父亲在江浙一带游学。当时正值夏秋之际，汪莲石突然发热，两三天都不退，就延请当地的名医诊视，有的说是暑热，有的说是暑病，有的说是秋温，方药进了很多，均未见效果。如此反复缠绵一月余，病情自愈了。第二年夏秋之际，汪莲石又开始发热，同样药石罔效，后来自愈。从此以后，汪莲石就开始留心医学，想从中找寻线索和病因。当第三年夏秋出现相同症状的时候，他就告诉父亲，这是因为水土不服，不需要服药，回到家乡就好了。汪父担心他病情加重，就让他返乡，而发热的情况再没有出现过。

汪父平素体弱，经常发胃脘痛、呕吐，严重时饮食不能进。1874年秋，汪父旧疾复发，延请各方名医治疗均未见效，七天后病逝。汪莲石深恨不知医之苦，悲愤异常，发愿学医，从此踏入岐黄之列。

汪莲石家族是当地望族，家中藏书极丰，族内长辈非常重视子弟的教育，所以汪莲石在幼年时就打下了很好的基础，博览群书。开始学医后，汪莲石先从《脉诀》《汤头歌括》《临证指南医案》《温病条辨》等书入手。在这些方书中，他找到了曾经在浙江患病时服的方药，但为什么就没有效呢？带着疑问，汪莲石向族中堂叔请教，这位堂叔虽然不业医，但深谙医之门径，告诉他说："群言淆乱，尊诸圣也。须读《灵枢》《素问》《伤寒论》《金匮要略》等典籍，多阅各家《伤寒论》注释，药性必《神农本草经》。"由此，汪莲石以经典为本，专心学习仲景的《伤寒论》《金匮要略》及历代注解。

汪莲石家中所藏《伤寒论》注释类书有十多种，他一一细读，将诸家的

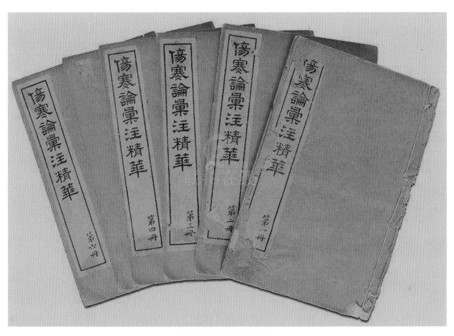

《伤寒论汇注精华》

注释放在一起对比学习，由此发现各家议论不一样，有些偏差很大，对一些疑难词句，有的医家强行注解，"曲为之解"，使人难信。唯江西喻嘉言、钱塘"二张"、长乐陈修园等医家对《伤寒论》的旨意能阐述透彻，其中喻嘉言所论有条不紊，较之原书眉目分明，多有创见。十余年后，他又得到江西进贤舒驰远的《伤寒集注》，很多疑问涣然冰释，认为"见解超出诸家之上，有胆有识"，故对其注本颇为信服。

汪莲石遂从研究伤寒学说的诸家著作中，选取其精华部分，以喻昌《尚论篇》的先后为次序，采择陈修园、舒驰远、柯韵伯、李肇天、陈平伯、程郊倩、张卿子、张志聪、江友苓、张盖仙、罗紫尚、周宗超、汪双池、薛步云、萧克协、陈师亮、魏念庭、周镜园、舒帝锡等数十位医家著作之精华，加上自己的感悟，编成了《伤寒论汇注精华》。但书稿编成后未能及时刊行，一年之后，发现书稿已被白蚁蛀烂，全书皆成细碎纸片，原编集的内容，已无处寻觅。更令人可惜痛心的是，书稿中所附的数年来的治疗验案无从追忆。汪莲石移居上海后，在医务闲暇又着手重编此书，数年后复辑成《伤寒论汇注精华》九卷，1920 年由扫叶山房校印出版，恽铁樵之族公恽敏龄为该书作序，武进恽铁樵、长沙张焘、汀州伊立勋分别题跋。

汪莲石 30 岁时，在宁波做宁绍台道薛福成幕僚，因治愈郡守胡练溪之疾，而受到浙江官医局名医仲昂庭赞赏，于是声名大噪，后来转入官医局，以行医为主业。1894 年，甲午战争爆发，汪氏原拟北上，后因战事谈和而留居上海，以医为业，热心公益，以徽州旅沪同乡会名义筹办徽宁医院，救济贫病。医家薛逸山的《澄心斋医案辑录》中收录了汪莲石完整医案六则，薛氏评价汪莲石："先生以幕府而淹通医学，非悬壶行道者，然胆识过人，治愈险症颇多。"

因汪莲石在伤寒方面功力深厚，在上海时与诸名医切磋讨论，深受诸医敬服，其中余听鸿完成医案《诊余集》后，就请汪莲石审阅，汪氏读后大赞余氏医术，"究竟从伤寒入门者，自高出时手之上。听鸿先生伤寒颇有工夫，可敬"。

汪莲石临床上最注重阳气，擅长使用温热药物治病，这种崇阳思想的形成有两方面原因：一是早年患病时，医者屡用清润之法而疗效不佳；二是深受伤寒思想尤其是舒驰远的影响。舒驰远提出，"肾中真阳，察于先天，乃奉化生身之主，内则赖以腐化水谷，鼓运神机，外则用之温肤壮表，流通荣卫。耳目得之而能视听，手足得之而能持行，所以为人身之至宝也"。

因医术高明，汪莲石在上海名声日隆，其品德和学问令人尊敬，求学者接踵不断，丁甘仁、恽铁樵曾先后问学于汪氏，程门雪传其学。1925 年，汪莲石病逝于上海，时年 78 岁，其灵柩归葬于婺源晓起汪家祖山。

### 三、费绳甫

费氏医学起源要追溯到明朝正德年间，自费尚有弃官从医，开始了孟河费氏的医学事业，迄今已十四代，历 300 余年。上海费氏中医内科学派起源于江苏孟河费氏医学，自费绳甫迁居沪上起，基本在上海发展并产生影响。费绳甫（1851—1914），字承祖，乃费伯雄之长孙、御医马培之之外甥，费氏为世家第十二代传人。费绳甫秉承家学，幼承祖训，好学不懈，遍读医经典籍，且工画，喜花卉。其青年时即与祖父费伯雄、父亲费晼滋同时悬壶乡里，声誉日隆，被程门雪先生誉为"近代一大宗"。临证

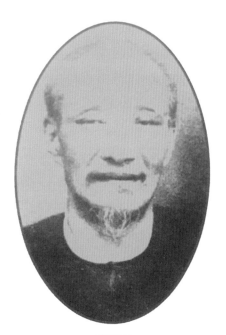

费绳甫

以善治危、大、奇、急诸证而名重一时，求诊者日以百计。因忙于业务，无暇著述，仅于诊余之暇，口授经验，由学生记述。所遗唯有抄本《临证便览》《妇科要略》《脉法原粹》诸书。

由于费伯雄之子晼滋对医学兴趣不大，长孙费绳甫继承家学，少侍祖父录方，及长则与其祖同室治病，深得费伯雄医术心法。伯雄择长孙绳甫继承衣钵，从而出现以费绳甫为主，其兄弟惠甫、哲甫为辅的局面。同治年间，曾国荃因疾请费伯雄医病，伯雄因左足偏废，故命其孙绳甫代行，很快药到病除。后费绳甫又治愈两江总督刘坤一母疾，医名大噪，远近求医、问学者

众。费绳甫治医"不失晋卿公医醇家学之意"，堪为费伯雄的衣钵传人，亦是费氏医学和孟河医派的中坚力量。

费氏擅治内科杂病，尤以虚劳、调理最具心得。费氏宗李东垣与朱丹溪两家，认为东垣补阳、丹溪补阴是治病两大法门，然东垣未尝偏废阴面，丹溪也多顾及阳分，故吸取两家之长，宗其法而不泥其方。例如对于虚劳的诊治，虽宗丹溪"阳常有余，阴常不足"之说，但苦寒之品则尽量避免，恐伤阳也。遇脾胃弱者，则着重脾胃而用培土生金之法，实宗东垣学说。但除宗气下陷者外，升提之品不可用，燥烈之品更当禁忌，恐伤阴也。两者兼筹并顾，有相得益彰之美。绳甫认为东垣虽重脾胃，但偏于阳。近代吴澄的补脾阴法，实补东垣之未备。丹溪之补阴，尤着重于肾阴，但弊在苦寒滋腻。费氏主张脾虚补脾、肾虚补肾，并宜兼事调和胃气，若胃气不和，则滋补肾阴，徒令凝滞，温补脾阳反动胃阴，以致饮食日减，则虚何由能复。所以不论何脏虚而关系于胃的，必从胃治。倘胃气有权，则五脏之虚皆可恢复。因此胃之关系于一身，实在是最重要的。其治疗原则是，胃阴虚者，当养胃阴，胃阴、胃气并虚者，当养胃阴而兼胃气；此法每多应手。他生平治虚证之心得在此。

费氏曾谓："诊断有四要，一曰明辨见证，二曰探讨病情，三曰省察气候，四曰考核体质，盖见证有表里、气血、虚实、寒热之分，病源有六淫、七情、痰、食、劳、逸之异，气候有南北、高卑、寒暑、燥湿之别，体质有阴阳、强弱、老少、勇怯之殊，情况各有不同。必须诊断确实，而后随机应变，则轻重缓急大小先后之法，因之而定。"在论治的原则方面，立论也很精辟，主要在于明辨补泻寒温。他认为，病有宜补而以泻为补之道，有宜泻而以补为泻之道。有宜寒剂者，以寒剂为类之引。病在上者治其下，病在下者治其上。病同而药异，病异而药同，其义至微，非心细如发者不能辨。至于用药之道，他主张贵于切合病机。轻病用轻药而轻不离题，重病用重药而重不偾事。

费氏晚年授业其子及其婿徐相仁，费绳甫有四子随父习医，长子费保雍悬壶苏州，二子费保初行医于孟河，三子费保纯、四子费保铨均在上海行医。1912 年，孟河耕心堂出版刊印了《费氏全集》，其中有《临证便览》《费绳甫医话医案》等医学内容，为后人留下了宝贵的临证经验。

## 四、丁甘仁

丁甘仁（1866—1926），名泽周，字甘仁，江苏武进孟河镇人。武进地区位于长江下游，古有"三吴重镇、八邑名都"之说，孟河古镇处武进之西北，居长江之滨，历史悠久，交通便利，人文繁荣，名医辈出。丁甘仁自幼聪慧过人，勤奋好学，少年已能下笔成章，常受老师夸奖。从小体弱多病的丁甘仁，对中医情有独钟，为此他放弃考取仕途的机会，拜师乡里名医马仲清学医。三年后丁甘仁又相继师从费伯雄的门人丁松溪

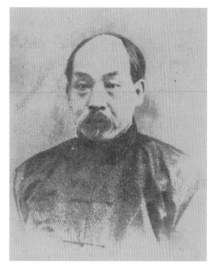

丁甘仁

及"江南第一圣手"马培之学医。丁甘仁学习刻苦，勤学深研不问寒暑，积累甚丰，对马氏内外两科之长（包括喉科）能兼收并蓄，尽得其真传。学成之后，行医于孟河及苏州。

20岁出头的丁甘仁初到苏州时，可谓门庭冷落。仗义疏财的他，喜欢结交中医朋友，逐渐在苏州中医圈内有了名气。一次，县官要丁甘仁给儿子看病，不想，他儿子服了丁甘仁开的药后，病情非但没能好转，反而更加严重，危在旦夕。县官大怒，要捉拿丁甘仁。幸好衙门里有人通风报信，丁甘仁获悉后连夜逃往了上海。在上海，丁甘仁得到同乡医家巢崇山的帮助，并受其推荐成为新安学派在沪名医汪莲石的门生，遂通内、外、妇、喉诸科，兼收并蓄，医术大进。

丁甘仁起初在上海仁济善堂执业，后又于白克路（现凤阳路）人和里内设诊所行医。当时，上海地区暴发"烂喉痧"疫情，此病传染性强，发病急，病情变化快，病势汹汹。所有医院诊所人满为患，且多数治疗效果不佳，但丁氏诊所却连创奇迹，使很多病人转危为安。消息传开，求诊者比肩接踵，一时间门庭若市，车水马龙。同辈上海名医夏应堂说："丁甘仁先生穷研至

理，内外兼善，悬壶海上，户限为穿。"亦可见其诊疗工作之盛况。他上午门诊，下午出诊，常到晚上九十点钟才能回家。但无论诊务多么劳累，到了晚上他仍秉烛夜读，著书立说，有《医经辑要》《药性辑要》《喉痧证治概要》《丁氏家传珍方》《丁甘仁医案》等著作刊行。

丁甘仁平素乐善好施，对病者不论贫富，一视同仁，尤其是劳苦大众前来求诊，常免收诊金，甚至赠送药物。他热心于公共福利事业，有时将自己所得诊金捐助学校、医院及慈善机构，如免费就医给药，以及施粥饭，施棉衣，办义学，兴养老院、育婴堂等。在乡里间，他也乐于为群众谋福利，平日捐款修桥铺路，从无吝色。丁先生被先后聘为广益善堂、仁济善堂、联义善会、位中堂、同仁辅元堂、至圣善院等慈善事业机构的名誉董事，赞助一切医务事宜。为此，孙中山先生就曾以大总统名义赠以"博施济众"金字匾额，悬于诊所大厅以资表彰。

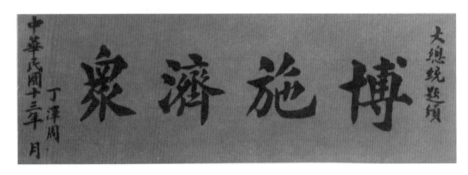

"博施济众"匾额

为共同团结协作，发展中医事业，丁甘仁先生与同仁们组织成立"江苏全省中医联合会"，被推选为副会长。后又发起成立"上海中医学会"，被推选为首任会长。他非常重视开展学会与联合会的活动，经常组织互相交流临床心得和经验，为了使更多中医从业者得到学习提高，还创办发行《国医杂志》等，从而加强了全国中医界的联系。

丁甘仁先生不仅是中医理论家、临床家，而且是近代中医教育的先驱者。1913年，丁先生会同夏应堂、谢观等在全国医药联会上提议筹款集资兴办中医学校，经反复与当局请愿，成功立案。1917年上海中医专门学校正式创办，成为我国第一家经由政府正式注册的中医学校。学校由丁甘仁担任总负责人，聘请谢观为校长。一大批医理精深、学问渊博、临床高超的中医名家负责管理和教学工作，并就课程体系、教材、教师及教学制度等方面的建设工作进行全面探索和实践。后又在沪南（石皮弄）、沪北（劳勃生路，现长寿路）设立两所广益中医院，南北两院均设有门诊及住院部，以备学生见习与实习之用。上海中医专门学校后易名为上海中医学院，连续办学30届，历时32年，未曾间断。1925年，丁甘仁又创办了"上海女子中医专门学校"，并担任校长，所聘教授均为当时医界名流、各科专家，如谢观、曹颖甫、汤潜、夏应堂、余听鸿等。两所学校的创办为我国近代中医教育做出了卓越贡献，学校硕果累累，桃李天下，如丁济万、程门雪、黄文东、秦伯未、章次公、严苍山、王一仁、许半龙、陈存仁、张伯臾、沈仲理、裘沛然、童少伯、

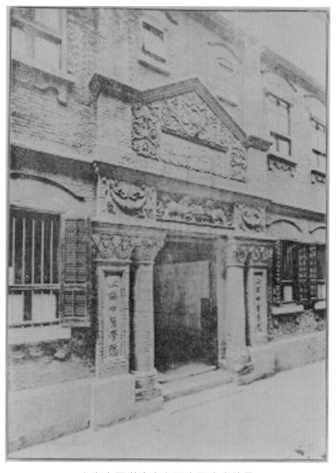

上海中医学院南市石皮弄院舍外景

徐嵩年、韩哲仙等。这些毕业生大都成为解放前后上海乃至全国中医界的骨干，如上海中医学院（现上海中医药大学）首任院长程门雪、次任院长黄文东皆为丁氏首届学生。

1926年夏，丁甘仁因诊务繁忙、劳累过度，突然高热不退，昏迷几天之后，病逝于白克路登贤里寓所，享年60岁。遵其遗愿，丁甘仁的灵柩被运回孟河，归葬于凤山新阡墓地。他的长子早故，长孙济万，次子仲英及孙济华、济民、济南，济万子景源，济华子景孝、女和君，济民子一谔皆继其志，承其业，各有建树。

## 五、曹颖甫

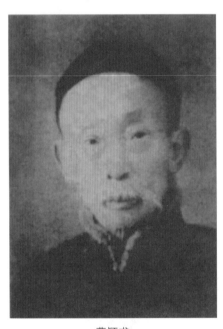

曹颖甫

曹颖甫（1866—1938），名家达，字颖甫，一字尹孚，号鹏南，晚署拙巢老人，江苏江阴人，近代经方大家。著作有《伤寒发微》《金匮发微》《经方实验录》《曹颖甫医案》。善书画，作诗绝有奇气，不为古人所囿，别树一帜，同学称其"诗文大家"，在医界有"诗、文、画三绝"之誉，最擅长画梅，尝以咏梅以寄志。

曹颖甫生于书香世家，其父习儒而"深通中医，家人患疾，从不延医，自家处方服药，无不霍然病瘥"，并认为"读书之暇，倘得略通医理，是亦济世之一术也！"曹颖甫在研习经学与医学途中，还受两人影响，一是嘉定房师秦芍舫，一是汉学大师、南菁书院的创建人黄以周，他们两人既精通汉学，又深明医理，可谓以儒通医。受此影响，曹颖甫幼年时就接触医书，常读张隐庵的《伤寒论集注》，13岁时对《伤寒论》阳明篇已有心得与感悟。此时的曹颖甫还想走仕途以求功名。然而，曹颖甫中举人后，征选知县不应，就绝意于仕途，于38岁时"慨然兴救世之志"，以医为业。

曹颖甫行医以经方为主，很大原因是受其亲身经历影响。16 岁时，曹父"病洞泄寒中，医者用芩、连十余剂，病益不支，汗凝若膏，肤冷若石，魂恍恍而欲飞，体摇摇而若坠，一夕数惊，去死者盖无几矣"。后请当地名医赵云泉看诊，投以大剂附子理中加吴萸、丁香之属，"甫进一剂，汗敛体温，泄止神定，累进之，病乃告痊。云泉言曰：'今年太岁在辰，为湿土司天，又当长夏之令，累日阴雨，天人交困，证多寒湿，时医不读《伤寒》太阴篇，何足与论活人方治哉！'予自闻此语，然后知仲景方治果足脱人于险也"。

通过赵云泉用伤寒方为其父治病，曹颖甫看到了仲景经方的神奇效果，平时看医书时，就留心仲景之书。25 岁时，曹氏赴试金陵，途中病倒，同行者略知方药，遂以藿香、佩兰之剂每日进服之，虽有汗出，却发热久久不除，抵达金陵之后，病情更为严重。后经其表伯陈葆厚先生用桂枝白虎汤一服而愈，这是曹颖甫亲身经历，从此对伤寒经方更加信服，"予至是，益信经方，然以家君子期望予撷取科名，未暇尽瘁研究"。在放弃科名之后，曹氏全身心投入到仲景学说的研究之中。

曹颖甫之伤寒"学宗张隐庵、黄元御，但他既不守隐庵维护旧论之说，亦不守元御犯于五运六气之论，惟于张氏之说药、黄氏之重阳，则每申其义而扩充之"。对张、黄二人的观点，曹颖甫都是选择性地继承与发扬，同时对陈修园、张锡纯的某些看法，曹氏也大表赞同。据统计，《伤寒金匮发微合刊》中论及的医家就有 30 余人，援用或者引述观点的历代医著有 20 余种。

曹颖甫虽以经方为主，但不局限于经方的运用，还有他个人心得验方和民间流传验方、时方。如《金匮发微·中风历节病脉证并治第五》中，就记载了曹颖甫用加味鸡鸣散、加味四物汤、王九峰的黄风汤治疗疾病的医案，说明曹氏治病虽力主经方，但不拘泥于经方，民间验方与时方均采用，一切以疗效至上。

辛亥革命时，国人开始剪辫子，曹颖甫不想去辫，就有乡人想强剪，曹颖甫无法，只能乘夜遁至沪上，并开始在上海挂牌行医。当时的上海名医云集，而他初来乍到，名不见经传，加之不擅宣传，因此医务较为清淡。应诊者大部分为劳动群众，他"以利济世人疾苦为事，亦不屑于诊金之多寡，以是贫病者咸感赖之"，遇到十分贫困的病人，不但免费，有时还施以药材。

考虑到病人的具体情况和药材的价格，曹颖甫所开处方用药精且少，体现了伤寒经方的特色，并且常常是一二剂，疗效即覆杯而愈。

也许有人要问，微薄的诊金收入，如何维持曹氏一家的生计？其实，曹颖甫除了医术高明外，还书画双绝，行医之余，也常卖诗赈画来增加收入，再加上教书的收入，基本能维持家用。著名的国画家、书法家吴昌硕就曾题写过"曹颖甫卖诗行医"的五言诗。

曹颖甫在上海医名渐盛，与上海医界相交渐深，丁甘仁十分欣赏曹颖甫的学识与医术，就邀请其在上海中医专门学校任教，主讲《伤寒论》《金匮要略》，与他同时间任教的还有丁福保、陆渊雷、祝味菊等近代中医大家。曹颖甫有个癖好，在讲课时常携带水烟筒和纸煤（点火用），边吸边讲。在

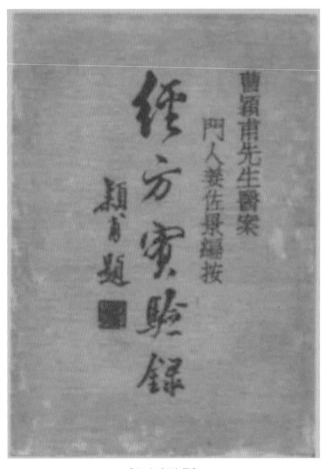

《经方实验录》

课堂上，他常常选择仲景学说中一些深奥微妙的问题启发学生，学生聆听后都心悦诚服，从而忽略了他课堂上的离奇行为。他时常告诫学生"仲师之法，今古咸宜"，"医虽小道，生死之所出入，苟不悉心研究，焉能生死人而肉白骨"。当时有些学生如秦伯未、丁济华、章次公、许半龙、王慎轩、严苍山、姜佐景、吴凝轩、史惠甫等还常去曹颖甫寓所聚会，师生对文学与医理上的相关问题进行讨论，使得大家的医学和文学素养得以提高。

曹颖甫晚年致力于著书，但他反对一味沿袭旧说，或一味猎奇空谈，在撰写《伤寒发微》《金匮发微》时，"注释经文，前后互参，仔细琢磨，若攻坚木，不断不释；如凿智井，不见水不止"。所载内容都是曹颖甫临床亲自验证，疗效确实，"论病不经实地试验，即言之成理，也终为诞妄"。诚如沈石顽之谓"一洗空泛之浮论，专务实学，考据精详"。所以《伤寒发微》《金匮发微》一上市，就被抢购一空，多次再版。后来，其弟子姜佐景又编写了《经方实验录》，王慎轩编辑了《曹颖甫先生医案》，均是研究曹颖甫医学经验的重要文献。除医学著作外，曹颖甫尚有《古乐府评注》《诸子精华录》《气听斋诗集》《梅花诗集》《古文》《骈文》《词集》《丁甘仁先生作古纪念录》各若干卷。

"八一三"事变后，日军占领上海，曹颖甫携带家眷返回江阴，但江阴也很快沦陷。一日，曹颖甫在书房中修改诗稿，忽听见后门有急促踢门声响。原来是一位妇女哭喊着逃进曹宅后门，穿过正厅，向前面楼屋里逃去，随后有四个日本兵冲进来。曹颖甫闻变，搁笔而起，手拄拐杖，走出书房。见状，曹颖甫顿时怒不可遏，挥动拐杖，厉声骂斥日本兵并拦阻追赶。此时，一个日本兵突见一个老叟当面拦骂，兽性发作，举枪便打，曹颖甫胸脯中枪，日本兵又挺起刺刀，向其腹部捅去，肚肠都溢于腹外！虽此，曹公大义凛然，忍痛拄杖拦截并痛斥日寇，两天后因伤重气绝身亡。

对于曹颖甫殉难还有一说：日寇占领江阴之后，欲借曹颖甫的声望，威胁其担任维持会长，而被曹严词拒绝，恼羞成怒的日寇遂将曹颖甫害死。不论哪种说法，曹颖甫浩然之正气塞于天地间，风骨铮铮，"抗战中，吾医家之死国难者，先生为第一人"，其史迹载入江阴忠义祠。

现在，江阴市司马街 25 号有一栋古色古香的仿明式建筑，黑漆的大门，高高的门槛，大门上方镌有"文昭世德"四字，就是曹颖甫故居，20世纪90年代对外开放，供人了解江阴中医史和纪念曹颖甫。

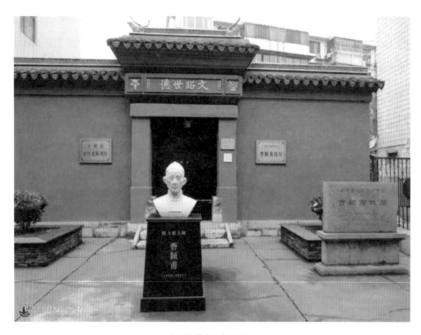

江阴曹颖甫故居

## 六、朱南山

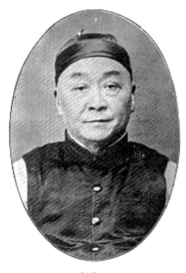

朱南山

朱南山（1872—1938），原名庆松、永康，字南山，以字行，江苏南通人。早年师从南通名医沈锡麟，以治时疫重症成名于乡里。1916年到上海行医，有"朱一帖"誉称。1930年发起组织上海市国医公会，宣传弘扬中医，培养中医人才。1932年初，主持由国医公会接管中国医学院，并捐八千银元，作为办学和建药圃费用。1936年，在长子朱鹤鸣、次子朱鹤皋辅助下，创办新中国医学院，任院长。其间，延聘中西名医，试行中西医结合教学，主持增设新中国医院和研究院，开创上海朱氏妇科。

朱南山出身贫寒，及壮嗜读医书，拜南通儒医沈锡麟为师，因诚笃勤学，同门十余人，独得老师别垂青眼，学成后先执业于乡。朱南山宗张子和学派，以善用伤寒大方挽救危疾，对时疫重症取效甚速。凡遇疑难杂病，必先详审因由，根究病源。因其辨证确切，用药富有魄力，往往一帖起效，时人皆称"朱一帖"。曾有一病人突发鼻洪，鼻中流血不止，服药打针均无效，就请朱南山治疗。当时病人流血甚多，势急不止，射如喷泉，面红气粗，头晕口渴，脉象弦数。家人述病人肝阳素旺，昨天与人剧烈争论以后，气愤难忍，一夜未睡，晨起鼻出鲜血，持续不断，用棉花塞阻，则倒流入喉中。朱南山分析此症应为肝火沿督脉上逆，症情急切，没有时间煎药，就让病家急购紫雪丹五分，以冷开水灌入口中，并嘱用热水袋暖其脚底，复用重被覆盖两膝以保温，引上逆之血导向下行，再用冰块置其后项风府穴处。用上法历十余分钟，鼻衄即止。

1916年，朱南山初到上海开诊，问津者寥寥，自叹人地生疏，生活不易，于是打算回乡。正巧碰到一位梳头娘姨（专门为妇人如姨太太、妓女等上门梳头者），其儿子患臌胀，病情危重，遍求名医治疗无效。朱南山处方重用大黄2两，浮萍6钱。病人服后大泄大汗，身体轻爽，由此竟获痊愈。病愈后，这位梳头娘姨感激涕零，到处宣传朱南山的医术，朱氏声名鹊起，病人如滚雪球般多了起来，而且多为女性，渐渐成就了朱氏在上海妇科界的地位。

后来，朱南山在开封路设立诊所，门庭若市。他对贫困病人特别同情，非但不要诊费，还代付药钱。由于病家接踵而至，收入增多，遂于1933年在北京西路长沙路口自建一楼，楼上作住宅，楼下开诊所，题名"南山小筑"，其子小南与鹤皋侍诊，父子三人每日门诊号额常有二三百号。

朱南山晚年以擅治妇科而著称，提出"治妇科者，大纲有四，一调气血，二疏肝气，三健脾气，四补肾气"，"妇人病治，在于首重藏气，病患虽多，不外气机失调也"。自拟《妇科十问口诀》，以治妇科杂症及不孕症著称："一问年月二问经，及笄详察婚与亲；三审寒热汗与便，四探胸腹要分明；头痛腰酸多带下，味嗅辨色更须清；五重孕育胎产门，崩漏注意肿瘤症；

六淫七情括三因，八纲九候祖先问；本病杂症弄清楚，十全诊治方得准。"
朱氏常教诲入门弟子，诊病要严格谨慎，切诊之时应重视胸腹部的触按。当
时女性诊病颇受封建礼教的束缚，朱氏毅然突破旧礼教约束，不管旁人责难。
现在朱氏妇科已成海派中医的代表之一，桃李满园。

朱南山平时诊务繁忙，无暇著述，其医学精华辑录于《近代中医流派经
验选集》中。为了继承发扬祖国医学，培育中医人才，朱南山组织上海国医
公会、联络中医界同道在 1932 年举办中国医学院，朱鹤皋承担主要院务。当
时医学院的经费短缺，难于发展，朱南山带头捐款 8000 银元，医学院的地址
在老靶子路，后迁至重庆路，开始学员有十几人，后来增加到 400 多人。

朱南山受上海西风东渐的影响，既精研传统中医，又不排斥现代医学；
不仅注重临床实践经验，还善于理论研究，1936 年又创办了一所私立中医医
院——新中国医学院，教学内容"衷中参西"，学员遍及新加坡、马来西亚、
缅甸等地。两年后又创办新中国医院，聘请许多中西医结合会诊，得到社会
好评。

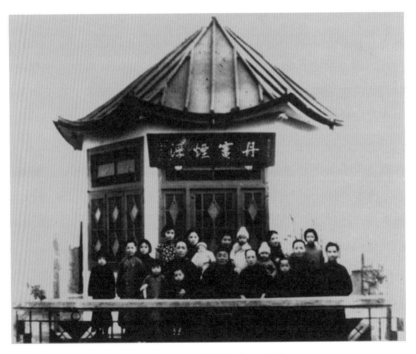

朱南山在南山小筑与家人合影

## 七、恽铁樵

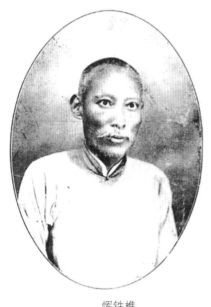

恽铁樵

恽铁樵（1878—1935），名树珏，别号冷风、焦木、黄山，江苏武进孟河人。曾主编《小说月报》，以翻译西洋小说而风靡一时。受孟河乡风影响，加之三个儿子先后因病夭折，遂发愤研究医学，尤致力于《伤寒论》，就学于汪莲石。恽铁樵中年后正式挂牌行医，尤其擅长儿科，创办过"铁樵函授中医学校""铁樵函授医学事务所"，学贯中西，所著《群经见智录》轰动医界。

恽铁樵祖籍江苏，生于浙江台州，其父恽磨照在台州做官。5岁时，其父卒于任上，11岁母又病逝，恽氏族人就将他们兄弟带回祖籍江苏孟河。恽铁樵13岁时就读于族中私塾，遍读儒家经典，20岁时给人做家庭教师，年俸仅20元。26岁考入南洋公学，毕业后任教于长沙某校。宣统三年（1911）赴上海，任商务印书馆编译，翻译三部西洋小说《豆蔻葩》《黑衣娘》《波痕荑因》，声名大噪。他的译文恪守严复"信、达、雅"的原则，人称与近代文学家林纾所译有异曲同工之妙。恽铁樵主张"小说固非小道"，"当使有永久生存性"，被人誉为"小说中的马丁·路德"。

恽铁樵的家乡素以"孟河医学"闻名于世，一般士子除攻读儒学外，都兼习医学，恽铁樵也因这种乡风，成年前就接触了医学。到上海后，与同乡丁甘仁交往甚密，经常私下交流医学。恽铁樵的三个儿子，都因患病医治无效而夭折，丧儿之痛，锥心刺骨，使他下苦功攻读《伤寒论》数年，并投伤寒名家汪莲石门下学习。此时，恽铁樵还不是以医为业，只是爱好。

后来，他的四子又患上伤寒病，发热无汗而喘，虽遍请名医，所书方药仍与二子、三子得病方药相同。此情此景使恽铁樵急得"终夜不寝，绕室踌躇"，思索到天亮，遂拿定主意用《伤寒论》中的麻黄汤：麻黄七分（2.1

克)，桂枝七分（2.1克），苦杏仁三钱（9克），炙甘草五分（1.5克）。服药后效果明显，咳喘稍平，肌肤干燥减轻而润泽，竟然出汗后咳喘平复，病儿获愈。此消息一出，恽铁樵在朋友圈中的声望更著。

还有一次，恽铁樵印书馆同事的小孩患伤寒垂危，恽铁樵用四逆汤一剂转危为安。病家感激万分，遂于1920年12月9日、11日在《申报》上刊登鸣谢广告，用黑体大字标题"小儿有病莫心焦，有病当请恽铁樵"。广告刊出后，恽铁樵在沪上声名大振。经过此事，恽铁樵辞去了商务印书馆的工作，挂牌行医，从此以医为业。

有一次，丁甘仁的门生王某患伤寒，恽铁樵随丁甘仁去探望。进门后，就看见家里人已经准备后事了，丁视之叹惜不已。恽铁樵曰："是可活也！"就开了药，病人服药后竟然痊愈了。丁甘仁赞道："君十年后必享大名。"后

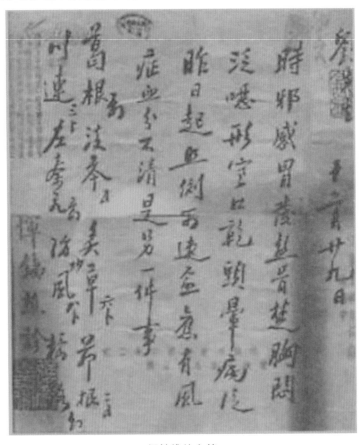

恽铁樵处方笺

果如其言。虽然恽铁樵是 42 岁以后进入医界，但却是近代医学史上卓有成就的医学家，章巨膺评价其为"一介寒儒，卒成医林一代宗匠"。

恽铁樵白天为人看病，夜晚著书讲学。他借鉴前人的办学经验，仿效西方的函授形式，于 1925 年与国学大师章太炎先生及其弟子张破浪共同组织"中国通函教授学社"，即后来的"铁樵函授中医学校"，地址设在上海英租界西藏路大顺里 509 号。正如恽铁樵所说："我所办函授医学则利在乡村，今之富贵人信任西医者多，西医亦能为富贵人尽力，而乡村则苦于无良医，吾侪认定目标，从乡村发展，不患无出路。"函授学校于 1925 年 5 月 1 日正式登报招生。在招生广告中，恽铁樵介绍其宗旨："志在使中国医学日有进步，国粹学术不致凌替，并使铁樵苦心研求所得，普及全国，广传世人，以造就中医专门人才为宗旨。"1933 年复办"铁樵函授医学事务所"，先后两次通函授业者千余人。

恽铁樵成年前受中国传统文化熏陶，及长又在南洋公学学习英文和西方学说，所以在思想上是主张中西汇通，各取所长的。余云岫曾作《素灵商

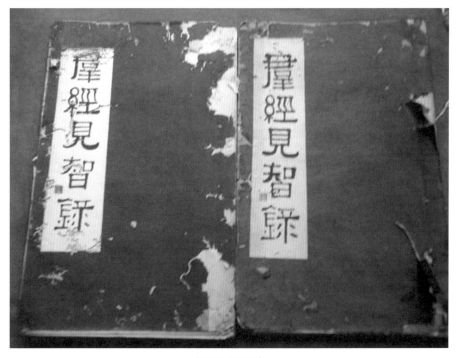

《群经见智录》

兑》，以西医诋毁中医，恽氏就撰写了《群经见智录》，据理驳斥，尝谓"天下同归而殊途，一智而百虑。西洋科学以日新为贵，未必为一定法；中国旧说本经验而立，未必无可通之道"。《群经见智录》一出，医界震动，纷纷来电来函支持恽铁樵。恽铁樵的主张认为西医的生理是解剖学，中医的生理是气化理论，所以中医的五脏不是解剖学意义的五脏，而是气化的五脏；中医所说的"心病"，不等于西医的"心病"。不过，中西医都能治疗危难重症，是殊途同归。他认为，"居今日而言医学改革，苟非与西洋医学相周旋，更无第二途径"。这种相周旋，只是取西医之学理，补中医之不足，不是"舍己从人"，同化于西医，换句话讲，"可以借助他山，不能援儒入墨"。

恽铁樵"以医学之进步引为己任"，一生著述很多，结合中西医理论陆续编撰了《伤寒论研究》《脉学发微》《保赤新书》《温病明理》《生理新语》《十二经穴病候撮要》《金匮翼方选按》《伤寒理论辑义按》《药物学讲义》《医学入门》《病理概论》《热病学》《霍乱新论》《梅疮见垣录》等。

民国二十三年（1934），恽铁樵病甚，不能行走，这时正在撰写《霍乱新论》《梅疮见垣录》，因不能写字，只能口授由女儿慧庄代笔。民国二十四年（1935）夏七月，不堪溽暑发热三日，劫津神溃，于七月二十六日戌时卒。

## 八、佟忠义

佟忠义（1878—1963），字良臣，满族，武术名家。出身河北沧州武术

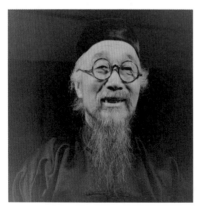

佟忠义

世家，始祖燕青觉罗·佟国荣定居沧州，开设武馆授徒，兼理正骨伤科和针灸推拿科，武术及医术皆名闻遐迩，传至佟忠义已有300余年历史。佟氏自幼读书，6岁习武，13岁随父学习正骨及针灸推拿，15岁随父兼理医务。1900年，佟氏在东北怀仁县任正骨伤科医官，1909年在北京南苑禁卫军任正骨伤科医官和武术摔跤教官，1915年在沧州县行医，并主持忠义武术馆。

1920 年迁至上海，先后在中华新路、石门一路开设诊所，主要诊疗正骨伤科及针灸推拿科，并组织忠义拳术研究社。1956 年任上海市公费医疗第五门诊部伤科医师，上海市伤科研究所伤科顾问。曾任第六、七届全国体育运动大会上海市武术指导，著有《武术之道》《中国摔角法》等书。

佟氏青年时期，即阅读了《内经》《本草纲目》和针灸等家传医籍，同时学习伤科整骨手法，对伤骨科病症以正骨手法为主，祖传秘方为辅，并采用推拿、针灸、外敷法综合治疗，对于跌打损伤、骨质增生、腰腿痛、肩周炎等均有较好的治疗效果。佟氏根据中医理论和临床经验，提出以"手法为主，药物为辅"的伤科治疗原则，采用"小夹板固定法"和"十字法"治疗单纯性、开放性脱位、骨折，具有疗程短、疗效高、痛苦少、费用省等优点。在临床治疗上，对外伤骨折初期，佟氏首先运用手法复位，以小夹板固定。对局部青紫肿胀疼痛，外敷接骨丹，内服九厘英雄散，可活血祛瘀，续骨止痛。骨折后期局部微疼微肿，关节活动欠利，佟氏主张外用熏洗方舒筋活血止痛，并结合针刺，随症取穴，采用快刺不留针的方法，新伤采用泻法，陈旧性损伤采用补法。亦可内服加味八珍汤以益气活血，补肝肾，强筋骨。若用成药，可酌服十全大补丸、健步虎潜丸、补中益气丸调治。

除医术高超外，佟氏还身怀绝技，武艺高超。宣统二年（1910）佟氏被任命为禁卫军武术管带。辛亥革命后，任军界武术摔跤教官和骨伤科医生。1922 年，在沪设立忠义国术社，其间曾蒙眼摔倒上海有名的青年大力士查瑞龙，名震沪上。后去保定陆军军官学校任武术摔跤总教官。1925 年，再度来沪，在昆山公园举行的公开比赛中，以摔跤绝技战胜日本旅沪柔道高手，名扬上海，后开设"忠义拳术社""中国摔跤社"等。1949 年后，曾任上海市第一和第二次国术考试、历届市运动会、多届全国运动会和各种国术表演会裁判与选拔委员，及上海市国术馆董事，暨南大学、东亚体专、江西体专及《申报》馆国术教授，精武体育会摔跤教师等。

佟忠义非常爱国。日军侵占上海后，得知佟忠义擅长武术，日本海军司令部派人前往其住处，要佟忠义向日军官兵传授砍刀武术，佟用中药"栀子"敷在腿上，吊出乌青伤痕，并贴上膏药，借此拒绝日军，保持民族气节。日军偷袭珍珠港后，日驻沪领事馆深知佟忠义是名扬武林的高手，在社会上很有影响，故派遣日军司令部两名武官，持请柬到佟氏伤科门诊处，邀其参加庆祝大会，以达到收买民心的目的。对此，佟忠义声言已入道门，除了治病，一概谢绝，并蓄胡须，盘发髻，彰显民族气节。同时，佟忠义与浦东游击队和青浦、常熟等地新四军支队等抗日军民多有联系，经常秘密为抗日战士治病，并赠送医治刀伤的药品。1949年以后，佟氏在上海从事伤科诊疗、武术研究和授徒教学工作。

## 九、王仲奇

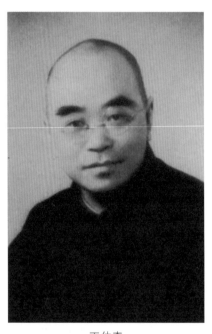

王仲奇

王仲奇（1881—1945），原名金杰，以字行，晚号懒翁，安徽歙县人，出身于中医世家。他的曾祖学健公即以医为业，《歙县志》载："名著江浙赣皖间。"他的父亲养涵公，医名更盛，《歙县志》载，"幼承家学，专精医术，远近求医者咸归之，称新安王氏医学"。王仲奇先生15岁时即从父学医，22岁时因父亲去世便正式悬壶乡里，以擅治外感病证和蛊胀等闻名于乡里，后名远传沪杭、武汉等大城市，以致"到门就诊，昼则纷扰不堪；奔命专证，夜则驰驱不已"。1923年春，王仲奇举家迁往杭州，秋迁往上海，后广交医学学术界知名人士，而学益富，医名卓著。先后行医凡40余年，与丁甘仁并称"丁王"。王仲奇精湛的医术名誉国内外，令上海中医界刮目相看，其名载入《海上名人传》，成为当时中国名医之一，被尊为近代新安医家的杰出代表。1930年被聘为中央国医馆常务理事，30年代中期，任上海徽宁中医院院长。王仲奇医案曾部分选刊于《中医杂志》《近代中医流派经验选集》，后归入《王仲奇医案》一书。

王仲奇对中医内科和外科别具心得，善治温热病和内伤杂病。在中医内科和妇科方面有着丰富的临床经验。王仲奇认为，治病之道，在于"阴阳五行，参伍错综，迭相为用。气有偏胜，故理有扶抑。问其轻重疾徐，酌其盈，济其虚，补其偏，救其弊，审察于毫厘之际，批导于却窥之中"。即治病之道，要在"明阴洞阳"，而用药以"酌盈济虚，补偏救弊"为根本；又采徐泗溪"药性专长"之说，辨证立方，多收良效。临床首重望诊，在诊断时，更治重经络，追本溯源，认为脏腑之表里，气血之周流，无不由经络相沟通。然脏腑之盛衰，气血之逆顺，亦无不与经络相关联，故治病辨证，处处以经络为依据，阐发脏腑气血的病变机制。王仲奇将脏腑的经络学说与疾病的病理变化进行紧密联系，若脏腑有了病变，体表便会有相应的表现。

王仲奇更重视经络辨证，辨治中风、黄疸、蓄血、瘕癖、胀满等，从辨证经络出发，无不得心应手。明代张居正在《请裁定宗藩事例疏》中谓："上不亏展亲睦族之仁，下不失酌盈剂虚之术。"即取长补短、酌盈注虚意耳。治案每有经方、时方并用。此外他还擅用单方，于某方中加一二味单方，每获奇效。王仲奇的处方立案字斟句酌，一丝不苟。王仲奇医名盛誉，前来求诊者甚多，连英、美、法等国的使领馆官员也来求治。王仲奇待人和蔼，有病家赞曰："入门先减三分病，接座平添一段春。"

王仲奇在临床实践中，认为四诊中的望诊不可缺少，判断是非，诊断正确，是为首要。在临床实践中，注重病人的精神因素，乐于为病人解释疑惑，认为"郁"可使人治病，"病"又可作用于"郁"，不仅治病救人，还重视病人的病后调养。王仲奇在诊治脑病时，以五脏六腑辨证为关键，重视脑病与脑证的辨识，把握证与症之间的关系，便于抓住主症以论病，在治脑用药方面，均要结合相关的脏腑，配伍用药。

王仲奇治医治学，遵循早用功、广涉猎、勤实践，曾以《医宗金鉴》一书为治医者根应之学，平日辨证立方，论理引经据典，遣药则经方时方并用。王仲奇学习现代医学，主张中西医互相学习，得到著名西医丁福保、顾毓琦、沈克非等人推崇。

王仲奇曾希望自己在50岁以后能坐下来总结一下经验，选编一部反映自身诊疗特色的个人医案，但是一直因诊务繁忙没有得到闲暇，未留下专著。其后人整理出版的《王仲奇医案》收载709则医案，分为40门。其中部分是王仲奇平日的亲自笔录，大部分则为当年临诊时学者随抄病案。清代的周徵之曾以"宋后医书，惟案好看，不似注释后医书之案凿也"来评价一位医家的学术。该部医案一定程度上体现出王仲奇先生一生之学，以及临床法活机圆、配伍精契的诊疗特色。

王仲奇晚年疏放，自号懒翁，处方上常盖上此章。王仲奇工于书法，近代书画大家黄宾虹先生盛赞王仲奇的书法："仲奇的处方笺，笔精墨良书法好，本身还是一件艺术品。"王仲奇先生当年的处方手迹等已作为珍贵的藏品被各大博物馆及个人收藏。

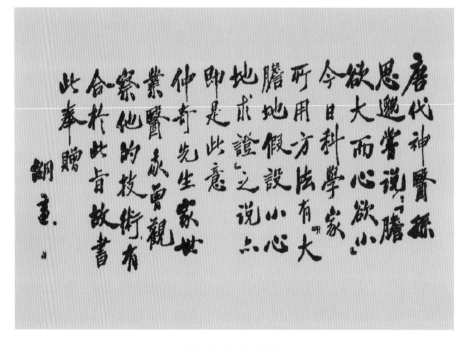

胡适对王仲奇的评价

## 十、王子平

王子平（1881—1973），河北沧州人，我国近现代著名的武术家和杰出的中医骨伤科专家。王子平出身于沧州的武术世家，沧州尚武之风甚盛，自幼便受祖辈的熏陶和邻里习武众人的影响，喜爱钻研习武之道，在沧州时曾拜师沙宝兴、马云龙，习得滑拳，后又师从查拳大师杨鸿修学习查拳、子午剑，精通各式拳法和摔跤，可熟练运用十几种武术器械，臂力过人，有着"神力千斤王"的称号。他曾用精湛的中华武术先后打败了有"世界第一大力士"之称的康泰尔，及美国的阿拉曼、日本武士佐藤、德国力士柯芝麦等，名扬四海，为国家和民族争光，著名画家齐白石曾赠其"南山搏猛虎，深潭驱长蛟"字幅。

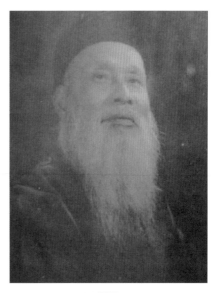

王子平

王子平不但精于武术，还对中医有着深入的研究，在习武过程中，容易出现骨折与软组织损伤的情况，因此懂得伤科医术对一个习武之人来说是一门不可或缺的技术。王子平熟读相关古医书，如《仙授理伤续断秘方》《正骨心法要旨》等，将武术伤科技艺与中医正骨相结合，熔擒拿、点穴及正骨理筋于一炉，提倡手法与练功的有机结合和融会贯通，在练功强身与治病疗疾方面提炼出一套独具一格的方法，在中医伤科治疗方面独树一帜。1949年后，王子平定居上海，除习武外，亦开始行医，曾在黄陂路（位于今上海黄浦区）开设伤科诊所。王子平通过长期医疗实践，积累了丰富的诊疗经验，其治疗伤科疾病，内外两法缺一不可，在治疗局部损伤，如骨折、筋伤、脱位等病症时，除了重视推拿手法以及正骨技术的运用外，亦强调药物治疗在活血与理气方面的作用，采用外治局部、内调全身的方法，从而收到良好的疗效。

王子平继承与吸收了我国古代五禽戏、易筋经、八段锦、太极拳、气功疗法与少林内功等导引术的精华，根据其数十年的实践经验，于1958年编制出一套适合于中老年人锻炼的保健功法，名为《却病延年二十势》。这套功法既能治疗颈、肩、脚等外科、骨伤科的疾病，也能辅助治疗高血压、冠心病、胃病、慢性支气管炎之类的内科病。此外，王子平将其多年的练功绝学整理为二十法，编撰了《拳术二十法》一书，这套拳术是初学拳术的基础方法。王氏认为中国武术的种类虽众，但基本方法大同小异，能够把基本法练

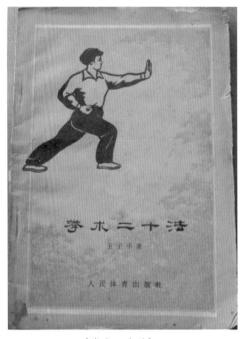

《拳术二十法》

好就很容易触类旁通，对于学习各种拳术都易于领会。《却病延年二十势》《拳术二十法》两书均受到医学界和体育界的重视，还被译成日文、英文版本，在国内外广泛流传，影响颇深。

在培养后学方面，王子平以弘扬中华武术为己任，将自己毕生技艺毫无保留地传授给后人，桃李满天下，在武术与伤科界为国家培养了不少栋梁之才。王子平毕生献身于医学和武学事业，不仅在我国武术史上留下光辉的一页，亦为我国中医骨伤科医学做出了重要贡献。

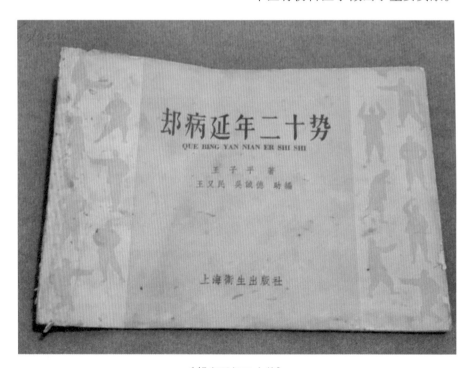

《却病延年二十势》

## 十一、祝味菊

祝味菊（1884—1951），名积德，字味菊，晚年以"菊残犹有傲霜枝"之意，自号"傲霜轩主"，祖籍浙江山阴。先祖业医，其祖父紫园公入仕，奉调进川，遂全家迁居四川成都。祝味菊出生于四川成都，其父亲祝子吉因公去世后，随姑母生活，在姑丈严雁峰帮助下学习中医，并襄理盐务。祝味菊的姑丈严雁峰，是清末川陕知名学者，看到祝味菊聪颖好学，就延请成都名医刘雨笙和某太史公为其讲授医经。

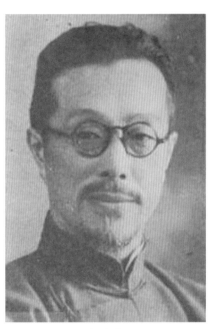

1908年，四川陆军军医学堂招收军医生，得严雁峰极力推荐，祝味菊在军医学校学习，两年后东渡日本进修，翌年回国，任成都市政公所卫生科长、四川省立医院医务主任等职。1918年后在成都小福延营巷悬壶济世。

四川地处中国西南，人以附子为常用食品。据川籍名医何绍奇回忆，每到冬至，四川江邮家家户户都用附子炖狗肉。而祝味菊生长于四川，受四川医学影响，尤其是以郑钦安为代表的火神派，形成了擅用附子的风格。

祝味菊

祝味菊治学，极其推崇张仲景和张景岳，提出以八纲论杂病，以五段论伤寒的辨证方法。祝味菊认为一切外感疾病过程中，正气抗邪的趋势根据"抗力"的盛衰，不外分为五个阶段，六经证候也不出"五段"范围。临证重视温热扶阳法，"气足则抗能旺盛，阳和则抗力滋生"，临证多用附子、干姜、麻黄、桂枝等一类药物。在20世纪30年代初，上海儿科名医徐小圃之子患染伤寒重症，几致不救，祝氏力主重用附子为主的温热峻剂挽危而愈，由此上海人称"祝附子"。

1924年，祝味菊不愿在军阀手下做事，乃放弃官职，以避乱为名来到上海。当时的上海各方贤士汇聚，名医众多，学术争鸣，蔚为大观。祝味菊到上海以后，并未立即悬壶开业，而是隐迹考察了一年，或徘徊于名医诊室，或流连于药铺店柜。为了弄清江南一带疾病发生和用药规律，他曾虚心学习，侍诊于朱少坡诊所三月余，学习和研究江南温热气候环境下的疾病诊治规律。

当时上海医界，"近来风气，畏温热而喜寒凉，每见元虚、湿温、风湿等症，舌白渴不欲饮者，亦有用犀角、地黄、竹叶、石膏辈，病本在气分，或反引入血分，或胃败不纳，呃逆泄泻，轻病重，重病死，深为扼腕"。在此情况下，祝味菊用附子等辛热药物治疗疾病遭到了许多非议，但是绝佳的治疗效果和屡起沉疴、力挽狂澜的实际案例，都力证祝味菊辨证用药的准确性。同时，他与徐小圃、徐相任、朱少坡、陆渊雷、章次公等相往来畅谈，逐渐影响他们对附子等温热药的认识，从此在上海形成了颇具影响力的"祝氏流派"。

因为祝味菊有西医的背景，所以在当时的西医界亦有一定声誉，经常参与会诊。有位伊朗人杜达，身体魁梧，但素有哮喘病。以往发病时由他的医药顾问治疗，一般经过西医注射、服药后即可缓解，但有一次因为气候突变，哮喘复发，连续咳嗽，气急痰喘，不能平卧，西医治疗毫无效果，他的医生梅卓生建议他找祝味菊试试。本来杜达是不愿意让中国医生看的，但经过梅卓生的力荐，他还是勉强答应。祝味菊应邀而至，为杜达按脉察舌后，诊断为肺有痰饮，肾阳不足，用张仲景小青龙汤法加人参、附子为方。杜达服药两帖后汗出，咳嗽大爽，气急渐平，随后即能平卧了。这次经历使杜达彻底改变了对中医的看法，逢人就向朋友介绍中医的神奇和祝味菊的医术。

祝味菊的医术得到外籍医生认可后，就有人提出在上海成立会诊诊所的意见，采用中西医联合诊断，西医理化检查结合中医传统方法诊断疾病，取中西医治疗方法之长。于是，中国医生祝味菊、美国医生梅卓生、德国医生兰纳一起，在上海沙逊大厦合组中西医会诊所，开中西医结合之先河。有一次，一位肝硬化腹水病人，突然昏厥不省人事，面赤，目上视，四肢强直，脉弦急。三位医生研究，用急则治标方法，祝味菊提出了具体治疗方案：一强心，二镇静解热，三祛痰。梅医生与兰纳博士均表同意。先由祝味菊拟处方：黄厚附片、上安桂、酸枣仁、朱茯神、羚羊尖、活磁石、川羌活、水炙南星、仙半夏、火麻仁以及冲服的竹沥、生姜汁各一汤匙，另配合补液。经过中西结合治疗，病人病情逐渐稳定，之后又经三医生会诊调理，症状明显好转而出院。

祝味菊为人正直豪爽，待人真情，博学多识，口才善辩。他唇上留一撮短短的八字胡须，西装革履，走路腰板挺直，外出则携手杖，俨然一派绅士风度。据当年的老人回忆，祝味菊言谈时一口四川风味的普通话，词锋犀利，雄辩无碍，时而面容整肃，时而狂声大笑。当年于右任曾为祝味菊诊所题写匾额，著名书画家符铁年也曾赠巨幅松柏山水画。

祝味菊对待平民百姓十分友善，诊所每日早晨6~8时是义务施诊时间，专门为贫穷市民免费诊疗。他还是一位爱国者和革命的同路人，他很好客，对待爱国青年，视如家人，为这些革命者提供活动场所和物资。在上海解放前夕，1949年5月18日，国民党特务到祝味菊诊所搜捕进步人士胡兰畦，在没有得逞的情况下，将65岁的祝味菊抓走，关进监狱，4天后，由某病家出面作保，才被放了出来。

上海解放后，祝味菊因声音嘶哑、喉咙疼痛，去医院检查，发现患了喉癌。病势发展很快，手术、放疗均未能控制病情，1951年7月30日病逝于上海镭锭医院，享年67岁。祝味菊门徒众多，有陈苏生、王兆基、徐伯远、徐仲才、胡觉人等，著有《病理发挥》《诊断提纲》《伤寒新义》《伤寒方解》《伤寒质难》等。2008年，邢斌、黄力等将祝味菊5部医著及部分医学论文整理评按，出版了《祝味菊医学五书评按》一书。

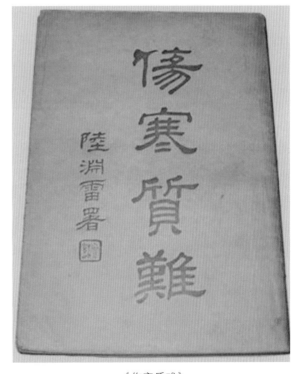

《伤寒质难》

## 十二、郭柏良

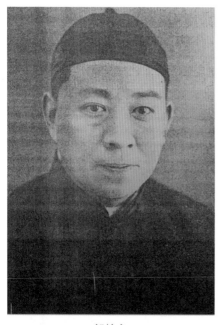

郭柏良

郭柏良（1884—1967），别名郭纶，号闲云居士，江苏江阴人。郭柏良自幼好学，1897 年至 1907 年间，先后师从苏州名医盛亮臣和无锡名医叶杏村。1913 年开始在沪上行医，其诊所在天潼路挂牌开业。是年正值时疫流行，因其临床处方治愈时疫者多人，后病人接踵而至，遂蜚声沪上。

郭柏良自 1923 年起担任上海粤商医院医务部主任，每日清晨 7～9 时义务应诊十余年，风雨无阻，深得旅沪广东籍病人信任。1929 年 3 月 17 日，郭柏良参与了中医界抗争救亡运动，并担任全国医药团代表大会干事，反对当时的"废止旧医"法案。1932 年起任上海市国医公会常务理事，还曾集资筹建江阴同乡会新址。

1936 年，当时中国医界鉴于后继乏人，由国医公会推举郭柏良自筹基金在上海境内天通庵路建中国医学院校舍，并由郭柏良担任中国医学院院长。最多时学院可容纳学生 400～500 人，居当时上海各中医学校之首。郭氏还特别设立施诊给药部，施济贫病，赢得交口称赞。"八一三"淞沪抗战，校舍被毁，学生停课。为了不使学生学业中断，郭柏良先后在贝勒路（今黄陂路）、重庆北路等地租借房屋，恢复办学。任职期间正值日寇侵华，学习条件十分艰苦，郭柏良不避艰险，满腔热血培育中医药接班人，安排学生半天上课，半天参加医疗救护的工作。在国难当头，学校条件又十分艰苦的情况下，1937 年有 30 名学生通过了考试，他们是 1934 年首次春季招生入学的第九届毕业生。

郭柏良担任中国医学院院长直至 1940 年，在他任职期间，培养出很多中医名家，如景芸芳、陆芷青、何志雄、梁乃津、董漱六、程士德等。亲授弟子亦有安徽屯溪程道南，上海刘义方、王惠仁，江苏镇江赵心棣，广州伍颂文，香港萧琼秀，等等。其子郭少柏亦传其业。1956 年郭柏良被聘为上海中医文献研究馆馆员，积极参与中医文献的挖掘和整理工作，并将收藏的 170 余册中医书籍捐赠给上海中医文献研究馆，供馆员研究使用。

郭柏良擅长内科，对类中风、眩晕、哮喘、胕肿、黄疸等疾病治疗具有丰富临床经验，1956—1966 年间，先后发表《哮喘除根新说》等医案、医话共计 26 篇，此外还编写了《三一七复兴医方》《儿科浅说》《消渴专辑》等著作，其中《三一七复兴医方》是在中华人民共和国成立初期编撰的一本方剂学手稿，以清代汪昂《汤头歌诀》为蓝本，补录辑入历代医家名方，按照

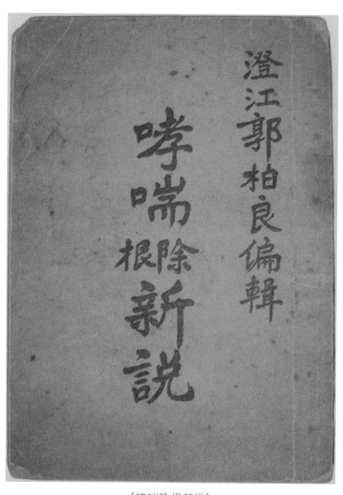

《哮喘除根新说》

方名、出处、病机或病证名、古音韵、歌诀、主治病症、方药、按语等八个部分加以论述，并结合清代汤文璐《诗韵合璧》编写七言方歌，进一步挖掘古方应用价值，全稿达到"医文俱佳"。郭氏临证深受江阴"龙砂医学"流派特色影响，用药善用膏剂，重视运气理论对寒湿病症的证治阐发，临床善用通阳、扶阳、温阳等治法。

## 十三、姚和清

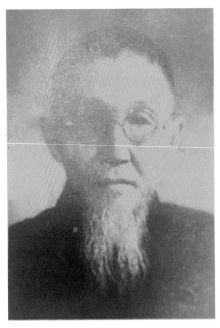

姚和清

姚和清（1889—1972），字仁航，号承志，浙江宁波人，著名眼科专家。姚氏幼年家贫，13岁时其父因病过世，后与母亲相依为命，21岁时母亲患重病，多方求医无效辞世，姚氏痛哭之余，立志学医。奔波生计之暇，随其舅父邹氏学习眼科，同时购买中医书籍，每晚诵读，刻苦钻研，数易寒暑，对眼科知识颇有所得。1913年，在家乡宁波曾用滚障眼药治愈了一位失明20余年的病人，医名鹊起，求治者甚众，遂专职业医，1935年悬壶上海。姚氏乐善好施，对贫病免费义诊，甚至资助给药。曾在宁波乡间筹办了一所公益小学，聘请老师执教，亦出资为乡间建修祠堂、修桥、铺路、植树造林等。

姚和清于1956年受聘于北京中国中医研究院，1958年重返上海，就任上海市第六人民医院中医眼科主任，兼任华东医院、铁路中心医院眼科顾问。曾被评为医卫一级专家及上海市第二、三届政协委员。子女门人承其业，皆为沪上眼科名医，其学术经验亦由后人整理成《眼科证治经验》《眼科名家姚和清学术经验集》等著作加以出版。

姚氏临证治病一丝不苟，对疑难危疾刻苦钻研，因早年感单用眼科药方无法解决眼科重症，乃着眼于内科之法，于诊余攻读医经，博览众书，对

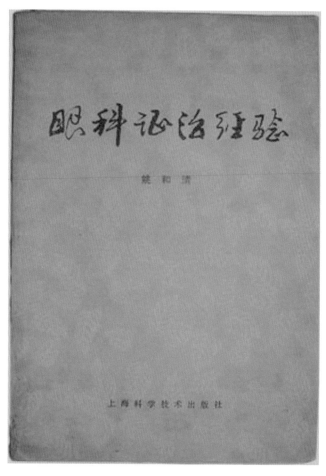

《眼科证治经验》

《伤寒论》《金匮要略》尤为深究，对仲景方特别推崇，认为仲景书虽治伤寒杂病，但其立法处方可为后学准绳，"伤寒温病虽与眼科无及，但眼具阴阳水火，而伤寒温病之发生，亦系阴阳水火偏胜，所异者，所犯病变部位不同，出现症状不同而已，异病同治，故也可借用其方以治眼病"。所用方药多宗内科，善用成方、单方、验方等，以为成方为古人通过实践所获得之经验，如能善于运用，斟酌加减，可事半功倍。对各派学术，也尽求博采，撷取精华，用于眼科，每获奇效。尝谓："眼病系整体疾病，治病必求其本，必须辨证正确，病因分明。如果原因相同，则内科方可治眼病，眼科方亦可治内科病。"

姚氏认为眼科病证与人体内在脏腑息息相关，变化密不可分，阴阳失调，脏腑偏胜，旁及自然界的变化、人事的变迁、外来影响等，均为眼病之因。其中尤为重视肝肾对眼目的生理病理影响。其言："肝肾之相互关系，主要表现在母子相生，而目为肝之外候，肝取木，肾取水，水能生木属肝，母子相合，则肝肾之气充沛，目受其荫，故而放明。如果母子不合，则无论是子盗母气，或者母令子虚，皆能使肝肾之气不足，不足则精气无法上荣，目失所养，眼病随之而起。"姚氏强调医者必须行方智圆，胆大心细，眼科临证更需要随机应变，辨证论治。眼病病因非常复杂，症状的出现和变化，可随各个阶段有所不同，特别当情志波动、饮食失节、起居违和、天时变化、妇女胎产经带状况以及原有某些病证等，都有可能成为致病因素，对眼部病变有所影响，所以治疗用药必须注意病证转变，从多方面进行辨证，掌握整体观念。

姚氏言："中医眼科虽有发展，但不如其他各科，更无法与西医比拟。事实上，中医眼科有很多宝贵遗产值得继承发扬，也有很多空白需要后人填补。在这方面，我深有体会，我把治病经验笔录下来，希望能起些作用。但一个人的力量菲薄，有必要把大家团结起来，发挥共同的智慧。"姚和清终其一生都奉行了自己治病救人的信念，为成千上万的病人拨开云雾，使光明重新在他们眼眸中绽开，妙手与仁心相合，最终成就了精诚大医。

## 十四、夏墨农

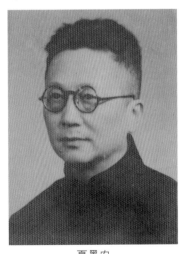

夏墨农

夏墨农（1892—1950），字和庄，浙江德清县东南湾人，为夏氏四世医。初设诊于乡间，后迁吴兴菱湖，抗日战争期间移居上海行医。擅长外科，尤精疔、疖、痈、疽、流注、瘰疬诸证，重视祖传外敷药物的应用，善用外科内治法和扶正祛邪法，别有心得。对外疡主张早期切开，手术定位准确，大小适宜，深浅得度，刀法神速，有"飞刀"之称。临诊注重整体，内外兼施，灵活多变，以盐腌法敷"鳝拱头"，挂线法治痔管，黄洗法医皮肤病等，简便有效。夏墨农行医 40 余年，名噪一时，门生颇多。夏氏为上海市著名中医专家，曾任上海中医学院教授，倡正邪发病说，著《中医外科心得》，在学术上独有建树。

夏氏自幼从父习岐黄之术，弱冠学成，悬壶乡里，立志以仁术济人，自题匾额为"春及堂"。夏氏尝云："医理通天，一举手，一投足，性命攸关，不可不精；病家痛楚，一皱眉，一呻吟，皆言所苦，事在必察。"临证体察幽微，细辨阴阳，用药刻求精当，叮咛唯恐不详。诊余剪灯夜读，研经穷典。尝谓耕织之野，病者多贫，去城既远，购药每多不便，异乡远道，路途艰辛，病家尤不堪奔波，医家当深恤之，辨证用药务求精当。乃精选先贤验方、验法，闻同道有灵验者，辄以重金趋求之，悉心改制，授诸门徒，购送病家。凡病者来诊，多要求一次确诊，辨证析理，初诊方与接诊方并出，敷完外用药后，并给先后更换之药，详细交代煎服法、换药法、饮食宜忌。痈疽大证，着手多效。其时乡间医疗卫生条件差，疔疮、痈疽常致毙命；肺痈、肠痈多以致死；流火、臁疮肿溃不收。夏氏掣香头吊以提疔拔毒，用水蛇头以起疔疮走黄，授降丹薄贴以截流火，将三石敷糊以愈臁疮。大多数病家来诊一次，归去依法顺序自治而愈，故远近以"一趟头夏墨农"闻名。

其诊所"春及堂"上下各四大间，楼下为日间诊病用，盛时日竟四五百号，门前路以车轿相接，河为舟楫所满。夏氏为远道病家候诊、就餐、休息方便，就诊室东向另筑楼房三间。下为灶屋，供病家自炊，上住病家自择休息。诊厅楼上四间，供学生住宿、研读、制药用，家居则于厅后另筑一舍，已具今时医院之雏形。夏氏性善，遇有村野贫病者，非唯赐诊，且并赠药。园中置合抱大缸十余口，每年放入汤药，供病人免金自汲。后夏氏为太湖水盗抢劫家破几尽，乃移诊于浙江菱湖，未几倭寇入，避难于上海，设诊于黄河路，日诊亦三百余号。

夏氏医名大振，十年誉满杭嘉湖，浙北、皖南、苏南病人亦尽归趋之，江浙同道争以子弟请为传。夏氏有感于病家远道跋涉之苦，疲于应诊之劳，叹以一人之力，即有观音千手，又何足以济世，乃广收有志于济人之士，入其门墙者不下四百人。夏氏以仁人之心，教之甚严，选经典，订歌括，讲医理，教操作，年有年课，月有月课，日有日程，每日对数十名弟子各有合理安排，或学医经，或制药，或侍诊，或囊诊，或目诊，夜阑灯下更与讲解经典，剖析病例。至其学成出师，多能以夏氏之学自主一方之脉。

夏墨农在外科学术上推崇陈实功，赞赏其朴实无华的学风，以为一部《外科正宗》句句落到实处，绝无虚妄粉饰之词，堪为临床家心典。夏氏以为"就近及早出邪"法与陈实功"以消为贵，贵科早治"说并不相悖。近世医家多以为消者，不动力针、不破皮，以内服外敷使疮形消散也。而夏氏则以为消者，固然要消散其疮形，但更重要的是消除毒邪，此乃图本之治，毒邪去则外证形证俱消，且不得起也。夏氏曾著有授业歌括，精选外用方及门人收集先生选定的内、外科医案10余卷，惜皆毁于抗日战火，唯其医名不绝于江、浙、沪病家心间。长子夏少农承其业，后受聘于曙光医院，任上海中医学院教授，倡正邪发病说，扬夏氏外科之风。

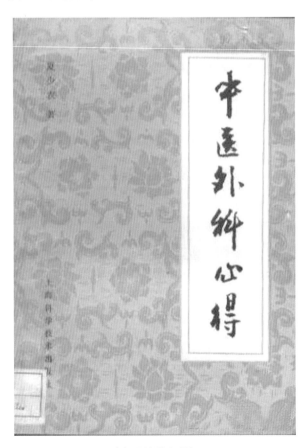

《中医外科心得》

## 十五、方慎庵

方慎庵（1893—1962），近现代针灸家，名塘，出生于四川，祖籍安徽合肥。10 岁时随其父移居江苏扬州，时宋德宗在扬州行医，方父与宋德宗为莫逆之交，方慎庵遂师事宋氏习内科。又时晚清针灸大师黄石屏亦悬壶扬州，方慎庵得其师宋德宗介绍，再受业黄石屏门下。方慎庵少年即学有所成，治病疗效颇佳，年方弱冠既已成名。20 世纪 20 年代初，受上海病家邀请，常至沪上为其诊病，而扬州病家求诊病者亦不少，于是两地兼顾。当时上海名医众多，但从事针灸者较少，由于上海的病家日益增多，20

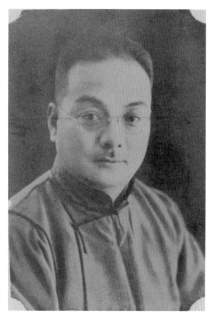

方慎庵

世纪 30 年代起，方慎庵便定居上海，悬壶沪上。

方慎庵精擅中医内科、针灸，特以针灸为所长，著有《金针秘传》《风症指南》两书，其中最为著名的是《金针秘传》一书，包括经训、骨度、经络、孔穴、针法、主治疾病、医案等内容，分《编次大意》《论针灸学之渊源及真传之难得》《医经录要》《骨度尺寸图说》《经脉孔穴起止图说》《经脉孔穴总图》《十二经孔穴图及歌括》《奇经八脉孔穴图说及歌括》《针法秘传》《十二经四肢各穴分经主治病症》《针验摘录》等，全面系统地总结了方氏临证针灸经验。方慎庵提倡继承经典，对古今有益病家之术兼收并蓄，治病善变通，遵经典而不泥于古法。其认为看病当视病之浮沉而定刺之浅深、留针之久暂，唯以气为期而不以呼之多少为候，临证主张辨证精确，取穴精少，重视手法，补泻分明，针药并用。在 20 世纪 30 年代，方氏设计定制了两种针灸器械，其一是类似近代梅花针之针具，是据《灵枢·官针》毛刺、扬刺、半刺等刺法之义设计而成；其二是温灸器具，将熏灸与药物相结合，充分发挥各自优势，用于治疗虚症和痹症。

在中医药的事业与发展方面，1929年2月，南京召开第一届中央卫生委员会会议，会上提出轰动全国的"废止旧医案"。在中医面临危难之际，方慎庵积极组织学术团体，主持"医学回澜社"，呼吁国人给予中医应有之重视，并在该社发表针灸科普文章、交流针灸学术及出版针灸书籍，帮助大众了解中医针灸。20世纪40年代初，曾创办馥南金针医院，编印发行《馥南金针医院特刊》，且每日清晨免费义诊20位病患，兼赠药品，帮助贫困病人。方慎庵曾任上海市中医师公会学术科主任，"对病家与同道之医疗争议，秉公剖析，一言九鼎，新闻界与医学界无不折服"，在医学界具有一定的影响力。

在医学传播思想与文化素养方面，方慎庵反对因循守旧、故步自封。他勤学外语，精通法语、日语，借助现代医学知识与技术，触类旁通，开拓针灸医学视野，并有所创新。其与当时日本针灸界人士多有交往，并受震旦医科大学法籍教授的邀请，定期到上海广慈医院讲学和会诊。近代欧洲最有影响的针灸传播者、法国针灸学会主席苏里德马朗博士，在20世纪30年代特来上海向方慎庵登门拜师。此外，其所著《金针秘传》为《近代中医珍本集》收录，并多次翻刻，远销欧洲、日本及东南亚等国，为我国近代对外传播针灸的先驱。

方慎庵除尽力做好一名医者应尽的责任与担当外，他的生活中还有诗词、书画、音乐、文艺等。他精通音律，能操七弦琴，精诗词书画，曾在上海举

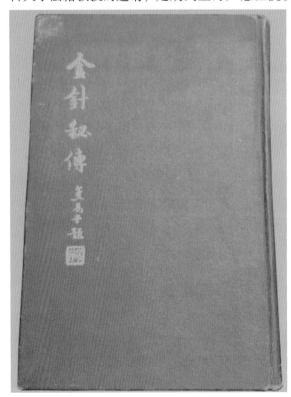

《金针秘传》

行个人书画展览会，并以画家身份载入《中国近现代人物名号大辞典》。与当时医界、书画界、新闻界、藏书界等各界名家多有交往，如程门雪、张大千、陈子彝、吴湖帆、秦伯未、严独鹤等过从甚密，或专研医术，或诗词唱和，或丹青合作，咏物感怀，传为佳话。

## 十六、魏指薪

魏指薪（1896—1984），出生于山东曹县梁堤头。魏氏祖上在元末明初之际从山西来到山东曹县，家中世代行医，擅长中医喉科、妇科和骨伤科，传至魏指薪已二十一代。其父魏西山在当地行医，家中还经营药铺和传习少林武术。魏指薪幼读私塾，天赋聪颖，刻苦好学，父亲的行医济世为其留下了深刻印象，同时在中药的鉴别和炮制、武术技能等方面亦逐渐精通。魏氏青年时代受业于堂兄魏从先和长兄魏从龙，前者精于本

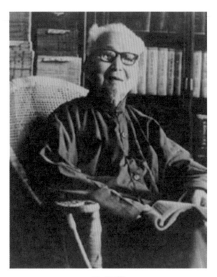

魏指薪

草和骨伤科，后者擅长内科，魏氏受教于两位兄长，医术日臻完善。此外，魏氏还曾向曹县当地一位骨伤科医生陈士纯学习正骨接骨法，并将家传医学与陈氏接骨法相结合，积累了丰富的诊疗经验。

1925 年，魏指薪只身来到上海，先在南市老西门方浜路寿祥里租房，挂牌行医。抗战爆发后，迁至兴安路鸿安坊开设了一家伤科诊所，同时在山海关路育才中学传授武术。为了使自己的武术更晋新境，魏氏向河北沧州武术名家王子平学习武术，向气功名家农劲荪学习内家功法，并以武术和内功为基础，编纂了一套伤科诊疗手法，如"一望二比三摸法""五功法""三手法"等，魏氏用这些诊疗手法治愈了很多重症危急的病人。魏氏认为"肢体损于外，气血伤于内，筋骨若有外伤，必涉气血之内伤""气伤则痛，血伤则肿，通则不痛，不通则痛"，故特别重视"活血化瘀""疏肝理气""壮筋续骨"等治法，以"健脾"为先导，以"补肾"为后续，相辅成成，使损伤

及早获愈。

　　1934年，上海华商电气公司总经理陆伯鸿的孙少爷与两位年轻人在驱车去杭州的路上发生了车祸，三人都身负重伤，一位腰部损伤不能动弹，一位多发性肋骨骨折并有内伤，而陆伯鸿的孙子为股骨粉碎性骨折，经医院诊治后未见明显减轻，于是请魏指薪会诊。经魏氏诊断，腰部损伤病人是"错骨缝"，经施手法后，立即能下地行走。多发性肋骨骨折的病人，魏氏采用"棒晃按挤"手法使肋骨复位，外用宽软布条固定包扎，病人的疼痛程度随即减轻，再用中药外敷内服，很快得以恢复。治疗股骨粉碎性骨折，魏

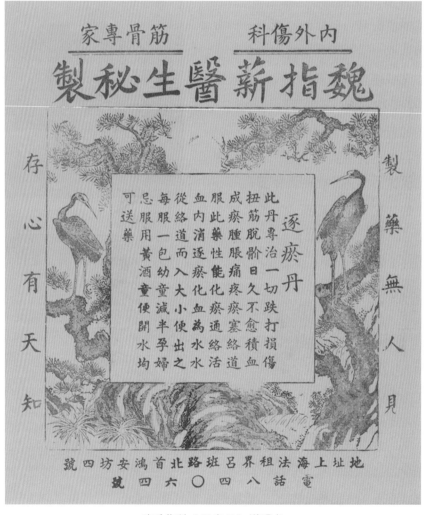

魏氏伤科"逐瘀丹"说明书

氏先用手法将骨折进行复位，同时取出随身带来的软夹板进行固定，这种方法被称为"软硬双层夹板固定"，治疗取得了预期效果，骨折愈合良好，功能完全恢复。自此魏氏医名远播，业务不断发展，成为申城伤科八大家之一。

魏指薪除了医术精湛外，对病人亦非常友善，无论病人提出什么问题，他都认真倾听和仔细解释，反复叮嘱注意事项以及用药要求等，直至病人完全理解。对于家境贫寒的病人都予以减半收费或免费诊治，每日清晨在诊所门口施舍治疗损伤的膏药 100 张。魏氏精于武术，爱好文体，当时全国各地体育队经常到上海比赛，如果有队员受伤的情况，魏氏都积极帮忙义诊，在其诊所挂满了全国各地体育队赠送的锦旗。

1955 年，魏指薪关闭私人诊所，进入上海第二医学院附属广慈医院、仁济医院工作。1958 年上海市伤科研究所成立，魏氏与著名西医骨科专家叶衍庆同心协力，开展中西医结合伤骨科临床研究工作，先后开展了中医中药治疗风湿性和类风湿关节炎的研究，进行传统验方"黑虎丹"的疗效研究，撰写的《关节复位法》一文对其复位手法进行了总结。1958 年，魏氏献出家传秘方和治伤经验，研制数十种有效中成药和药方，外用方有三圣散、断骨丹、碎骨丹等，内服方有逐瘀丹、扶气丹、续骨活血汤、伸筋活血汤等。魏氏曾担任上海第二医科大学祖国医学教研组主任、教授，附属瑞金医院中医骨伤科、中医教研室主任，中华全国中医学会第一届理事，中华全国中医学会上海分会副理事长。在临床科研和著书立说的同时，魏氏还培养了许多骨伤科人才，很多后辈和学生成为中医骨伤科界杰出的医生。

## 十七、严苍山

严苍山（1898—1968），名云，浙江宁海人。世代医业，祖父、父亲均为当地名医，严苍山幼承庭训，随父亲严志韶学医。父亲对其寄予厚望，让他只身僦居深山古庙间，静心诵习《内经》《难经》《伤寒论》《神农本草经》诸经典，夙兴夜寐，朝夕不辍，凡三载后返里，由此奠定了医学理论的基础。1924 年就读于上海中医专门学校，与程门雪、黄文东为同窗挚友，师承名医丁甘仁，深得其传。1926 年毕业后，任上海四明医院中医师。1927 年

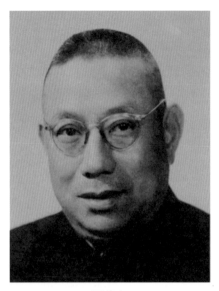

严苍山

和秦伯未、章次公、许半龙、王一仁等创办上海中国医学院，投身于中医教育事业。抗日战争期间，任上海仁济善堂董事，负责难民收容所的医疗工作。新中国成立后，严苍山任济南路地段医院医师、上海市中医文献馆馆员，历任上海市卫生工作者协会执行委员、上海市中医学会常务委员兼秘书长、上海市第五届政协委员等职。

严苍山为医，主张兼取百家，广搜博采，他赞同清代徐灵胎"医学至唐而一变"的说法，不赞同晚近医界把中医学术桎梏在金元明清诸子间，置宋前医学精华于不顾，常告诫学者唐宋医学朴质尚实，方多法众，是我们应当继承发扬的主要对象，为医者应多阅《千金要方》《外台秘要》《本事方》《济生方》等，其中《千金要方》尤为必读之书。唐宋医学与金元后诸子学术相较，有整体与局部、浩瀚汪洋与涓涓细流之别，读这些经典可启迪思维，提高悟性，用于指导临床，可以提高疗效。

严苍山强调中医必须随着时代前进而不断革新，切忌故步自封，曾说："时代之推移无尽，即物类之演化无涯，斯医术之发明亦无止境，苟不加以致知格物之功，为之推陈出新，而欲执今之病以求备于古法，盖亦难矣。"所以，他在临床上常求变求新，在继承前人经验基础上，多有创见。

20 世纪 20 年代末，上海"流脑"猖獗，死者枕藉，西医束手无策，医院住满了这类病员。严苍山根据本病发热和角弓反张的特点，认为属"痉"病范畴，又病变多见沿门阖户相互传染，故称其为"疫痉"。此病为感染不正戾气而肆虐于人口稠密处，所以在治法上，严苍山创新了许多良方，如葛根栀豉汤以透邪清热，羚羊舒痉汤以镇痉邪热，等等。这些新方是严苍山在唐宋组方尚实的影响下，按"疫痉"病情实际变化所制，疗效卓著，挽回许多危重病例。

根据温病邪热鸱张，最易出现伤阴、便结及神昏之变的特点，严苍山提出了温病"三护法"的治疗思想，即"治温病应有三护之法，即护脑、护津、护肠也"。"有烦躁，睡则梦语，醒则清明，或高热而见舌质红绛者，即须于大剂清热方，加入紫雪丹、牛黄清心丸等品。或谓早用此等药，恐引邪入脑，犹如开门揖盗。但据余之经验，绝无此事，反之，用后即获热退神清之效。若必待谵语、神昏痉厥时始用之，已作焦头烂额之客矣。此护脑法也"。"夫温病，阳邪也，易于伤津劫液。若初见舌质干燥、乏津口渴者，即须参入生津之品，如生地、石斛之属，毋使津劫而阴伤也。迨阴液既伤，再与甘寒、咸寒之药，犹杯水车薪矣！此护津法也。""温病初用发汗，使邪从汗解；药后热不解，而大便不畅，或三四未行者，即用下法，以温病下不嫌早也。夫扬汤止沸，何如釜底抽薪，邪无凭借，每得热退，余用之于临床，每收良效。若必待腹满便秘，如《伤寒论》所云而始下之，则邪势鸱张，而见下血等症，危象毕具矣。此护肠法也。"严苍山用"三护法"，取"兵家先发制人，不使病邪有内传之机"的思想，是从临床实践中得来，所以效如桴鼓。

严苍山作为一代名医，禀性儒雅，又擅诗文，精书法，能绘画。他认为，医者涉猎宜广，最好通些琴、棋、书、画，可以提高修养，从中获得悟性，对做学问大有帮助。青年时期，他曾跟随清代翰林章一山学习，在诗、书方面深受其熏陶，与医界同道秦伯未、章次公、程门雪等常赋诗联句，相互赠送唱和。诗文之外，严苍山在书画艺术方面也造诣精深，他的书法飘逸中见沉着，婀娜中显刚健，无论寻常药方小字还是书法作品，皆显隽永洒脱，别具韵致。他还擅长画花卉，与著名艺术家王个簃、唐云、应野平等过从甚密，与中国画坛泰斗、前浙江美术学院院长潘天寿情同手足，其书法绘画水平得到了诸多艺术界名家的好评，被称为"经社"八大才子之一。

严苍山著有《汤头歌诀续集》《增辑汤头歌诀正续集》《疫痉家庭自疗集》等，遗有《严苍山先生医案》稿。1968 年"文革"期间，严苍山含冤离世。1978 年，上海市卢湾区卫生局和上海中医学院联合为其平反昭雪，并将其事迹及遗作收集整理，出版了《苍山劫》一书。

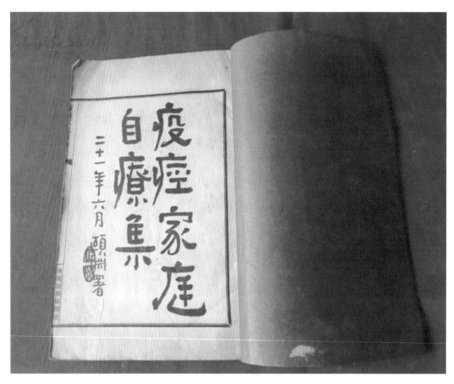

《疫痉家庭自疗集》

## 十八、许半龙

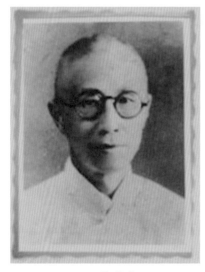

许半龙

许半龙（1898—1939），又名观曾，字盥孚，江苏吴江人，世居吴江芦墟司浜西岸。许半龙出生未及一年即丧父，由母亲陈文英抚养长大，20 岁时遵母命学医，跟随其舅父吴江芦墟陈氏医学传人陈秋槎学医，深得其医学真传。

1920 年，许半龙进入上海中医专门学校求学，研习孟河丁氏医学，尤精外科，受到丁甘仁及学界同道器重。1924 年，许氏曾短暂回乡组建芦墟红十字会，开展公益事业，并提携许开泰等后辈。1925 年，许半龙又赴上海求学，学成后于老家吴江芦墟镇设"师让小筑"，悬壶开诊，服务乡梓。许氏医术精湛，为人谦和，深受当地居民的信任和爱戴。1925 年春，应老师丁甘仁之邀，许氏再赴上海，任上海广益中医院的外科负责人。许半龙除日常诊务外，还在上海中医专门学校执教，倾心治学，勤于著述，撰有教材。

许氏撰有《中国外科学大纲》一书，此书汇集了许半龙外科临诊经验，原为指导初学者之用，后由丁甘仁推荐而付梓。先后作为上海中医专门学校、中国医学院等中医外科教材。全书分为上下两卷，上卷为总论，下卷为分论。编辑次序先合后分，略取演绎式编排方法，并综括各症归纳分类。丁甘仁为本书作序，其言："今人不明六经部分，凡见脑疽、发背，谬投清凉；疔毒则误用发散，率至陡然告毙，不可救药为可痛也。许生辨六经也，审故于辨证用药，温凉、托散莫不犁然，各当略无差失。此固足为庸工之指南，而为病家所托命也。"认为此书"不独为吾光门，抑亦造福于病家者，殊匪浅鲜也"。此外，亦有许氏医案处方笺手迹《天功集》等，皆是许氏的临证心得。

1925 年，民国当局拟取缔中医，许半龙与秦伯未、章次公、王一仁等同仁奋起抗争，公开致电政府申诉，要求中医合法化、中医教学合法化，应将

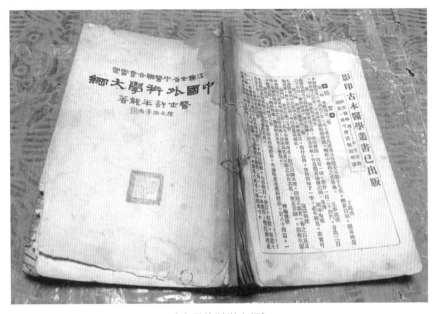

《中国外科学大纲》

中医学校加入正规学校系列，并致电教育总长章士钊，言"查今世界各国莫不以固有之文化为立国之要素，我国医学发明最早，其诊断则深切著明，其学说吉皇宏大，保障人民，历数千年之久，实我国固有之文化而不可磨灭。固中医有加入学校系统之必要。今贵部会议谓以不合教育原理不予照办，殊为诧异。夫以中医不合教育原理，则国内一切固有文化皆在摒弃之列，似此殊非国家贵有教育之道。务请贵部为发扬文化、保全民命计，复将原案郑重会议，定其所请。不胜迫切待命之至"。同时，也撰写相关文章和专著，对中医改革各抒己见，出谋划策。许半龙在这时期完成了《鸟瞰的中医》《中西医之比观》等著作。

1927年，许半龙和王一仁、秦伯未、严苍山、章次公等人创办了上海中国医学院，先后任学院训育主任、教授、医务主任、院董等，同时还出任中国上海中医学会执委、上海市国医公会执委。在中国医学院执教期间，许半龙完成了《内经研究之历程考略》《内科概要》《中国方剂学枢要》《疡科纲要》《药奁启秘》等著作，为培养中医人才呕心沥血。1939年岁末，许半龙在家乡病逝，年仅41岁，他把自己的大半生都献给了中医教育，执教中国医学院11年，誉满杏林。

许半龙除了擅长医学外，还精于古诗词，早年曾跟随金松岑学习诗文，尤喜五言古体诗，诗作有《静观轩诗抄》《话雨篷业缀》《两京纪游诗》等，与冯明权、张梦痕、王个簃等组成"山人雅集"诗酒会。民国初期，许半龙加入南社，常和柳亚子唱和诗词，相交甚欢。柳亚子在1918年为许半龙作《静观轩记》一文中写道："许子性渊默寡语言，每朋簪杂沓四座议论蜂起，独哑然无一言，间或微笑而已。其文朴质而无华，其为学务实而不噉名，盖真能无愧于静者。"是许半龙低调而务实的性情写照。

## 十九、章巨膺

章巨膺（1899—1972），又名寿栋，江苏江阴人。曾任上海商务印书馆编辑，后师从恽铁樵，1928年在沪闸北区开业行医，擅长内科、儿科，尤擅急性热病及儿科麻痘诸症。曾在上海国医学院、中国医学院、新中国医学院任教。著有《温热辨惑》《应用药物词典》《医林尚友录》《痧子新论》《伤寒疗养论》《中医学自修习题解》等，曾整理编著《伤寒论辨释》，主编《历代医话选》，稿成尚未公开发表。

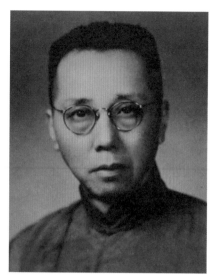

章巨膺

章巨膺家族世代为儒，至巨膺而一变，幼年体弱多病，两次因病辍学，乃立志学医。开始时，章巨膺师从一乡镇医生，但老师思想陈腐，不到三个月即离去。1919年，章巨膺到上海商务印书馆担任编辑，有机会接触大量中医药书籍，就业余自学，历时十年。当时曾任职商务印书馆《小说月报》的恽铁樵亦知医，后来从医并创办了中医函授学校，章巨膺就主动给恽铁樵写了一份建议书，信中见解新颖，意见中肯，恽铁樵击节称赞，认为其是研究学问的人才，可接替自己事业，将中医发扬光大。因此，恽铁樵收章巨膺入门，让他协助处理函授学校的教务。1926年至1927年、1933年至1936年，章巨膺两度参与恽铁樵的函授学校，凡讲义、课程、批卷等都安排得井井有条，很受恽铁樵看重。经恽氏的精心指点，章巨膺医道大进，并在闸北区开诊治病。

1929年，章巨膺与武进徐衡之、川沙陆渊雷、丹徒章次公、山阴祝味菊等创办国医学院，负责部分行政事务，担任温病学授课任务。1934年，应聘于上海中国医学院，1936年任教于上海新中国医学院。在这些学校期间，章巨膺主要教授《伤寒论》、温病等课程，长期的理论教学，促使其临床精进，所以他很擅长治疗伤寒热病和儿科痘疹、温病等。他以中医理论为基础，参以科学新方法，排比课程，中西合璧，力使学校课程符合当时教育部的规程和法令。章巨膺讲授《伤寒论》，选用恽铁樵《伤寒论辑义按》作教材，讲授温热杂病以自著《温病辨惑》为主。

章巨膺讲课生动诙谐有创意，不落窠臼，颇受学生欢迎。以伤寒"少阳证小柴胡汤和法"为例："仲景小柴胡汤主少阳证，病机在半表半里，治则为和解法，历代医家论之甚详，但初学者总是弄不明白。曰少阳，曰半表半里，和解法，于意甚费解。当今时代而用此等话论医理，似乎不合科学。然不佞以为，此正仲景分流，经之精理。《伤寒论》定例：恶寒发热者为太阳证；但恶热不恶寒者为阳明证；恶寒发热更迭而作者为少阳证。此病在三阳，为三个阶段。所谓太阳、阳明、少阳为三个阶段之代名词。病之表现不止在一个阶段者，谓之合病，故有太阳阳明合病、太阳少阳合病等名称。太阳为表，阳明为里，少阳介于半表半里。此所谓术语，吾侪知其理便不费解。设仲景生于20世纪，必以X、Y、Z易太阳、阳明、少阳之名词，使人易晓矣。病在太阳，麻桂取汗为汗法；病在阳明，用硝黄攻下为下法；小柴胡汤用于少阳，既非汗又非下，定一名词曰和法，亦术语也。吾人沿用术语，当心知其理。"这种深入浅出的讲解，使学子多年的疑团豁然开朗。章氏在教学方法上也细加琢磨，认为评弹艺人的弹唱很具功力，其说可借鉴于教学。所以章氏讲课，语言诙谐，风趣幽默，既能扣住学员的情绪，又能松解学员的紧张心理，颇能收到良好的教学效果。

章巨膺面对中西之争，曾对学生说，"中西医界相互排诋，冰炭不投，中医讥西医以人体为试验管，西医诋中医抱死鼠而自珍"，这种对立其实是阻碍了医学发展，"学术无论中外古今，要在实现真理，裨益实际之应用而已"，就是不论中医西医，都要经过实践临床验证，以治疗效力说话，不能空谈自吹。如果故步自封，"中医真价日晦"，"中西医学各有其长短也，为今之计，惟摒除畛域，切实合作，撷长补短，俾臻完善，以谋中西之汇通，发展而为世界医学可也"。同时，教诲学生，要以"坚韧卓绝之志，见义勇为之心，不饰己短，不掩人长，沟通中西为目的，既不是中非西，亦不拘今泥古，不托空言，不主门户，应时代之趋势，供现实之需求，敢效驰驱，以尽天职"，可见其对中医发展之拳拳用心。

章巨膺性格宁静淡泊，不慕虚荣，不逐名利，不求闻达，孤芳自赏，谦谦有儒者之风，但正气磅礴，威武不能屈。1943年秋，章巨膺被一谣言案牵累，被宪兵逮捕下狱，虽受非刑折磨，但始终不说一句话，不去连累别人，最后以智谋脱祸，此案遂结。人们佩服他的智谋，更钦佩他的品质。1954年，章巨膺在上海市第十一人民医院（即曙光医院）任内科副主任、儿科主任，为中医学会主办中医进修班、中医温课班等教学工作。1956年与程门雪等负责筹建上海中医学院，任教务长、中医研究班主任。1957 年加入中国民主同盟。"文革"期间，章氏遭受迫害，于 1972 年含冤病逝，终年 73 岁。1979 年 6 月，上海中医学院主持召开隆重的追悼会，肯定了章氏的一生，为其平反昭雪，恢复名誉。

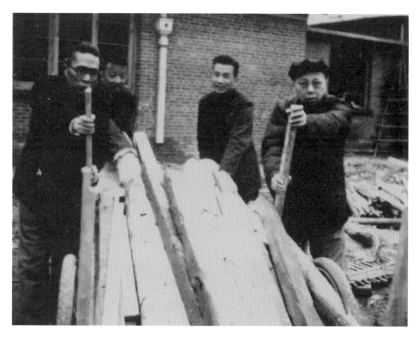

程门雪、章巨膺等在上海中医学院零陵路校区建设工地参加义务劳动

## 二十、余无言

余无言（1900—1963），原名余愚，字择明（一作择民），江苏阜宁县人，现代著名中医学家。主要致力于中医临床及中医教育事业，在同行中有"善用经方"之誉，又擅长外科，著有《翼经经验录》《金匮要略新义》《伤寒论新义》《实用混合外科学总论》《实用混合外科学各论》《瘰疬伤寒病篇》《湿温伤寒病篇》等医著。在学术上主张"中医科学化，西医中国化"，受晚清"医学衷中参西派"思想的影响，为较早一批主张汇通中西医学的学者。其著《伤寒论新义》再版时，近代中国医学界最有影响力的领袖人物之一丁福保为其作序，其言："于中医空洞之旧说，力加排斥，于西医崭然之新说，力加提倡，将旧学发扬为新学，参合于旧学，即所引先哲学说，类多不背科

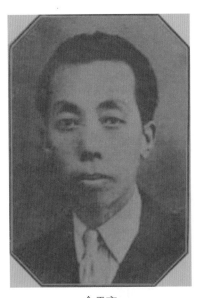

余无言

学之原理"，又"其自注，不背乎古，不背乎今。于汇通大旨，多所折衷，于仲景原文，多所发明"。

余无言出身于世医家庭，其祖父余赞襄精医术，其父余奉仙与兴化赵海仙、淮安张子平并称晚清"苏北三大名医"，学识渊博，医道精深，善治疫病、温病、伤寒等，著有《医方经验汇编》一书。余无言少年即承庭训，在其父余奉仙的指导下，初读经史，先习儒，后学医，1911年起正式随父习医，由其父亲授医经，刻苦笃学，又遍览医书典籍，尤喜研究仲景之作。因余无言术业进步很快，1918年便在家乡益林镇正式开诊行医，1920年赴上海向俞凤宾、德国医生维都富尔分别学习西医内科与外科，这一学习经历为其汇通中西的医学思想打下了坚实的基础。

余无言20余岁便已在中西汇通方面崭露头角，为医界仁人志士所重。丁福保言："余子无言，有志之士也，鼎革后十年，余即耳闻其名，于沪杭各医报中，时见其著作及言论。心许为有心人，二十三年，见其《混合外科学》行世，知其于汇通医学一途，另辟蹊径，中心辄喜。"1956年4月10日，医道同人胡秉钧曾寄信与余无言探讨中医治疗肠梗阻方面的问题，时胡秉钧用附子粳米汤加广木香、细辛、大黄治愈了西医所诊断的肠梗阻，余无言于同年5月18日在复函中指出，中医无肠梗阻一证的名称，胡兄治方用药，从医理而论治，是用了中医温阳益气之剂，使肠之阳气增加，肠道则渐渐蠕动，使得肠道麻痹者得以恢复正常，其治法与病证合宜，因此病愈。诸如此类发皇新义，采用新知以阐中医真理之论述，在余氏研究仲景的著作中有诸多深入且独到的见解。

在中医教育教学方面，余氏1929年开始定居上海，并在沪行医，其后与医界朋友张赞臣联合开设诊所，又一同创办《世界医报》，以"改进中医"为志向，发表多篇研究论文，见解持平而有新意。1938年又与张赞臣等一同创办上海中医专科学校，并任教务长，因其教育教学理念颇有章法，曾先后被苏州国医研究院、上海中国医学院、第七中华职校国医专科、中国医学专修馆、新中国医学院、卫生部中医研究院、北京中医学院等延请讲学或主持研究工作，教授《伤寒论》《金匮要略》及中医外科学等数门课程。余氏教诲其子和学生"在学术上不可一日无长进"，"学中医和其他学科一样，入门易而深造难。你想要达到较高的学术水平，没有锲而不舍的学习精神，那就是一句空话"。在学习上需要不停顿、不间断，循序渐进，久而为功，精益求精。其主张博采诸家之长，反对囿于一家之言。同时余无言认为，当对祖国医学有一个正确的认识，这是解决学习动力必不可少的因素。在长期的中医教育教学中，余氏为中医界培养了大批后继人才，如何任、薛盟、颜德馨、裴慎、董平、庞泮池、曹向平、袁正刚、张鸿祥、巫君玉、陈大启等均为具有广泛影响的名医，其子余庆鳌、余瀛鳌，女余竹君、余惠君亦传其业。

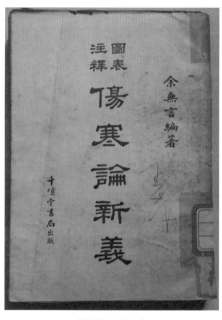

《伤寒论新义》

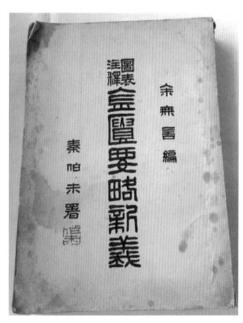

《金匮要略新义》

## 二十一、程门雪

程门雪（1902—1972），又名振辉，字九如，号壶公，江西婺源人。按

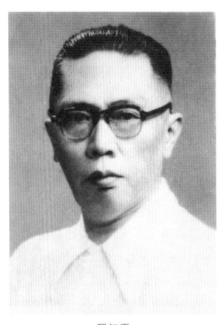

程门雪

族谱"细大有光昌，振绳启执博"排列，他属于振字辈，故取名振辉，幼名荣福。程门雪的祖父程蓝田、父亲程昌凤都是宿儒。父亲幼读经馆，中过秀才，28岁赴省城安庆就读于师范学校，不久到屯溪镇天亭茶叶号任账房先生，后来便自己经营茶叶生意，40岁左右因患吐血症返乡。自患病后，程昌凤便开始学医自疗，偶尔也为人治病，这些经历最终影响了程门雪，使其踏上医学道路。程昌凤对程门雪的教育非常重视，6岁即让其入下溪头双峰小学就读，10岁那年又设家塾聘请饱学之士吴国昌为儒学老师，因此，程门雪从小打下了深厚的传统文化根底。

程门雪成年后，就遵父命到上海拜安徽歙县名医汪莲石为师。汪氏治病崇尚张仲景，以辛燥为长。然汪氏年纪已大，遂将门雪介绍给自己的门生丁甘仁。1921年，程门雪以优异成绩毕业于上海中医专门学校并留校任教。1930年，程门雪辞去上海中医专门学校和广益中医院的工作，在上海开设私人诊所，历时约二十余年。

程门雪1954年任上海第十一人民医院顾问，1956年任上海中医学院院长，在培养中医人才、继承发扬祖国医学等方面，做出了重大贡献。1956年被选为上海市人民代表大会代表，以后又当选为第二、三届全国人民代表大会代表，并担任上海市卫生局顾问、上海市中医学会主任委员等职务。

程门雪一生学术思想、用药特色有三变化。初期杂而不专，仅是一般的从师与学校两个方面，这奠定了程门雪做医生的基础，没有形成特色。在教学过程中，因为专注于《金匮要略》，这是由杂而专的"一变"。36岁以后，程门雪博涉群书，除《千金方》《外台秘要》《本草纲目》等巨帙鸿篇作为备查外，其他名著及清代各名家无不泛览，每读则多加笺批，这是由专而博的"二变"。42岁以后，讲求博览大书，精读小书，"书不求多，数种经典已足"，而且"缩为五六言歌诀，以便诵读"，认为这样做是他自己"晚学之始基，亦即补读之一法"。这第三变是由博而返约，由粗而入精，形成自己风格的升华阶段。古人说"齐一变至于鲁，鲁一变至于道"，这个"道"字也可以借喻为程门雪治学的最高境地了。

反映到临床用药，程门雪亦有三变。初期用药迅猛剽悍，大刀阔斧。当时程门雪初上临床，任广益中医院医务主任，这个医院是慈善性质，来诊者多为劳苦大众，即医书上所谓"藜藿之体"，所以力主用药迅猛剽悍，以仲景方药大剂出入，如阳明实热用白虎汤，石膏用至四两；风水水肿用越婢汤，麻黄用至一两六钱；少阴虚寒用四逆、白通汤等，附子累计总量计一市斤许，治愈了不少危重急症。第二阶段以轻清灵巧为主。程门雪在上海渐有名气，慕名求诊者多为中上层分子，所谓"膏粱之体"，不经风雨，表虚里实，用药必须有大幅度的转变，才不致偾事。程门雪根据这些病人"易虚易实"的体质特点，遣方则从丁甘仁平淡法出入，用药轻灵机巧，重视配伍和炮制，如麻黄三至五分用蜜炙，桂枝一至三分，煎水炒白芍，苍术用米泔水浸，熟地用砂仁或蛤粉捣拌等。第三阶段，复方多法。程氏晚年，医术已臻化境，糅合经方时方，冶为一炉，温散、疏化、倡导、渗利、扶正达邪、祛邪安正、祛瘀、清热，凡诸治法掇合于一方而兼顾之，如天孙织锦无缝可寻，驱使诸药，如水乳之融合无间，读者醰醰有味，叹其配合之妙而无五角六张之嫌，胸中有乾坤，笔下有方圆。

程门雪钻研学问，态度谦逊，博览群书，兼收并蓄，古今医学名著，均致力不倦。他曾说："盖读书亦有道，于医籍为尤甚。不在能读，而在能化能用书，而不为所惑，斯得之耳。"他曾书写过一副对联："徐灵胎目尽五千卷，叶天士学经十七师。"短短十六字，足见其勤奋学习各家之长，而又不拘泥的学风。对于伤寒和温病的关系，两者应该统一起来。程门雪认为叶天士《温热论》是在张仲景《伤寒论》的基础上发展起来的，在温热证治和方药应用上，又是对伤寒六经证治的补充，两者决不可孤立起来认识。他在《未刻本叶氏医案》评注中指出："天士用方遍采诸家之长，而于仲师圣法用之尤熟……叶氏对于仲师之学极有根柢也"。1961年至1962年间，程门雪亲自主持"近代中医学术报告会"十余次，邀请上海中医名家传授各流派学术经验，对中医界学术争鸣起到很大的推动作用，这也是其没有门户之见，博采众长，不偏不倚的学术风格的体现。其学术传人有顾瑶荪、何时希、席德治、闵漱石、姜宜孙、余小鸿、程焕章等。

程门雪著述有《金匮讲义》（后辑为《金匮篇解》）、《伤寒论歌诀》、《校注未刻本叶氏医案》，以及《妇女经带胎产歌诀》《程门雪医案》《藏心方》《女科三种》《伤寒批著六种》《叶天士医案评按》《论医杂著》《诊法抉要》《温热二种》等。而最为人称道的是，程门雪从不文过饰非，尝曰："人非十全，岂能无过？"每遇未能治好之病，必慎思其过，甚至悒悒不快，咨嗟累日，自责见识浅薄，缺乏果断，称之"失手"。"回忆过去失手之处，约近百数，从今日水平看来，尚多可治之法，或者找出其可治之原因，或者找出当时'失手'之故，以为诫鉴而可避免。拟陆续写成一书，以示后人，志我悔勉，名其书曰《失手录》。"这在中医界中非常少见。

程门雪一生嗜好诗文、丹青、书法、金石，尤其是书法，隶书具汉碑遗韵，用笔敦厚高古，行书体运章草气，或有二王韵致，一任自然。他的扇面

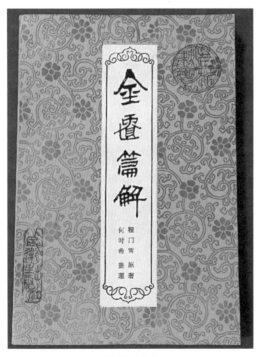

《金匮篇解》　　　　　　　　程门雪书法

墨兰，在构图上，兰叶当风，飘摇妩媚，而隶书体分成两组落款，应和于长短兰叶，形成参差共舞的画面，古朴而浪漫，可谓精美之至。程门雪青壮年时，其诗已很有名，常与秦伯未、许半龙等分题斗韵，称为"丁门三才"，晚年又辟"书种庐""晚学轩""困学斋""补读斋""海雪楼"等斋名，尝著有《书种庐论书随笔》《晚学轩吟稿》《晚学轩印谱》等，由其高足何时希辑《程门雪诗书画集》。

## 二十二、黄文东

黄文东（1902—1981），字蔚春，江苏吴江震泽人。黄文东的父亲名黄昭，字颂音，世代耕商传家，至其父时已积累了一定家业，在震泽镇开设商铺丝坊，乡下置有几亩良田。父亲虽然经商，仍亦文亦儒，能诗善画，很有吴门画派风格，书法清秀遒劲，这些经历对黄文东影响很大，幼年时就打下了坚实的国学基础，致使黄文东在报考中医专门学校时，能破格收入。黄文东酷爱书法，亦受其父影响。据其子黄宗仁回忆，父亲小时候练习写字，都是趴在地上，每日要写好几个小时，其书法力摹王羲之，临池奔放，意境高雅，蜚声医林。

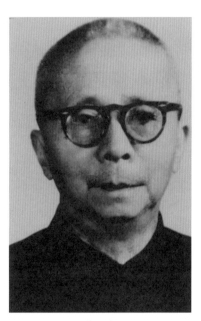

黄文东

黄文东满 7 岁时，被父亲送进頔塘小学接受新式教育，11 岁初小毕业，进入震泽丝业高级小学。毕业后，黄文东并未继承父业，而是立志医学。1916 年夏，正在筹建的上海中医专门学校在《申报》上连续登出招生广告，招生条件是"年龄 16 岁以上，25 岁以下，国文精通，书法端正，身家清白，身体健全者"。报纸上的招生广告，触动了黄文东向往已久的学医之心，于是年仅 14 岁的他就毅然跑去报考。

黄文东虽然年龄不到，但良好的古文基础和聪慧朴实的表现博得阅卷老师，特别是丁甘仁、谢利恒等人的赏识，被破格录取。于是，黄文东与丁济万、程门雪等人就成为上海中医专门学校首届20名学生中最年少的学生。在校期间，他勤奋学习，刻苦钻研，博闻强记，对医典的理解很深，同学之间有学术方面的问题常往求教，因而有"小先生"的美称。一次，黄文东跟随丁甘仁去沪南广益中医院会诊，遇到一老年病人，气喘、汗出、肢冷、脉象沉细欲绝，病情危笃。丁甘仁问："此属何症？如何治疗？"黄文东答曰："此由肾气不纳、肺气不降所致，乃喘脱重症，急宜回阳救脱，拟参附龙牡汤以图挽救。"丁甘仁从其意，病人服药后得以转危为安。此后，黄文东更得丁甘仁青睐，时时教导提点。

1921年，黄文东以首届第一名的成绩毕业，然后回故里震泽悬壶，行医十载，活人无数，名震乡里。1931年，黄文东应丁甘仁长孙，亦是同窗的丁济万邀请，回母校执教，主讲《本草》《伤寒论》《金匮要略》《名著选辑》及《中医妇科》《中医儿科》等课程，并参与编写教材。次年上海中医专门学校改组为私立上海中医学院后，丁济万任院长，黄文东则任教务主任，直至1948年该校被迫停办。黄文东在执教期间，同时在上海武定路寓所开业应诊。

新中国成立后，黄文东积极参与上海市中医进修班、中医师资训练班教学工作。1956年起，历任上海市第十一人民医院内科主任，上海中医学院中医内科教研组主任、附属龙华医院中医内科主任。1960年加入中国共产党，并出席全国文教群英会。1977年出席全国科学大会，被选为主席团成员，并荣获奖状。1978年任上海中医学院院长、教授。曾兼任中华中医学会副会长、上海分会理事长，中华医学会上海分会副会长，《上海中医药杂志》编委会主任等，为上海市第三至五届政协委员。

"我是一个老中医，同中医学结下不解之缘。岐黄古术的隆替盛衰，我目睹耳闻；岐黄生涯的辛酸甘苦，我身经口尝。"因为有这样的经历，黄文东对中医事业视如生命，为培养中医人才呕心沥血，辛劳奔波一生。1960年他提出要改革内科教材，指出老教材范围狭小，与各科重复，与临床脱节，有厚古薄今的倾向。他认为中医内科是临床各科的基础，理论与临床必须紧密结合，强调要在课堂教学的同时，安排好教学见习。同时，提倡因材施教，抓好教学环节，对不同的听课对象，讲课内容、深度、重点都不同，如对中医学院的学生，还未接触临床，就要讲细讲透，不能模糊，而对进修生、西学中班，已接触临床者，就要多结合临床实际，重在实用。另外，要求教师要虚怀若谷，教学相长，在行医、教学、研究工作中，参与临诊，开展学术争鸣，讨论病例，还要虚心吸收中青年的长处。如有一位学生运用甘麦大枣汤合生铁落饮加减变化治疗精神分裂症有一些经验，黄文东就虚心向学生讨教。

除了中医教育，黄文东长期从事临床工作，有丰富的临床经验和很深的学术造诣。他深研《内经》、《难经》、张仲景学说，对李东垣、叶天士、王清任各家尤为推崇，以诊治脾胃肠道疾病和再生障碍性贫血著称，常挽逆证以轻灵之方，起沉疴以平淡之剂。他尝谓："脾胃乃后天之本，为气血生化之源，久病体质虚弱，如治疗不当，则积虚成损。在治疗外感内伤疾病中，必须时时照顾脾胃。"在临证时，多采用调和脾胃、健运脾胃之法，从"五脏皆禀承于脾"的立论出发。擅用活血化瘀，黄文东对叶天士、王清任、唐容川的瘀血理论很欣赏，无论外感内伤，新病久病，均擅用活血化瘀的方法进行治疗。重视五行学说在治疗上的应用，认为五脏六腑相互关联，相互影响，

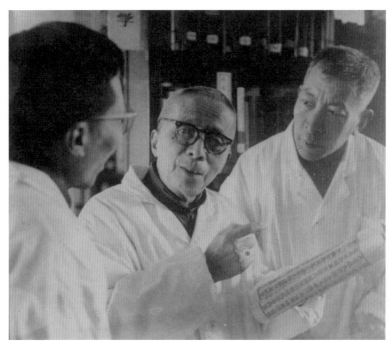

黄文东带教学生

要有整体观念，善用古人根据五行学说推衍创立的治疗方法。因此，有人评价黄文东，"下药如神善养生，处方严谨总持平。精心运化重脾胃，不让清时王孟英"。

黄文东生平著述颇多，曾发表《丁氏学派的形成和学术上的成就》《继承整理李东垣学说的体会》《活血化瘀用药配伍及李东垣学说探讨》等医学论文二十余篇，主编《中医内科学》《实用中医内科学》《著名中医学家的学术经验》《近代中医流派经验选集》等著作，另有上海龙华医院整理出版了《黄文东医案》，门人整理《黄文东论医集》《黄文东论脾胃病》行世。

## 二十三、章次公

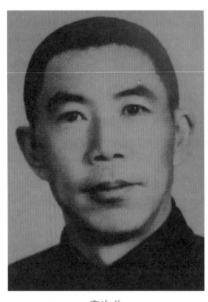

章次公

章次公（1903—1959），名成之，字次公，号之庵，江苏镇江丹徒大港人。章次公幼年丧父，由母亲抚育长大。对文、史、哲、医均有精深的涉猎，其书法著称于医林，他力摹颜真卿，临池端正，境界高雅。著有《药物学》《张仲景在医学上的成就》《叶天士传》《中国医药学源流与发展史话》《诊余抄》《名家医案选辑》等，又与徐衡之合辑《章太炎先生论医集》，晚年拟修订《中国医籍考》和校勘《内经》，惜怀志未竟，后由弟子整理出版《章次公博采众方医案补注》《章次公药物学纲目》和《章次公学术经验集》等多部医籍。

章次公的父亲章峻（极堂）是前清秀才，曾去日本某士官学校留学半年，清代末年参加了江苏省新军第九镇，隶属革命志士赵声（伯先）部下，任镇江象山炮兵营长，并加入同盟会。其后，赵伯先受到两江总督端方的排挤，章峻回归故里，隐居乡间，最后郁郁而终。临终前，父亲嘱咐章次公不问政治，学好古文将来从医；强健体格，习文练武。1920 年，章次公遵父亲遗命，考入丁甘仁创办的上海中医专门学校，开始了他的医学生涯。章次公在校时，深受丁甘仁的器重，后留校任教研工作，他最为膺服的是丁甘仁和余听鸿两位孟河医家。毕业后，章次公又师事江阴经方大家曹颖甫。同时，章次公拜章太炎为师，跟随章太炎学习国学和中医。章太炎出身于"三世皆知医"的书香门第，深谙佛家的"因明学"，并把这一思想传给了学生章次公。章次公研习国学，学习梵文，又在太炎先生的引导下接受西医学知识。章太炎非常赏识章次公，称他看病"胆识过人"，说他的脉案"笔短如其人"；后来，章次公改"成之"名为"次公"，以表达对老师的敬仰崇拜之情。

1925 年，章次公毕业后在上海中医专门学校任教，又在广益中医院从事临床工作，逐步形成了自己的学术风格，处方"简、便、廉、验"，用药大胆泼辣，救治了无数危重病人。有一次，一个父亲带儿子来看多尿症，章次公诊断病情以后，只开了一味蚕茧。这个父亲看着药方心生疑惑，用怀疑的眼光望着章次公，章次公笃定地对病家笑道："这药反正也吃不坏的，先试试好了。"不出一个月，那个父亲带着儿子又来诊所，一进门就千恩万谢，原来他儿子吃了药以后，多尿症很快便好了。

1927 年，章次公与王一仁、秦伯未、严苍山、许半龙等同学创办中国医学院，编写新教材，着手于中医学制的改革。1928 年，又工作于上海世界红十字会医院，荣任中医部首任主任，救治无数危重病人，受到广大劳动人民的尊敬和爱戴。1929 年，与徐衡之、陆渊雷创办上海国医学院，提出了"发皇古义，融会新知"的校训，教授《药物学》《名家医案选读》等课程，兼

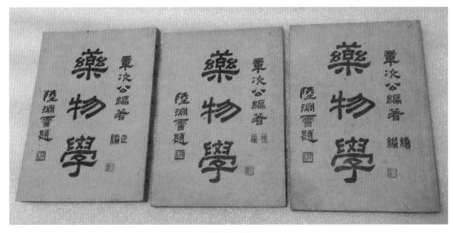

《药物学》

任新中国医学院及苏州国医学校的教职。1937 年上海沦陷前，章次公参加由上海世界红十字会医院组织的抗日救亡运动。沦陷后，虽然生活比较窘迫，但他仍严词拒绝了敌伪机构委任的要职，说："宁可全家饿死，也不当汉奸。"他还资助几位热血青年去抗日根据地参加革命。

新中国成立后，章次公历任上海市卫生局第五中医门诊部特约医师，兼任上海中医进修学校的教职。1955 年冬，章次公响应党和政府号召，调京工作，任中央卫生部中医顾问，并负责中南海老干部保健工作，曾多次为毛泽东、朱德、周恩来、林伯渠、邓小平等老一辈国家领导人看病，疗效显著。在京期间，正好赶上林伯渠先生危重病，因病呃逆，时间长，病情重，不能进食，不能睡眠，久治均未效，于是召集在京名中医会诊。章次公经过细致观察、分析后，陈述了自己的治疗意见：主张使用一味大剂量野山参进行治疗。周总理听完汇报后，指定章次公为抢救小组组长，负责救治。章次公开出方子之后，一直守候在病床边。参汤煎好之后，因为林伯渠呃逆呕吐，已经滴水不进多日了。章次公就吩咐人用棉球蘸上参汤，对着林伯渠的嘴一滴一滴地挤喂，同时又嘱咐工作人员用新米熬稀粥。随着时间的推移，奇迹发生了，林老的呃逆逐渐减轻，接着慢慢睡着了。等到林伯渠一觉醒来，长长吐了一口气，接着说了一声："好饿啊！"章次公马上让人把刚熬好的新米粥端来，亲自一小勺一小勺地给他喂新米粥汤。接下来几天，经过参汤、新米粥汤交替喂食，林伯渠逐渐能够入睡，呃逆由此也停止了，旁边人纷纷赞道："简直是奇迹！"

时值毛主席考虑中医问题，想找一位有学识的中医人士叙谈，周总理就推荐了章次公。主席与章次公从章太炎说到鲁迅，从古代说到现在，海阔天空，任意驰骋，一共进行了将近 10 小时。要知道，作为国家最高领导人，用一整晚跟一位中医交谈 10 小时，是绝无仅有的。而这次谈话也影响了毛泽东对于中医的一些看法，在他本来就重视中医的思想上，又加深了印象。他在《卫生部关于第一届西医学习中医班的总结报告》上批示道："中国医药学是一个伟大的宝库，应当努力发掘，加以提高。"

1958 年秋，章次公又兼任了北京医院中医科首任主任及中国医学科学院院务委员。1959 年，任第三届全国政协委员、中国亚洲团结委员会委员等职。

章次公高徒中人才辈出，其弟子有王羲明、王冠廷、张云鹏、朱良春等当代著名医学家。他教诲学生，"各家学说，互有短长，治学者不应厚此薄彼，能取长补短，其庶几矣"。章次公治学不迷信，不盲从，实事求是，崇尚实际，反对空谈。对寒温之争，尝说："仲景之书，确是大经大法，有启迪后人的作用。清代叶天士等总结前人的理论与经验，阐发温病学正是对《伤寒论》的发展。惜乎宗仲景者，每歧视清代温热家言，而温热家亦诋毁经方，互相水火，三百年而未已，其实均门户之见而已。"章次公还很喜欢用六神丸，认为"六神丸并可兴奋心肌与脑神经……热病心力衰竭用附、桂则人畏惧，用六神丸既能强心，又不遭谤"。可见其学术思想中已渐有中西结合的趋势，而他的弟子亦秉承章次公的学术思想和传承，发扬他的高尚医德和医术经验，为中医药学的发展做出了贡献。

## 二十四、董廷瑶

董廷瑶（1903—2002），出身于浙江宁波董家跳村的中医世家。翻阅董氏家谱即会发现，董氏的家学渊源可追溯至清嘉庆年间：第一代董云岩，宗谱云："云岩系出名宗……并能医治病，惠及乡里。"第二代传人董丙辉，宗谱云："壮岁兼医，善治内妇，更专儿科。"第三代传人董水樵，宗谱云："杏林之精，芳名远播。"

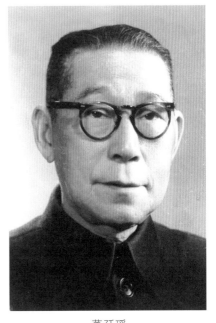

董廷瑶

作为董氏第四代传人，董廷瑶自幼便承庭训，得父祖亲自授业，勤诵经史子集，唐宋范文，进而能文作赋。15岁起，严父董水樵亲自督教医经典籍及汉唐方书，教其精读《素问》《灵枢》，而后阅尽各家学说。又带领董廷瑶遍访名师，博采众长。及弱冠之年，其父不幸病逝，董廷瑶临危受命，继承祖业，独立应诊，以其家学渊源，医术精湛，名闻江浙。21 岁那年，已是当地名医的董廷瑶遭土匪绑架，藏至奉化深山之中，以 8000 银元破财消灾后，董廷瑶深感身居乡野的危险，举家搬迁至宁波城内。日往月来，又以其医术名扬全城。

1937 年抗日战争全面爆发后，宁波遭日寇轰炸，董廷瑶全家逃难到上海租界。他原本打算等战事平息就回故乡，不承想在上海开诊以后，求医者众多，就一直在上海行医直到百岁终寿。在此期间，董廷瑶"大缸分药，灭一城麻疹"的故事声名远播：在 1958 年的冬天，沪上麻疹大流行，总发病人数达 50 余万，死亡率一度高达 10％。当时有不少麻疹患儿分明已有好转的趋势，病情却突然转危，甚至导致死亡。董廷瑶经过观察，发现这些患儿往往只在身上有红点，脸上却发白发青，和普通患儿满脸通红的情况大相径庭。他认为，这是气血阻滞、疹毒无法外泄所致，于是拟定了托毒透疹的治疗方案，采用王清任《医林改错》中的解毒活血汤，经过辨证加味后给这类麻疹患儿服用，达到了理想的效果。然而由于药少人多，董廷瑶令人用大水缸熬药，然后装在小瓶里分发给患儿。此后，患儿的死亡率快速下降，一城麻疹的危机就此度过。

一年后，董廷瑶晋升为沪上首批主任医师之一，其诊治思想也逐渐形成一个独特的体系。诊断上，谓小儿有病，不能自诉，故称为哑科，因此儿科四诊中强调望面诊分部。而立法遣药上，他又注重顾护脾胃。在此基础上，他提出"小儿用药六字诀"，"轻"居首位，提出"幼儿芽嫩弱质，脏气清灵，随拨随转，药石治病，用量宜轻，中病即止，毋犯胃气，贵在清灵平和"，故其处方用药轻灵，却又每获奇效。

董廷瑶从事中医临床 70 余年，学验俱丰，著有《幼科刍言》《幼科撷要》。其主要学术论点可概括为九要：明理、识病、辨证、求因、立法、选方、配伍、适量、知度。九点环环相扣，在临床实践形成一个完整的理论体系。他强调明理，认为医者务必掌握生理病理、脉舌之理、方药之理等整套医理，明理方能识病，认识疾病的发生发展和中医的诊治规律，为诊治疑难病症提供思路。辨证求因是中医治病的关键，通过四诊，从外到内，见证推理，以常衡度，从而做出正确的诊断。立法选方配伍，则需丝丝入扣，对症下药。最后指出疾病之发生发展有常有变，小儿之病，传变多端，病变则法也当随之变，所谓"检谱对弈弈必败，拘方治病病必殆"。董廷瑶以这套理论教导后辈，必须熟读经书，揣摩医理，临证细审详察，掌握九诀，明理识病，辨证求因，见微知著，方不误人。

自舞象之年开始习医，董廷瑶经过成千上万人次的诊疗实践，终在诊治小儿热病、痧、疳、惊、痫以及腹泻、哮喘等常见病方面，积累了丰富的经验，创造了独特的诊疗方法，并达到了显著的治疗效果。善

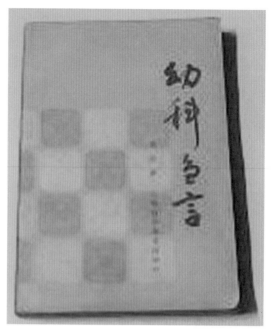

《幼科刍言》

于化裁活用经方，在儿科领域中擅用仲景方，是董氏儿科一大特点。急性热病投白虎汤、承气汤，立挽危重；暴泻、重症肺炎导致阳虚欲脱，急以四逆汤、参附汤抢救，每能应手而起；急性肾炎习用越婢汤、防己黄芪汤；泄泻善用葛根芩连汤、白头翁汤、五苓散之类。经方中，董廷瑶对桂枝汤的使用颇有心得，他认为小儿稚阳之体，腠疏汗多，肌肤柔软，易感外邪，多见中风表虚之证，所以桂枝汤为首选之方，凡是面色淡白少华，体质薄弱多汗，发热不高，起伏不退的证候都适用。对于内伤杂病，董廷瑶亦常用桂枝选方，如小儿厌食，汗多苔润，腹软无积，在屡用消导理气、健脾运中治疗而难以奏效时，察其腠疏易汗易感冒，乃因营卫不和影响脾胃气机所致，创用桂枝汤加味，自拟制剂"厌食灵"，即桂枝汤加消运养胃诸品，疗效甚佳。此外，董廷瑶认为在桂枝汤配伍中，桂枝汤只是起温阳通脉、开启枢机的作用，应以加味解决主要病症，如小儿痿证，下肢失用，辨证为阳虚不能温养经脉，选用川椒、附片、鸡血藤、牛膝等养筋以通利血脉，配伍桂枝汤是引川椒入营血，增其补肾益火通经络、振痿强筋利关节之力，常用于痿证、偏瘫。又小儿寒疝，以桂枝汤温经通脉，助肉桂、小茴香、胡芦巴、橘核等品，温肾

入肝而逐阴邪，可止痛治疝，避免手术之苦。

正如董廷瑶的中医诊所以"幼幼庐"为堂名，其自号幼幼庐主。董廷瑶一生奉行他"幼吾幼以及人之幼"的座右铭，在风风雨雨 80 年的从业路上，以其渊博的学识、精湛的医术和高尚的医德，救治危重病儿无数，当之无愧为当代中医儿科学的泰斗。

## 二十五、陈道隆

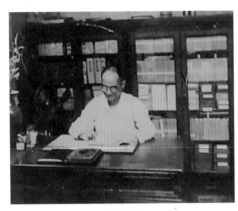

陈道隆

陈道隆（1903—1973），字芝宇，浙江杭州人。早年就读于杭州师范学校，1919 年浙江省开办中医专门学校，陈氏应试入学，五年苦读，毕业时以榜首之名留校任职，并授予校政监督，24 岁任附属医院内科主任，兼任校董监督，授予教授职称。

1924 年，杭州瘟疫流行，抗生素尚未面世，瘟疫严重，城中人心惶惶，西医束手无策，陈氏凭借中医药的特点和优势，提出了一套切合实际且行之有效的治疗法则，救治了众多病家，从此陈氏医名在杭州城中家喻户晓，声誉日隆，求治者不绝。陈道隆成名后，对后辈从不颐指气使，而是热情扶持，全力提携。一年某纱厂老板的家庭教师病重，因贫困请不起名医，请了初出茅庐的青年医生，老板知道后，恐病情有误，另请了陈氏。在为病人诊脉后，陈道隆看见桌旁已有一份开好的药方，询问病人后，他十分高兴，赞赏了医生的方子，嘱咐病人按照此药方服用，并退还了诊金。病人服药后果然病好，青年医生得知陈道隆对他的认可十分感动，事后和病人一同登门致谢。

1937 年，杭州被侵占，陈道隆不愿就任"维持会长"，故来沪避难。陈氏在金陵中路为相熟的亲友看病，并未公开挂牌，然因医术卓然，社会上的名声日隆，当时上海的名人如杜月笙、黄金荣、吴国桢、宣铁吾等，均慕名而来求医。然而陈氏并不趋炎附势，即使是达官贵人们就诊，也必须事先预约，排队诊治。陈道隆不仅医术高超，更心慈济困，每日中午留出时间义诊，对贫困病患分文不取。一次，陈氏出诊开完方后得知病家无钱买方，正巧自己身上也未带分文，于是摸出怀中的金表，吩咐病人家属到当铺换钱买药，回到家后的第二天，再让司机去当铺赎回金表。陈氏对进步人士格外仰慕，与鲁迅、郑振铎等人均有书信来往，也曾为他们治病开方。上海沦陷时，郭沫若途经上海，躲入沈尹默家中，陈道隆与沈尹默为近亲且情谊甚笃，得知此事，为保护郭沫若顺利出上海，陈道隆将其打扮成老中医模样，用自己的医生特殊通行证，亲自护送郭沫若离沪。

上海解放前夕，杜月笙曾邀请陈道隆一同去香港，并承诺安排好住处，陈道隆仍决定留下，继续为新中国的中医事业贡献力量。新中国成立后，陈道隆受聘于广慈医院（现瑞金医院）、华东医院任特约顾问，并毫无保留地将自己的医术和经验传授给西医人士。为使中医同仁便于记忆临床中常用药，曾总结了四百三十三味常用中药的阴阳升降和性味特点。在中西医结合研究方面，其与广慈医院内分泌专家邝安堃合作开展中西结合研究，成为医界美谈。

陈道隆对医经典籍颇有个人独到见解，诊病治案多据《内经》《难经》，以简驭繁，去芜存菁，对《内经》中阴阳对立统一、承制生化、相互依恋、互为消长等观念融会贯通，灵活运用阴阳学说，指导辨证用药。陈氏早年以善治伤寒温病著称，用药以轻灵见长，移居上海后以治疗内伤杂病为主，用药以稳健著称。处方古今兼采，用药灵活多变，对危重病人施以大剂重任，对于突发情况当机立断，西医内科专家邝安堃曾赞叹："陈老师成功地将这样危重的黏液性水肿的昏迷病例治愈，极为惊奇，即使医学文献所载，如此情况，也鲜有生者。"1962 年，广慈医院将这些重症病例在院内展示，积极宣传推广，肯定了传统医学的作用和疗效。

陈道隆从医五十余年，积累了大量的临证经验资料，其中包括各种诊病体会、医案医论。在内伤调理中，对肝病的经验甚多，尤以肝气、肝火两证，逐证推敲，化裁出入，颇具巧思，治疗杂病博采各家之长，运用经络学指导辨证施治杂病。惜目前仅存著作《陈道隆医案》和与学生合著的《内科临证录》。

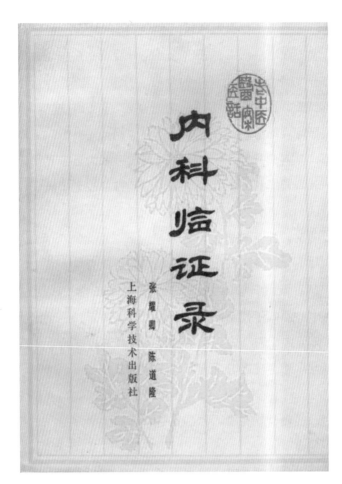

《内科临证录》

## 二十六、石筱山

石筱山（1904—1964），原名瑞昌，字熙侯，祖籍江苏无锡人，生于上海。祖父石蓝田，年轻时精通武艺，后在农村为人治伤正骨；父亲石晓山继承家业，并从伤科发展到针灸和疡科，医道驰誉江南，曾被推选为中华医学研究所评议员和中国红十字会特别会员。石氏伤科始于清末太平天国期间，以独特的正骨复位和独创的伤科内治验方，成为南方伤科的一大流派。石筱山年少时，曾就读于神州中医专门学校，后秉承家学，侍诊于父石晓山先生案侧。

石筱山约于1924年独立行医，专治内外伤疑难杂症，尤善治疗骨折伤痛，为上海有名的中医伤科流派之一，驰名江浙。22 岁时设诊所于上海南市新街，周围住户多为码头搬运、建筑和人力车工人，筋骨损伤者多经石筱山诊治而愈，于是名声大振。"八一三事变"后，诊所迁至当时的法租界吕宋路（今连云路）五福里。石筱山治伤，除继承家传经验外，更汲取各派之长，以伤科为主而兼针灸、外科。治疗重视整体调理、内外兼顾、动静结合、标本并施原则。对外伤筋骨、内伤气血及伤科杂证，灵活应用治疗方法：或针刺，或外敷，或固定，或多管齐下，并施内服汤药。石氏认为

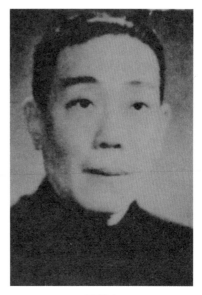

石筱山

损伤以后，瘀血为患，宜治血为先，但攻逐不能伤正，康复更须扶助正。石筱山又认为损伤亦有虚实之别，虚人受伤是本虚标实，重伤瘀着亦是本虚标实，积劳所致的劳损或劳伤更是以虚为主。石筱山还注重治伤须留意兼邪，诸如风寒痰湿之类。其弟幼山先生则重从痰取治。气滞血瘀，失于流畅，即易成痰，痰瘀胶凝致使症情顽笃，慢性损伤易有外邪兼夹，也使痰浊湿滞留注骨节筋络，生诸变证，内服外治顾其治痰能使疗效更见显著。

石筱山对正骨复位手法的运用独具匠心，精通摸、接、端、提、按、摩、推、拿八法，做到"肌触于外，巧生于内，手随心转，法从手出"。能以纯熟的技巧使损伤的骨节、肌肉、筋络，离者合，斜者正，陷者起，突者平。石氏整复髋关节脱位，采用仰足蹬法，具体操作方法为：病人取仰卧位于地上，地上预铺好床垫床单，一助手用两手压在髂前上棘处以固定骨盆；第二位助手提起患肢，使患肢呈屈髋、微屈膝，小腿踝处夹于助手腋下，两手置于膝关节上下固定患肢并作拔伸；术者两手也置于腿膝部作拔伸牵引，而将一足踩于患侧腹股沟处，在牵引患肢同时，将脱出的股骨头向外向下踩蹬，当股骨头移至髋臼时，再牵引下屈曲髋关节，这时股骨头即能滑入髋臼，使复位成功。石筱山认为手法是伤科外治的一个重要环节，多用于筋骨之伤。《医宗金鉴·正骨心法要旨》云："夫手法者，谓以二手安置所伤之筋骨，使

仍复于旧也。"由于条件限制，以往伤科手法多数是在不用麻醉的条件下施行，因此，要求手法准而快，有力而又稳当，所谓"法使骤然人不觉，患如知也骨已拢"。石筱山对家传的"三色敷药""消散膏"进行了提炼改良，并发展了一系列行之有效的内服验方，这些药膏、药方对骨折、脱臼、脑震荡、胸肋内伤等颇具疗效，为外科医师广泛采用。

在繁忙的诊务之余，石筱山还热心于社会福利事业，但凡有公益善举，总是带头积极响应。在他就诊的病人间，如遇到贫困无力负担医药费用的贫苦人家，石筱山不仅如数归还病人的挂号费，还免费为他接诊敷药，并叮嘱病人一定要坚持前来看病。

1952年石筱山任上海市公费医疗第五门诊部（后改为岳阳医院附属门诊部）特约医师，破除世代家规，开始接受国家分配的学生，并公开石氏治伤秘方。1956年上海中医学院成立后任伤科教研组主任，兼附属龙华医院伤科主任。此外，石筱山还任上海市卫生局伤科顾问、上海第一医学院伤科顾问、

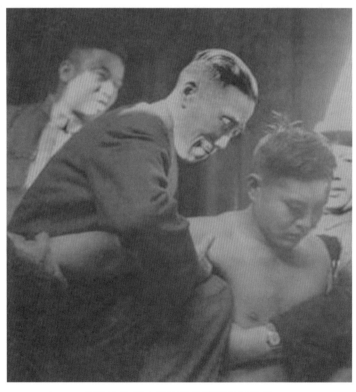

石筱山为病人进行肩关节脱位复位术

华东医学院伤科顾问、中华医学会理事、上海市中医学会副主任委员兼伤科学会主任委员以及中国人民政治协商会议第二、三届全国委员会委员等职。

石筱山除了从事临床工作外，20 世纪 50 年代起潜心整理文献，研究理论，对伤科的史略、病因、证治等深加探讨。著有《从医史中认识祖国伤科的成果》等伤科发展史文章六篇，以及《病因及伤科病因的探讨》《筋骨损伤治略》《祖国伤科内伤的研究》《伤科论治一斑》《脑震伤的理论探讨》《石氏伤科经验介绍》《伤科讲义》《石筱山医案》等。

## 二十七、张赞臣

张赞臣（1904—1993），字继勋，晚号壶叟、蓉湖老人，江苏武进蓉湖人。三世业医，祖有铭、父伯熙，均为江苏名医。张赞臣少时随父张伯熙习医，奠定了中医基础，后就读于上海中医专门学校和上海中医大学，拜名医谢利恒、曹颖甫、包识生为师。1926 年毕业后，悬壶沪上，从事中医临床工作 60 余年，是中医耳鼻咽喉科奠基人，曾任上海中国医学院诊断学教授、上海中医专科学校医史学教授、《医界春秋》月刊主编。1956 年加入中国农工民主党。新中国成立后，历任上海市中医门诊所副所长、上

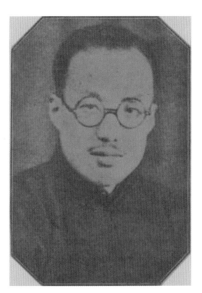

张赞臣

海公费医疗第五门诊部副主任、上海市中医文献研究馆副馆长、曙光医院中医耳鼻喉科主任医师、全国中医学会上海分会副理事长、《上海中医药杂志》编委会副主任。发表论文有《喉痛的辨证施治》《中医咽喉科发展概况》等，著有《中国诊断学纲要》《咽喉病新镜》《本草概要》《中医外科诊疗学》等。

张赞臣的祖父张有铭以医为业，是清光绪丁丑年补博士弟子员，曾修订《芙蓉堤录前后编》6 卷。父亲张伯熙（1880—1949），字祖咏，一字明达，晚清秀才，精擅轩岐之术，名闻乡里。张赞臣有弟妹 3 人，幼时体弱多病，

经父亲悉心调治，得中医药之惠。1916 年，乡里疠疫流布，张氏父祖于武进的双庙镇筹设"诚济医药局"，送医给药，赈济乡梓，活民无数。身居医家，所见多为病员，所闻多为病痛哀苦之声。13 岁的张赞臣目睹这一切，深受教育，因而立下济世救人的宏愿，愿以之为终身职业。

张赞臣 14 岁时，随父习医抄方，白天抄方临诊见习，协助父亲配制各种外、眼、喉科临床必备的外用药品，碾、研、筛、飞，熬制膏药，做药捻，摊薄帖等，晚上阅读背诵医书《汤头歌诀》《内经知要》《本草备要》《医学心悟》《医宗金鉴》等。16 岁时，因逢水灾，张赞臣随父赴沪，侍诊左右。父子俩经常奔波于沪东杨树浦和沪西周家桥等贫民区，出诊看病。19 岁时张赞臣考入上海中医专门学校，就读三年级，一年多后转学跳级，就读于上海神州中医大学。其间习《内经》时参考《类经》，习诊断时参考《脉经》《四诊抉微》，习《伤寒》时参考《伤寒贯珠集》，习温病时参考《温热经纬》《广温热论》《温病条辨》，习本草参考《本草纲目》，习方剂时参考《医方考》《医方集解》。迨至悬壶开业，继读各家名著，如《千金方》《诸病源候论》《济生方》《小儿药证直诀》《景岳全书》，当代医家的经验如《中西汇通》《伤寒临证录》《医学衷中参西录》《中风斠诠》《张聿青医案》《通俗伤寒论》《神州医药学报》《绍兴医学月报》《三三医报》《山西医学杂志》等。此外，当时沪上名医夏应堂、朱少坡、薛文元、郭柏良、王仲奇、恽铁樵、陈无咎等人之治验，一有所见辄推究评品，凡确有疗效者，咸作他山之石，以增一己之智。

张赞臣在 1926 年至 1937 年集合同学创办了"医界春秋社"并任主席，主编刊行了《医界春秋》杂志，历时 11 年之久。1929 年，国民政府中央卫生委员会企图通过《废止旧医以扫除医事卫生之障碍案》，张赞臣闻之，义愤填膺，立即以医界春秋社名义向政府发出通电，并倡议和组织全国中医药学界代表大会，联合中医药人士，共同奋起抗争。1929 年 3 月 17 日在上海举行的全国医药团体代表大会，推举谢利恒等人赴京请愿，张赞臣以随团秘书的身份赴南京请愿。《医界春秋》还出专刊呼吁，迫使国民政府撤销原案。1935 年，他揭露汪精卫阻挠实施《中医条例》的阴谋。在 1932 年"一二八"、1937 年"八一三"两次沪上抗战中，张赞臣因奋力救死扶伤而获嘉奖。

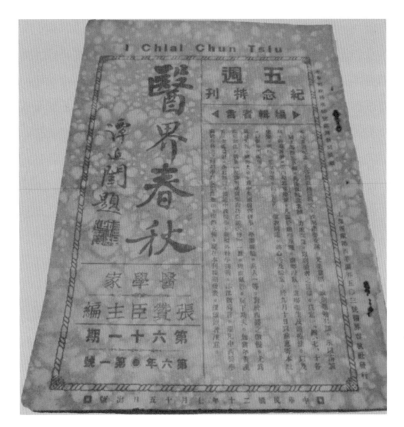

《医界春秋》

张赞臣从事中医临床工作 60 余年，积累了丰富治疗经验，对中医外科及耳鼻喉科病症尤为擅长。20 世纪 60 年代初，中医喉科未受应有重视，他毅然以喉科为专任，开创了喉科门诊，成为了中医耳鼻喉科的奠基人。在咽喉病症的诊断方面，总结了咽喉局部症状与寒热虚实的病因病机关系，发现舌下经脉诊断法；在治法上，依据虚实之分，常用通下涤痰、通下泄热、通下平肝、滋阴通下法，以达上病下取、引热下行、釜底抽薪的效果，且善用外治法，吹喉、噙漱药以及局部切开排脓；在用药处方上，张赞臣创造了不少行之有效的新方，如"金灯山根汤""养阴利咽汤""丹芍茅花汤""辛前甘桔汤"，以及外用的"珠黄青吹口散、喉科牛黄散、银硼漱口液"等。在垂暮之年，张赞臣仍努力不懈，鉴于中医喉科历代文献资料重复引述，零乱分散，无完整体系，就主编了《中医喉科集成》，欲将有关喉科论述集于一册，分门别类，整理有序，以为临床、科研、教学诸方面参考之用。

张赞臣一生致力于中医事业，身处民国时期中医多劫的时刻，非常关心中医的继承和发展。他在晚年经常告诫学生，要多关注西方研究，尤其是中药，要向日本、苏联、德国、英美学习，只有中药科学化，才能使中药的药理作用得以逐步阐明，医生能更好地掌握药性，保证处方用药的准确性，使它进一步发挥优良传统，服务病家。同时，学生一定要尊重老师，待师以"诚"，虚心求教。他回忆道："诸师皆学识渊博，经验丰富，著述等身，堪称一代宗匠。余随之临证见习，日侍左右，凡有读书不解其意，诊病不得要领处，质之诸师，无不谆谆诲导，详而尽，简而明，从无厌倦之色。每经指点，辄茅塞顿开，深受教益。"

## 二十八、陆瘦燕

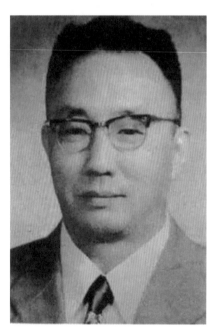

陆瘦燕

陆瘦燕（1909—1969），本姓李，名昌，因从母姓，改姓陆，原籍上海嘉定严庙乡杨家宅。15 岁中学毕业，随父李培卿习针灸，学成后先在昆、沪两处设诊，后定居沪上。1948 年，偕夫人朱汝功创办新中国针灸学研究社，附设函授班。1949 年，陆瘦燕执教于上海中医学院，历任龙华医院针灸科主任、上海市针灸研究所所长等职，著有《针灸正宗》《经络学图说》《刺灸法汇论》《腧穴学概论》《针灸腧穴图谱》等。陆瘦燕嗜好书法，每日诊余临池挥毫不辍，得力于六朝和郑板桥甚深，翰墨苍劲有力。

陆瘦燕的父亲李培卿是一位针灸大家，在当地素有"神针"之誉，他师从陈慕兰，尽得其传。李培卿有六子二女，陆瘦燕排行最小，出嗣随母姓陆，中学毕业后，随父学医。李公对他要求严格，每晚诵读《内经》《难经》《针灸甲乙经》《类经》《针灸大成》等著作。1927 年，陆瘦燕学成到上海参加考试，取得了开业执照，并参加了神州医学会，开始了行医生涯。陆瘦燕先在昆山南街绿墙头及上海南市两处开业，1935 年因战乱，迁到上海，从此就在上海八仙桥（现金陵中路）设诊，白天门诊，晚上出诊。

"陆瘦燕"三个字在上海滩可以说是家喻户晓，妇孺皆知，他和夫人朱汝功一起在八仙桥开诊。据其弟子回忆道："中医讲十三科一理贯之，那时根本没有像今天的科室分得这么细，内、外、妇、儿科的一些病症，像眩晕、哮喘、心悸、失眠、胃痛、虚损、痛经、崩漏、遗尿、小儿麻痹症、带状疱疹、荨麻疹等等，都能看到，甚至连麻风病、精神病等特殊病症，他们也都用针灸进行治疗。陆瘦燕往往清晨 6 点便开始门诊，40 至 50 个病人一批，一直要到午后 1 点多才能结束。朱汝功则从下午 2 点开始门诊，要治疗 200 多个病人，到下午 6 点多结束。除了门诊外，陆瘦燕和朱汝功还要出诊，为中风瘫痪等行动不便的病人进行治疗。"

陆瘦燕医术精湛，医德高尚，怜恤贫苦，曾多次参加下乡巡回医疗，目睹许多农民兄弟因为缺医少药或无力求医，使得小病拖成顽疾。有一段时间，他在南汇县黄路公社行医，短短 3 个月，就悉心治愈了许多几十年没有被治好的疑难病。譬如有位 6 岁儿童，因 3 岁时用发夹挖耳垢而致聋，三年求治均无效，陆瘦燕采用针刺方法精心医治，10 余次后听力基本恢复正常。一位老农下肢疼痛已有 8 年，不能行走，贫病交加，陆瘦燕坚持每周 2 次的治疗，连续 6 周，病情日益好转。又一位 40 多年的"老胃病"，稍受风寒或心情不好，胃病就会发作，陆瘦燕采取"烧山火""透天凉"的针刺方法，仅治疗 11 次就解除了几十年落下的病痛。当时，香港《大公报》特地采访了陆瘦燕在农村治病的感人事迹，并登载了一篇题为《"针灸大王"下乡记》的文章。从此，"针灸大王"陆瘦燕，蜚声海外。

除了平时看诊，陆瘦燕非常关心中医针灸学的发展，在培养针灸人才、改良针具、研制针灸教具、整理针刺手法、注重实验研究、编写教材针灸专著等方面都具有跨时代的意义。1937 年与夫人朱汝功创办中国针灸学研究社，在东南亚各国设分社和针灸函授班，1957 年又开办针灸学习班，编写我国第一部针灸学教材。陆瘦燕认为毫针更适合临床，便改良了毫针的材质和粗细，请能工巧匠手工制作，用赤金拉丝，制成现今 31 至 32 号针的粗细，然后缠绕针柄，磨制针尖。在针柄上绕丝也必须均匀紧凑，不但外观漂亮，而且触之手感上佳，才算合格。陆瘦燕将针刺手法归纳成催气、行气、补泻3类18种复式手法，一举理清了元明以来各种繁杂的针刺手法；对"烧山火""透天凉"及导气针刺手法进行临床实验研究，获得极有价值的资料；大力推广温针、伏针、伏灸等治法，取得显著疗效；在针刺操作上，吸收西方消毒思想，一改隔衣进针的旧习，先将皮肤、针具消毒，再行治疗，现已成为针灸过程中的常规操作。陆瘦燕思想开放，与教学模型厂合作，利用先进的科技成果，研制成全国第一座大型光电显示经络腧穴电动玻璃人模型、第一套脉象模型，用于教学。另外，陆瘦燕还开展针刺麻醉的研究，这些成果都是具有划时代意义的。陆瘦燕出版过《针灸正宗》第一集（《中风预防法》《金针实验录》）和第二集（《金针心传》《穴位释义》），及《经络学图说》《腧穴学概论》《刺灸法汇论》《针灸腧穴图谱》，发表了二十余篇医学论文。

1952 年，陆瘦燕参加上海市公费医疗第五门诊部特约门诊，1955 年被聘为第二军医大学及上海市干部疗养院中医顾问，加入中国农工民主党。1958年受聘于上海中医学院，历任针灸教研组及针灸系首任主任、附属龙华医院针灸科首任主任、上海市针灸研究所首任所长，兼任国家科学技术委员会中

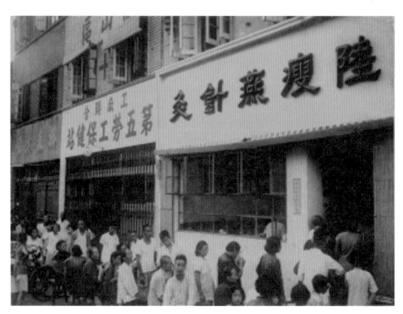

陆瘦燕诊所

医专业委员会委员、上海市中医学会副主任委员兼针灸科学会主任委员等职，为第三届全国政协特邀代表、上海市第一至三届政协委员。1966 年"文化大革命"开始后，陆瘦燕被错误批斗抄家、隔离审查，至 1969 年去世。1979年 2 月被平反，恢复名誉。1984 年，人民卫生出版社出版由其夫人及门人整理汇编的《陆瘦燕针灸论著医案选》。1989 年，上海成立陆瘦燕针灸学术研究会。2011 年，"陆氏针灸疗法"被列入国家级非物质文化遗产名录（扩展项目）。

## 一、李平书

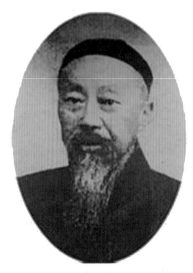

李平书

李平书（1854—1927），原名安曾，字平书，江苏苏州宝山（今属上海）人，出身于宝山县高桥镇一个中医世家。祖父李芎琳习医，不幸早逝。父亲李少琳，医术高明，以为人诊病养活十口之家。岳父赵少耕，亦是名医。1873 年，李平书考入龙门书院，后入仕途，曾在广东陆丰、武汉、上海为官。李平书年轻时对医学尚无兴趣，直到 30 岁时，由于祖母病死，感到内疚，开始钻研医学。

1888 年，35 岁的李平书游历新加坡，居住在友人总领事左子兴公馆 50 余日。两人朝夕相叙，除谈论时事外，谈的多为医学。左子兴说道："中国药物原料富于外洋，功用亦都神验，惟煎药有不适于用者三：一、不适于旅行；二、不适于医院；三、不适于贫民。若炼为药水或磨为药粉，则不适免矣。"李平书深有同感。

李平书出任广东遂溪知县时，曾为吴县潘良孙的《不药良方》一书作序。李平书在外出途中，常以读医书为乐。到湖北张之洞处任职时，他常与吴洁卿等同僚"公暇谈诗文及医理"。初到武昌，大家不知他深谙医道，后来一名叫王雪澂的官员，其如夫人患脚气攻痛，经李平书诊治，服药有效，大家均感惊异。其在湖北 3 年，每日诊治 3～5 人，尤擅妇科，同僚眷属有病，都找其医治。当青浦名医陈莲舫到武昌时，李平书常向陈请教医术，以期精益求精。

1903 年，李平书因"沪上持业皆有会，惟医独无"，遂与著名中医陈莲舫、朱紫衡一起在浙江路西小花园 7 号成立了上海地区第一个学术团体——上海医学会，旨在"集同志讨论，然后著医学报，编医学教科书，设医学堂，开养病院，期臻美备"。1905 年 10 月，因母丧停顿会务而医会解散。上海医学会为近代上海地区中医学术团体肇始，在团结中医界人士、开展中西学术交流、促进中医教育改革等方面发挥了表率作用。

1906 年，李平书与名医陈莲舫为武进盛宣怀治病。后两人又受邀共赴广东为两广总督岑春煊治病，获良效，可见其医术相当高明。中国第一批女西医师张竹君是李平书的义女，1905 年，在李平书的支持下，张竹君在上海开办女子中西医学堂，张竹君担任校长，兼授西医课，李平书则教授中医课。这是上海地区最早的中西医学校教育模式，将中西课程兼容并蓄，这与李平书"尝涉猎西医译籍，屡思沟通中西医"的中医汇通思想有关，女子中西学堂的教育模式奠定了中西汇通教育基础。

1910 年，李平书发起创立上海医院（今上海市第二人民医院），"上午中医，下午西医，住院用西医"。在医院成立大会上，他发表演说："中外通商以来，吾华人之财为洋人算去，若千亿兆京垓，岂非大害乎。独有西医出其医学，以治华人之病，数十年来受惠不少。盖中医日就晦塞，西医方日渐发明，此吾上海医院所以参用西医，且不免偏重西医也，故利用其利我者，亦当思抵制其害我者。否则，吾华人之生命保全矣，而钱财则日失。"这是由国人创办的最早的中西医综合性医院，不拘守旧法，兼用中西共诊，实行了"中西并行，即上午中医送诊，下午西医送诊兼赠药"的办院模式，开近代上海医院中西并治之先。

1922 年，69 岁的李平书创办沪南神州医院，任院长。感于煎药不便，又创立粹华制药公司，制成各药数百种，又制丸药 300 多种，"此为中国数千年未有之举，可以便救济而挽利权"，可称其为近代上海中药工业化生产的先驱。

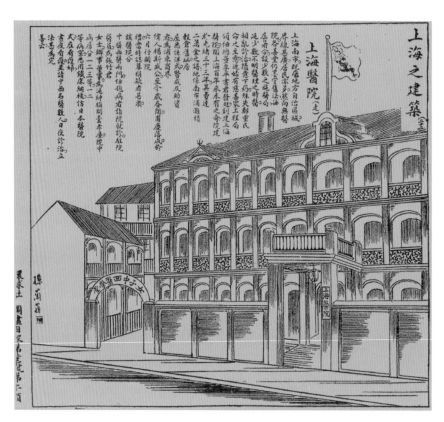

上海医院

1923年，李平书集资刻印清代名医王士雄所辑的《潜斋简效方》一册，他在序中指出："古名臣大儒，往往喜录单方，以关生民疾苦，而世之医者，每谓卑鄙不足道，何识量之不广哉？……一病必有一药主治，洵非虚语，而单方之不可忽也。"

纵观李平书的一生，他不仅是一位良医，而且还是一位爱国绅士。在近代中医面临内忧外患的生死存亡关头，他以振兴中医为己任，团结当时著名医家及热爱中医的社会名绅，通过各种形式的抗争来争取中医生存权，并积极吸取西医学的先进科学理念，身体力行地对传统中医自身进行改进，堪称近代中医改革的开拓者。

## 二、余伯陶

余伯陶（1872—1944），字德埙，号素庵，槎溪（今属上海市嘉定区南翔镇）人。余伯陶出生在一个诗礼之家，自幼受到良好的教育和熏陶，能诗善词。光绪十三年（1887），年轻的余伯陶前往苏州，拜御医曹沧州为师，学习中医。学成归乡后，在嘉定善德堂坐诊。之后，至宝山县吴淞镇行医。

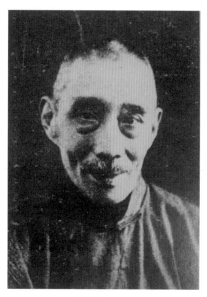

余伯陶

光绪十七年（1891），余伯陶迁居上海，于九江路挂牌开业。他精通医理，学识渊博，尤擅内科，对热病、调理等颇有造诣，名盛一时。由于医术高超，慕名前来的病人络绎不绝。就诊者除了普通百姓外，还有许多当时各界的名人，如著名诗人陈诗、沈瘦东，国学大师陈寅恪之父陈三立，等等。尤其值得一提的是，民国初年，孙中山先生曾慕名请其诊视。鉴于疗效显著，孙先生亲赐奖章予以赞赏。余伯陶在悬壶济世之余，还注重著书立说。代表著作有鼠疫专著《鼠疫抉微》四卷，温病著作《疫证集说》四卷、附补遗一卷，以及《救急便览》等书。

作为一代名医大家，余伯陶目睹西医东渐，中医渐趋衰落，以传承与振兴中医为己任。光绪二十八年（1902），余伯陶与李平书、陈莲舫等人发起组织了上海医会。光绪三十二年（1906），与陈莲舫等在小花园（今浙江中路一带）创立我国近代最早的中医学术团体——上海医务总会，任总会会董。辛亥革命爆发后，他本着支持革命、爱我中华的宗旨，发起组建上海"医界助饷团"，直至共和成立。民国二年（1913），余伯陶与包识生创办神州医药总会，任会长，并与包氏共同主编《神州医药学报》，撰写《素庵医话》。同年，北洋政府以中西医"致难兼采"为由，在新颁布的学制及各类学校条例中，只提倡医学专门学校（西医）而没有涉及中医，完全把中医药排斥在医学教育系统之外。这就是近代史上著名的"教育系统漏列中医案"。翌年，时任上海神州医药总会会长的余伯陶愤然通告全国，联合全国19个省市中医界和同仁堂、西鹤年堂等药业人士发起组织了"医药救亡请愿团"，

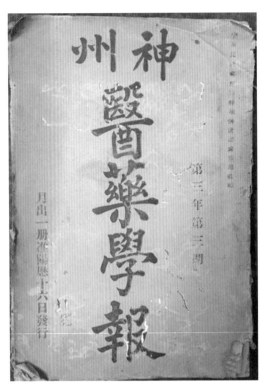

《神州医药学报》

推举恽薇荪、叶晋叔为请愿代表。在离沪赴京请愿欢送会上，余伯陶致词勉励代表们说："这次赴京请愿，是我国医药界数千年来从未有过的创举，对今后医药前途关系极大。希望代表们，以坚定的毅力、百折不挠的精神，去达到保存中医中药的目的。"代表抵达北平后，向北洋政府递交了《神州医药总会请愿书》，力请保存中医中药，并将中医纳入学系。迫于舆论的压力，北洋政府基本同意了全国医药救亡请愿团要求。民国七年（1918），余伯陶又在上海大神父路（今瑞金二路）创办神州医药专门学校，任校长。后又在大庆里（今南京东路上）行医，曾任浙江青田县县长数月。民国十二年（1923），应同乡顾吉生等创办的慈善机构——嘉定树德会聘请，出任该会医生，施诊给药，造福乡里。

余伯陶除了在医学领域成就非凡，还爱好填词和藏砚。他为自己的书斋起名为"词砚斋"，所填之词颇有南宋词家之风。余伯陶尤其喜欢储砚，光端砚、歙砚就有几百方。民国二十五年（1936），他礼聘当时砚刻大家陈端友住在家中为其治砚，历时八年，共刻竹节砚、螺蛳砚、蚕砚、海天旭日砚等21方，均属传世珍品，现藏于上海博物馆。余伯陶1944年2月病逝于上海，终年72岁。其门人弟子有徐孟君、郑健初、黄仲甫、支正权、吴祖尧等。

## 三、蒋维乔

蒋维乔（1873—1958），字竹庄，号因是子，江苏武进人。出身贫寒，

但聪颖好学，读书过目成诵。早年肄业于江
阴南菁书院，后书院改高等学堂，又进学堂
习新学近两年。1902 年，蒋维乔来到上海，
加入了蔡元培等人组织的中国教育会，并参
加革命演说活动。次年，任爱国学社义务教
员，为《苏报》翻译日本新闻。"苏报案"
后，受蔡元培委托，接办爱国女校，担任校
长。后进入上海商务印书馆编译所，主持编
辑小学教科书。辛亥革命后，蔡元培出任教
育总长，首先拜访蒋维乔，请他出任教育部
秘书长。蒋维乔在短时间内协助蔡元培，制
定教育法令和教育部官制，草拟大、中、小

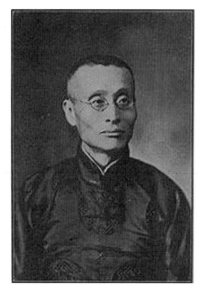

蒋维乔

学学制，后来随蔡北上，任教育部参事。次年，汪大燮出任熊希龄内阁的教
育总长，蒋、汪二人意见不合，蒋维乔辞职南归，重回上海商务印书馆，主
持编辑中学及师范学校教科书等。

　　在编书之余，蒋维乔写了两部风靡一时的养生著作《因是子静坐法》和
《废止朝食论》。所谓"静坐法"，起源于道家的导引术，但蒋氏的静坐，与
佛学也有关系。蒋维乔自幼多病，后来他一面研究老庄学说，一面身体力行，
又依据佛教的童蒙止观法，采用天台宗止观，练习静坐法，数十年不间断，
不仅医好了"咳嗽咯血，百药罔效"的肺疾，身体还日益强健，以致登山临
水，遍游海内诸名胜。蒋维乔决心要用科学的道理来说明"静坐法"对养生
的作用，便写成了《因是子静坐法》一书。该书"一扫向者怪异之谈，而以
心理的、生理的说明之"，出版后影响极大，再版 20 余次，畅销全国乃至东
南亚与欧美诸国。著名诗人和文学家郭沫若患肺结核，练习该静坐法而获愈。
毛泽东也曾化名"二十八画生"写文章评论静坐法。而《废止朝食论》，顾
名思义，就是要废止早餐，每日仅进二餐，避免饮食过量而对人有害，这种
观点在当时也产生了一定的影响。蒋维乔中年后练止观法，老年又练密宗功
夫，编成《因是子静坐法续编》。1949 年后，蒋维乔应上海市卫生局之邀，
主持气功训练班，还担任了气功疗养所顾问、上海气功研究所所长等职。20

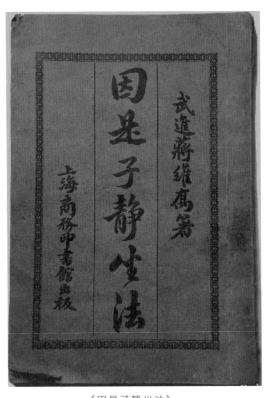

《因是子静坐法》

世纪 50 年代中期，他根据藏密功法，结合自身体会，编写《因是子静坐卫生实验谈——中国医疗预防法》《中国的呼吸习静养生法——气功防治法》等。

蒋维乔除了在养生气功领域颇有建树以外，还致力于教育改革和佛学、哲学研究。1917 年，蒋维乔与黄炎培等 6 人组成教育考察团，前往日本、菲律宾考察，历时两月。回国后在京、津、沪、宁四地演说考察结果，并汇编为《考察日本菲律宾教育纪实》一书出版。他认真总结旧教育体制的经验、教训，研究国外先进的教育思想和教育方法，积极参与教育实践活动。新中国成立前，曾任江苏省教育厅厅长、东南大学校长、光华大学教授、诚明文学院院长等职，新中国成立后，曾担任江苏省人民政府委员、上海文史馆副馆长等职。蒋维乔在佛学、哲学方面的著述甚丰，主要有《中国佛教史》《佛学纲要》《中国近三百年哲学史》《宋明理学纲要》等。其中《中国佛教史》是中国近代第一部比较完整系统的中国佛教通史著作，对民国后中国佛教研究产生了极大影响。蒋维乔还每天写日记，持之以恒，从不间断。近年，《蒋维乔日记》已正式影印出版，对研究这位近代著名的教育家、哲学家、佛学家、养生家以及晚清至 20 世纪 50 年代末中国社会的政治、文化、教育等提供了大量珍贵史料。

## 四、丁福保

丁福保（1874—1952），字仲祜，号畴隐居士，江苏无锡人。幼承家学，私淑吴稚晖，肄业于江阴南菁书院。1896 年中秀才后，设帐教书，自学文史数学，曾任无锡俟实学堂算学教习，其后再进苏州东吴大学深造，随之又入上海东文学堂学习日语及医学。1900 年前后，因勤奋过度，积劳成疾，乃潜心医学，师从博通中西之沪上名医赵元益（静涵）。

1908 年春，丁福保迁居上海，在自新医院任监院，开始为人治病。1909 年应试于南京两江总督端方举办的医科考试，获得优等内科医士证书，并被派赴日本考察。在日本，他考察了帝国医科大学及附属医院、青山医院、千叶医学校等，参观了解剖室，X 光室，内、外科

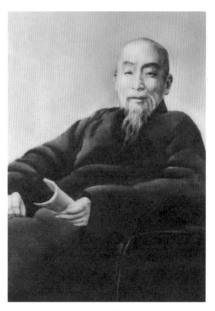

丁福保

室，镜检室。其间，他购回大量西洋医学书籍，回国后陆续编译成书。

在医学领域，丁福保求变求新，敢作敢为，不拘一格。他秉承先师赵元益力促中西医文化交流之余绪，积极倡导中西医汇通，较早提出用近代科学方法研究中医。1910 年，他在上海组织发起成立中西医学研究会，以研究中西医药学、振兴医学为宗旨，并出版《中西医学报》。他在报上大力提倡引进西医，介绍解剖学、生理学等西医知识。后来，他又创办《国药新声》刊物。1912 年，他创设上海医学书局，编印、出版中西医书籍。据史料记载，成帙的中医药书籍有《新内经》《新难经》《新本草》《新伤寒论》《家庭新本草》《金匮》等。他潜心研究中西医理论，著有《中药浅说》《新本草纲目》《中西医学汇通》《中外医通》等。此外，他在日文医书的译介方面成就卓著，编译出版了门类、数量众多的日本医学书籍。尤其是对于当时严重危害中国人健康的肺结核病（肺痨），他给予极大的关注，翻译了日人竹中成宽的《肺痨病预防法》（1908），又撰写了《肺痨病一夕谈》（1911）和《肺病最经济之疗养法》（1940），普及防治知识。1913 年，他在上海创办丁氏医院，并以医学书局的名义编译、出版近 80 种集国内外与中西医于一体的医学书籍，合称《丁氏医学丛书》，该书具有很高的临床价值。值得一提的是，其

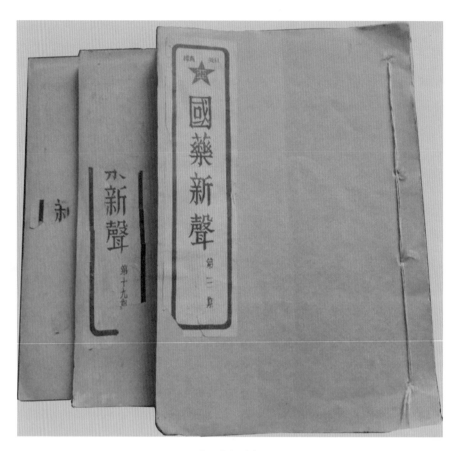

《国药新声》

中的《历代医学书目提要》收录 1400 多种历代中医学书籍，包括素问灵枢、难经、本草、伤寒、金匮、脉经、五脏、明堂针灸、疾病、妇科、儿科、杂病、方书、医案、医话等 22 类，积极传承弘扬中医药学。他还与人合编《四部总录医药编》，兼收中外医学书籍。他配制的"半夏消痰丸""精制补血丸"曾在南洋劝业会上获奖。

丁福保颇重医德，曾说"教人先从医药入手，尽我心力，以救贫人之病，不可生厌弃心、怠慢心、吝啬心，宜生爱怜心、恭敬心、博施心"。在上海行医期间，应诊者络绎不绝，他的诊费标准因人而异。对于穷苦人家，诊费一律优惠打折；凡达官贵族，诊费分文不减。为此，他专门雇佣一名童子在诊所外面观视，作为判断病人身份的初步依据。凡是步行而来者，诊费仅收取一枚铜元；如果病人说明家境困苦，医药费全部予以免除；凡坐人力车而来者，诊费收取四枚铜元；凡乘汽车而来的达官贵人，则按照诊例每次收费一银。对于应诊之病人，他必亲自敬茶，诊毕送出大门。丁福保热心慈善公益事业，中年信奉佛教后，更为乐善好施，悲天悯人。1946年，由于沦陷区遭受了日寇长达八年的蹂躏摧残以及国民党的残暴统治，上海街头到处是饥寒交迫、无家可归的流浪儿童，丁福保决心建立一所贫儿工读院。后在好友张大千、于右任、王晓籁、黄庆澜等人的支持下，发动上海各界人士，创办了上海贫儿工读院。他曾在上海佛教医院、上海福幼院等慈善机构先后任职，对社会慈善事业做出较大贡献。

除医学外，丁福保还致力于文字学、佛学、古钱学等研究，编有《说文解字诂林》正续编，《佛学大辞典》《古钱大辞典》以及《尔雅诂林》《群雅诂林》《方言诂林》《释名诂林》等。58岁后，他专心著述，刊印书籍，在医学、文字学、佛学、古钱收藏研究、数学等方面做了大量研究工作，编撰出版了数量惊人的著作，以其渊博的学识、精深的造诣赢得世人的赞誉，被称为"百科全书式"的学者。

## 五、陆士谔

陆士谔（1878—1944），名守先，字云翔，号士谔，别号云间龙、沁梅子等，江苏青浦珠溪镇（现属上海市青浦区朱家角镇）人。陆士谔出身于书香世家、名门望族，但到其祖父稼夫公的时候，陆氏家产几近毁于兵燹，家道开始中落。为了挑起养家糊口的担子，陆士谔9岁时便师从珠溪名医唐纯斋研习岐黄之术，14岁到上海当学徒，孤身闯荡上海滩，先后在青浦、松江、上海行医。

陆士谔虽自幼学医，但起初只是遵从父命，泛泛而学。然而陆士谔成婚之后第三、四、六胎均夭折，妻子又因产后风离世，其父也不幸逝世，这些接二连三的打击促使他发奋立志，潜心学医。起初陆士谔在四马路

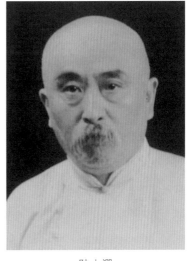

陆士谔

（今福州路）昼锦里（山西南路）处的上海书局内行医，生意清淡，门可罗雀。某日，一广东富商途经此处，见陆士谔正在为病人诊脉开方，便上前攀谈，发觉他深谙医理，见解独到，于是请陆士谔出诊为其病危之妻诊治。其妻身患痼疾，在虹口一名医处就诊，多年未愈。又经多方诊治仍无望回春，病人骨瘦如柴，气若游丝。陆士谔诊断过后，认为该病非下一帖猛药不可。此药如果对症，便可立起沉疴；如果误投，则有性命之虞。他顾不得许多，大胆拟了一个药方。回到诊所，心中仍忐忑不安，他将所得诊金，邀请馆中诸友到附近饭馆大吃一顿，发发利是。正饮谈之间，跑堂的来喊："日间请诊的那个富商又来了。"陆士谔大吃一惊，表面上故作镇静，问道："来人神色怎样？"跑堂的说："很正常。"他才安了心。那富商说，其妻服药后，泻了好多污血，安然熟睡后，醒来便要吃东西了。陆士谔关照让病人多吃粥，翌日，病人吃粥后血也止了。后来经过半个月的中药调理，病人竟至痊愈。富商自是感激不尽，欲以重金酬谢，陆士谔则请他广为宣传。于是富商在《申报》刊登广告，鸣谢一月。从此以后，陆士谔声名鹊起，与顾筱岩、石筱山、恽铁樵等成为民国期间蜚声沪上的"上海十大名医"。

陆士谔白天应诊，晚上著述，著有各类医著40余种。他把自己的临床经验与医学知识编写成《士谔医话》《国医新话》《医学南针》等医著传给后辈。他对王孟英、薛生白、叶天士等名医的医案进行了抢救性的整理，加上评注，编辑成《王孟英医案》《薛生白医案》《叶天士医案》《叶天士秘方》《增注徐洄溪古方新解》等。同时他还与其子陆清洁合编医书，如《万病验方大全》《医学顾问大全》等。这些医著之中，《医学南针》一书为其代表之作。全书以白话文书写，分为初集与续集，包括脏腑南针、切脉南针、望色南针、闻声南针、问证南针、病机南针、论药南针、释方南针、运气南针和读法南针等十编。其中亦多见临床阅历之所得，条理清晰，图文并茂。而对编纂此书的缘由，陆士谔也在《医学南针·读法南针》中写道："士谔不敏，从师五载，临证十年，无一日不治病，无一日不读书。于古人书，每不肯轻易忽略，于常中求其变，于变中合其常。知其所当然，必更求其所以然，潜心默索，彻夜穷研，玩索有得，恍若神悟。每与吾师讨论，往往默契，而临证犹不敢自夸无失，则甚矣医学之难也。读书难，读医书尤难。读医书而

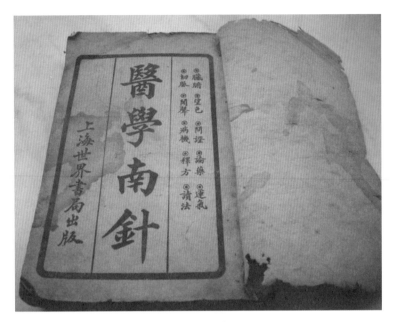

《医学南针》

得真诠，则难之尤难。"该书因编排精炼，切合实用，取得了较大的影响，1920 年由上海世界书局出版之后销量很广，在当时就再版达 7 次之多。

除了医学著作之外，陆士谔还勤于各类型小说的创作，1906 年便以笔名"沁梅子"发表了第一部小说《精禽填海记》。他一生共创作小说百余部，内容涵盖武侠、言情、世情等多方面，是当时上海滩颇有名气的小说家。在其数量可观的小说作品之中，《新中国》最为世人所知。该书创作于陆士谔 32 岁时，又名《立宪四十年后之中国》，是一部以第一人称为视角，立足现实的幻想之作，既表示了作者对当时黑暗社会现状的不满与失望之情，同时又站在理性乐观的角度展望未来，从一定程度上折射出作者的思想境界，思想内涵值得后人思考与研究。《云间珠溪陆氏谱牒》称陆士谔："精于医，负文名。"可见其医文并重，时人有"稗史风人，医经济世"之誉。

## 六、谢　观

谢观（1880—1950），字利恒，晚号澄斋老人，江苏武进人。出身于耕读世家，祖父谢润为孟河名医，父亲谢钟英为地理学大家。少年时代的谢观继承家学，聪颖好学，12 岁已读完四书五经，对中国古今山川情况了如指

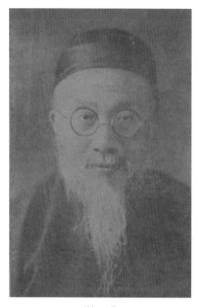

谢 观

掌，如数家珍，并熟诵《内经》《难经》《伤寒杂病论》及本草经方。15 岁出外求学，入读常州致用精舍（原名龙城书院），致力于史学舆地。21 岁时，因父亲病逝，肄业于苏州东吴大学。

1905 年，谢观应邀赴广州中学教授地理，成为名噪华南的地理名师，被多所名校争相延聘。1908 年辞归上海，入商务印书馆任编辑。当时该馆正在编纂《辞源》，谢观负责医学、地理部分。不久，谢观又被上海澄衷学堂聘为校长，因管理有方，锐志革新而颇具威望。该校也因之而振兴，成为全国名校，培养出不少近代名人，如胡适、竺可桢、包玉刚等。辛亥革命后，谢观被故乡武进县请回，主政教育。因其政绩突出，袁世凯曾欲委任谢观为江苏省教育厅厅长。谢氏不喜仕途，婉辞未就。1914 年，谢观重返商务印书馆，仍主持地理、医学图书的编辑工作，并着手编写《中国医学大辞典》。该书历经八年编纂而成，是中国第一部辞典类大型医学工具书。成书后直至近几年，被再版重印 30 余次，可见其学术价值之大。

1917 年，谢观应丁甘仁之邀，担任上海中医专门学校首任校长。上海中医专门学校是近代上海第一所正规的中医高等学府，也是中国最早的正规中医学校之一。谢观对该校的建设倾注了极大的热忱，对课程设置、教材编写和师资管理等各方面皆花费了大量心血，为上海中医专门学校以后的发展打下了坚实的基础。在任职上海中医专门学校校长期间，除主掌校务以外，谢观还亲授修身课与温病课，门人学生忆及谢师，无不对其景仰追怀。学生何时希于晚年回忆道："我毕业于母校已六十年，教师之印象最深者，为谢利恒先生。其时年约花甲，当讲课时，操其朗朗清润之常州口语，字字入耳，妙在时拈清髯，春风如面，丰颐广额，予人以亲切感。"1925 年，上海成立神州医学总会并创办神州中医大学，校址在上海闸北通庵西路，聘请谢观为校长，旨在培养精深的高等医学人才，后因时局不稳而中断办学。

为团结中医界人士，1929 年，谢观等发起成立上海中医协会，领导了反对国民政府中央卫生委员会通过"废止中医案"的抗争活动，并参与组织"全国医药团体联合会"。谢观被推选为主席及常务委员，两度作为请愿团代表或首席代表，亲赴南京请愿，使"提案"得以取消。1930 年，国民政府成立中央国医馆，谢观被委任为常务理事兼学术整理委员会委员。1933 年，上海市国医分馆成立，谢观被推为常务董事。1935 年，中央国医馆改选，谢氏再度连任。

1936 年，年近花甲的谢观辞谢公务后退居"澄斋"，一边潜心学术，教授课徒，一边行医救人。临证善治内、外、妇、儿诸科，于喉痧、疹痘及温热杂病尤为擅长。其学术观点有以下几点：一，重视养生和气功疗法；二，治杂病重在调理脾胃，擅用醒脾、开胃、理气、宣化诸法；三，治时突出湿邪，主张兼表则宜清宣，小便不利则宜淡渗，胃纳不馨则宜芳香化湿，脾胃湿困则宜辛温燥湿；四，治妇人重视调肝；五，以观耳廓和按中指辨妇女妊娠。

1937 年，陈存仁和秦伯未发起的"经社"文酒之会，常邀尊师谢观参加。师生共同研讨学术，吟诗赏画，直至 1948 年"经社"终止。1950 年，谢观病逝于上海派克路梅福里寓所。当谢观离世的消息传来，弟子们个个悲痛万分：追随谢利恒 30 余年，与师情同父子的张赞臣"伤心洒尽思亲泪，哭到师门倍黯然"，盛心如"一朝庭前惊赋鹤，故旧门生泪盈掬。……我为天下苍生哭"，远在香港的陈存仁，惊闻恩师去世噩耗，"悲抑数日，不知何以自处"。

谢观一生勤勉，著作等身。除《中国医学大辞典》外，1935 年刊印的《中国医学源流论》亦是其医学思想的代表作，该书对中国医学的分期、变迁、医书、医方、学派、医学各科、疗法、疾病，以及有关中西医汇通等都做了专题论述，对于历代各家学说均有较严谨的考证和客观的评价，不失为一部近代医史佳作。其他医学著作还有《中国医话》《中国药话》《澄斋医案》《澄斋验方》《谢利恒先生全书》《谢利恒家用良方》《气功养生要诀》等，另外尚编有地理方面图书 30 余种。谢氏弟子众多，秦伯未、程门雪、严

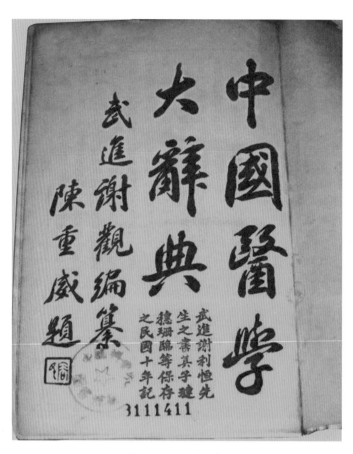

《中国医学大辞典》

苍山、章次公、虞舜臣、余听鸿、张赞臣、陈存仁等，皆为近代名医。

　　谢观先生无疑是近代中医界举足轻重、不可或缺的领军人物，在中医命脉悬于一发之际，他为中医的生存与振兴做出了卓越的贡献。同时他又是一代名医，一代鸿儒，是近代中医教育的先行者、开创者，是众多杏林学子的良师益友，他以博学的知识功底，出色的社会才干，引领了近代中医新潮流，开创了中医事业的一片新天地。

## 七、王一仁

　　王一仁（生卒年不详，上海中医专门学校第二届毕业生），名鞠仁，字一仁，原名菊人，字瘦秋，安徽新安人，随父辈迁居浙江杭州水登桥。1917年考入上海中医专门学校，师从丁甘仁等学医。毕业后留校任教，同时兼上海广益中医院诊务，并参加水义善堂施诊，后自设诊所行医。

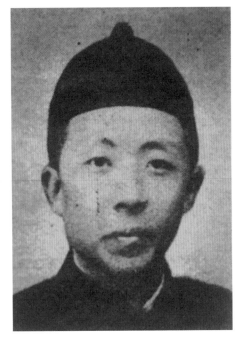

王一仁

王一仁具有不凡的组织才能，1921年经丁甘仁首肯，发起创办了上海中医学会，希望以学会为纽带，团结同志，振衰起弊，借以将当时一盘散沙的中医界"塑泥成佛，避免外风吹散"。该会以中医专门学校师生为主体会员，广泛吸纳社会医家，是当时上海地区颇有影响和地位的中医团体之一。同时王一仁还与同门戴达夫、秦伯未一起创办了《中医杂志》，并任主编。他在1921年首期《中医杂志》上发表祝词时回顾了这一段办会创刊的经历："余初来医校，与同学组讨论会，半年成杂志一期。迨暑假后复来，任事者已心灰气散，余心恨之，而无如何！越年，国事蜩螗，激于义愤，又发起励志会，一时风飚云涌，气焰飞腾，一若可以持久，不逾年而消散，余亦恨之，然犹可原者在。以学生而从事救国，其势不能久也。今又有医会之发动，差幸丁师赞成于前，同志推波于后，而仲英先生，热心任事，擘划其间，执此以测将来，当不至如曩日之无成德也！吾将以卜中医之兴盛，兼以卜吾中华民国国医之消长。"1922年7月，他又创办《江苏全省中医联合会月刊》，阐发医理，弘扬学术。1928年，王一仁因病返杭休养，后举家移居杭州，继续开业行医。

王一仁医技精湛，在学术上反对崇古，主张中西汇通。他曾说："吾敢负责正言，中医必有吸收外来之长，而自成世界医学之日。"其所写《中国医药问题》（1927）一书中，充分反映了这一观点。他力倡中医"学古而不迷于古"，"喜新而不迷于新"，其学术思想和成果体现在中医药物学、方剂学、仲景学、各家学说、临诊经验、书目学等多个方面，并多有创新。例如《饮片新参》中首次区分平补、清补、温补之法，首次录入番泻叶等新药，并在

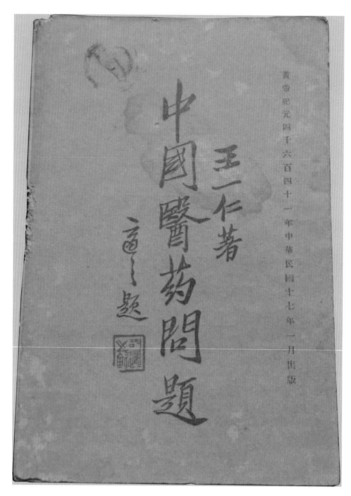

《中国医药问题》

药物形色、性味认知方面每多新见。

在中医教育方面，王一仁亦有卓越的贡献。他自 1922 年从上海中医专门学校毕业后，即留校任教。1927 年秋与同窗秦伯未、许半龙、章次公、严苍山等创办上海中国医学院，并任校总务主任、教授之职。在中医人才培养上，他主张学习西医学先进教育观念，并尝试中医学会短期培训、期刊函授等多种中医教育模式。

王一仁有着深厚的中国传统文化底蕴，平素业医之外，尚好诗文，为当时上海著名儒医之一。其发表于《中医杂志》上的诗作多达四五十首，文学杂感（《心潮录》）达二十余篇。他还曾与秦伯未、严苍山、刘山农、严振声、叶楚伧、曹颖甫、高吹万、钱慈念、许盥孚、姚伯鸿、周心梅、周剑秋、王文濡、邵仲辉、耿伯斋、徐访儒、徐祖芬一起，发起组织了文学社团沧社（社址位于沪杭车站南半松园，另设联系社员的事务所于石皮弄广益中医院）和心社（社址位于上海西门内大街庄家桥头王一仁寓所）。

王一仁曾任上海中医学会第一至第六届编辑长、上海特别市卫生局开业试验委员会委员等职。除了主编《中医杂志》《医药卫生月刊》《三民医药报》，与杨志一合编《上海医报》之外，主要著作有《饮片新参》《三衢治验录》《内经读本》《伤寒读本》《方剂分类》等，并与阮其煜、董志仁合编了《神农本草经新注》。另有文章《霍乱寒热辨》《谷入多而气少，谷不入而气多论》《对章氏（太炎）霍乱论之商榷》《再答辩章氏霍乱之治》《临证笔记》等发表在《中医杂志》和《医界春秋》上。

## 八、陈存仁

陈存仁（1908—1990），原名承沅，又名保康，字存仁。祖籍福建，出身于上海老城厢一个破落的绸缎商人家庭。少年丧父，中学毕业后，遵照父亲遗命学医，起初报考了南洋医科大学攻读西医，苦读两年后，在暑假中患上伤寒症。西医治疗无效后，陈存仁就诊于孟河丁甘仁先生，三剂后热退。中医的独特疗效，使陈存仁萌生了学习中医的念头。1923 年，陈存仁考入上海中医专门学校，并在丁福保门下协助编辑《古钱大辞典》和《说文解字诂林》。为进一步学习国文，先后拜师姚公鹤、章太炎；毕业后，又师从丁甘仁、丁仲英父子及名医谢利恒等。1929年，在南京路平望街口（今山东路）自设诊所，独立行医。同年 2 月，余云岫等人抛出臭名昭著的"废止旧医案"，妄图取消中医。消息传出，民众愤怨，中医奋争，掀起了一场波澜壮阔的抗争活动，这场活动的发

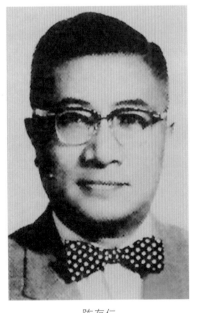

陈存仁

起者之一正是陈存仁。他与张赞臣首先约请谢利恒、丁仲英、陆仲安、夏应堂等沪上名医商议开展抗争事宜，先后筹划召开了"三一七"抗争大会，会后又组织赴南京请愿团，由谢利恒、陈存仁、随翰英、蒋文芳、张梅庵等五人组成，谢利恒为团长，陈存仁为总干事。请愿团到南京后，抗争活动取得了历史性的成功，陈存仁作为总干事发挥了中坚作用。

陈存仁才华横溢，早在 20 世纪 30 年代即有"医界才子"之誉。1928年，他创办的国内首份医药卫生常识报刊《康健报》行销全国，引起很大反响。同时，他参与了民国时期上海中医药多种期刊的办刊编辑工作，还是《申报》《新闻报》和香港《星岛晚报》等专刊专栏的长期撰稿人。著名中医学家程门雪曾有诗赞他："独向医林张异军，眼中诸子只推陈。灵方别有心源得，占尽江南一角春。"

1930 年，年仅 22 岁的陈存仁受聘担任上海中国医学院教授，主讲中医内科学。1935 年，陈存仁主编 300 余万字的《中国药学大辞典》，该书与谢利恒编纂的《中国医学大辞典》堪称当时医药典籍"双璧"。1937 年，陈存仁东渡日本，收集汉医书籍 400 多种，整理出版《皇汉医学丛书》。该丛书不但使我国的医学工作者了解日本中医的发展情况，而且为国内已散佚的古医籍的整理辑纂提供了不少资料，至今仍有影响。抗战期间，陈存仁任上海市中医师公会常务理事。在工作之余，投入大量的精力和财力，搜集中医药书籍和刊物，历十年"早搜夕索，亲临拜访，曲意诚求"。经他搜集收藏的各种版本的古今中医药书籍 6000 余种，还有

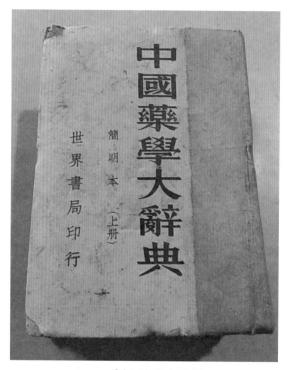

《中国药学大辞典》

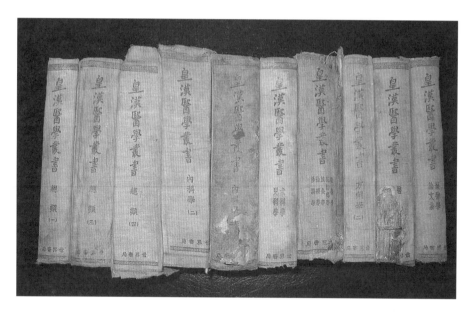

《皇汉医学丛书》

300 多种全国各地出版发行的整套与中医药有关的报纸和刊物。他自建大楼，藏书于上，挂牌"国医研究所"，集医教研于一体。因藏书颇丰，他与杭州裘吉生、宁波曹炳章并称民国时代江南三大中医药藏书家。

1935 年至 1937 年，陈存仁任上海中国医学院总院总务主任。在此期间，他成功策划了当时轰动上海的两个中医药展览会——"日本汉医勃兴展览会"和"国药博览会"，主持筹集资金并建造了中国医学院天通庵新院舍，重建了学院新图书馆和中药标本室，主编院刊《国医文献》等。抗战结束后，除继续医务工作外，陈存仁更多地从事着社会活动和慈善事业。他与许多对中医药有好感的国民党元老，如李石曾、焦易堂、吴稚晖、陈果夫、陈立夫等人交好往来，同时也利用这些社会关系以争取对中医界的支持。他组织了中医研究社，花巨资在威海卫路建造了中医研究社的大楼及附属诊所；他还策划支持编辑出版了我国最早的以《中医药情报》为名的中医信息刊物；此外，他出资组织创建了百技助学金委员会，带头捐款并帮助修造扩建了仁济育婴堂，同时又身兼多个社会团体、慈善机构的董事或理事职务。

1949 年，陈存仁移居香港，在九龙的弥敦道和香港的铜锣湾开设两处诊所，继续行医。在当时的香港，中医治疗多被看作是商业活动，整个香港的中医教育缺乏。陈存仁在诊治病家、治疗疾患的同时，先后受聘于多个中医院校，积极传播中医文化知识。后来，他在香港主持开办了中国针灸学院和存仁医学讲座，主编发行《存仁医学丛刊》，为香港培育了许多中医针灸人才。60年代，应香港《星岛晚报》之邀，开辟"津津有味谭"专栏达17年之久。1964年获韩国庆熙大学名誉博士衔。1980年初，获台北"中国文化大学"名誉博士衔。曾任香港中医师会名誉会长，港九中医师公会理事长、名誉会长，中国针灸学会理事长，中国医药学会理事长，健康情绪学会会长；还担任过香港中文大学中药研究中心主任。1985年隐退，并移居美国加利福尼亚州洛杉矶市。1990年9月9日，因突发心脏病，逝于美国洛杉矶寓所。

陈存仁聪颖好学，医术高超，交游广泛，才华横溢，著作等身，有"中医界才子""医林怪杰"之称。他一生中笔耕不辍，出版《中国药学大辞典》《皇汉医学丛书》《中国药学大典》等30余种医学专著，此外还有大量杂著，较为著名的有《银元时代生活史》《抗战时代生活史》《我的医务生涯》等。

## 参考文献

[1] 中国人民政治协商会议上海市委员会文史资料委员会. 海上医林：上海文史资料选集第六十七辑（中医专辑）[M]. 上海：上海人民出版社，1991.

[2] 施杞. 上海历代名医方技集成 [M]. 上海：学林出版社，1994.

[3] 裘沛然. 中国医籍大辞典 [M]. 上海：上海科学技术出版社，2002.

[4] 陈存仁. 银元时代生活史 [M]. 桂林：广西师范大学出版社，2007.

[5] 陈存仁. 抗战时代生活史 [M]. 桂林：广西师范大学出版社，2007.

[6] 魏治平，谢恬. 医林翰墨 [M]. 上海：上海科学技术出版社，2016.

[7] 张怀琼. 海派中医流派传略图录 [M]. 上海：上海科学技术出版社，2018.

[8] 上海市中医文献馆，上海中医药大学医史博物馆. 海派中医学术流派精粹 [M]. 上海：上海交通大学出版社，2008.

[9] 《名医摇篮》编审委员会. 名医摇篮——上海中医学院（上海中医专门学校）校史 [M]. 上海：上海中医药大学出版社，1998.

[10] 《杏苑鹤鸣》编审委员会. 杏苑鹤鸣——上海新中国医学院院史 [M]. 上海：上海中医药大学出版社，1999.

[11] 李其忠. 丁甘仁学术经验集 [M]. 北京：人民卫生出版社，2017.

[12] 潘华信，严世芸，徐燕. 严苍山学术经验集［M］. 北京：人民卫生出版社，2017.

[13] 袁灿兴. 程门雪学术经验集［M］. 北京：人民卫生出版社，2017.

[14] 《上海医药志》编纂委员会. 上海医药志［M］. 上海：上海社会科学院出版社，1997.

[15] 《上海卫生志》编纂委员会. 上海卫生志［M］. 上海：上海社会科学院出版社，1998.

[16] 姚旭参. 嘉定卫生志［M］. 上海：学林出版社，2011.

[17] 胡国华，黄素英. 海派中医妇科流派研究［M］. 北京：中国中医药出版社，2012.

[18] 张文勇，童瑶，俞宝英. 上海中医药文化史［M］. 上海：上海科学技术出版社，2014.

[19] 李经纬，梁峻，刘学春. 中华医药卫生文物图典（纸质卷）第2辑［M］. 西安：西安交通大学出版社，2017.

[20] 沈伟东. 医界春秋：1926—1937——民国中医变局中的人和事［M］. 桂林：广西师范大学出版社，2011.

[21] 余瀛鳌. 未病斋医述［M］. 北京：中医古籍出版社，2012.

[22] 许洪新. 海上法兰西之韵［M］. 上海：上海锦绣文章出版社，2016.

[23] 朱杰. 经方大家 后世师表——纪念曹颖甫先生遇难八十周年［J］. 中医药通报，2018，17（01）：12-14.

[24] 蒋炳昌. 诗书医家城隍后 书画金石呈风流 秦伯未的艺术世界［J］. 收藏家，2016（10）：50-54.

[25] 吴敬颖，黄瑛. 医文俱佳的近代方书——郭柏良《三一七复兴医方》稿本钩沉［J］. 中医药文化，2016，11（04）：24-27.

[26] 陈稳根，张如青. 近代上海女中医研究概况［J］. 中医文献杂志，2016，34（03）：66-68.

[27] 章原. 民国女医的性别焦虑与身份认同——以民国女医刊物为中心的分析［J］. 南京中医药大学学报（社会科学版），2016，17（01）：23-29.

[28] 邴守兰，纪军，张馥晴，等. 方慎盦及其学术思想考略［J］. 中医文献杂志，2014，32（06）：28-30.

[29] 徐松如. 旅沪徽州人与近代上海中医事业发展［J］. 中医药文化，2014，9（04）：39-42.

[30] 邹振环. 丁福保与"丁氏医学丛书"［J］. 东方翻译，2011（06）：37-46.

[31] 段逸山. 蒋维乔与丁福保比寿［J］. 中医药文化，2010，5（06）：38.

[32] 楼绍来. 儒医半龙与南社及医校同门 [J]. 中医文献杂志, 2010, 28 (01): 36 - 40.

[33] 黄瑛, 张宁. 民国"医界二张"对近代中医教育的贡献 [J]. 中医文献杂志, 2009, 27 (02): 51 - 53.

[34] 殷秀红. 儒医许半龙 [J]. 中医药文化, 2008 (05): 26 - 27.

[35] 楼绍来. 近现代中医史上三位名人——王亦仁、王依仁、王一仁 [J]. 医古文知识, 2004 (04): 16 - 17.

[36] 伊广谦. 丁福保生平及其著作述略 [J]. 医古文知识, 2003 (01): 14 - 15.

[37] 张存悌. 一事长己必服膺——名医求师事略 [J]. 辽宁中医杂志, 2002 (10): 626.

[38] 林廉洁. 近代名医张骧云和他的几件文物 [J]. 上海中医药杂志, 1986 (05): 49.

[39] 陈健民. 近代名中医陆渊雷先生年谱 [J]. 天津中医学院学报, 1986 (01): 43 - 46.

[40] 江育仁. 徐小圃先生治学二三事 [J]. 山东中医学院学报, 1983 (04): 1 - 4+13.

[41] 朱云达. 从曹颖甫、秦伯未治愈"膀胱欬"说起 [J]. 辽宁中医杂志, 1983 (04): 30.

[42] 余瀛鳌. 余奉仙、余无言传略及其医著 [J]. 南京中医学院学报, 1983 (02): 58 - 59.

[43] 朱音. 汪莲石与《伤寒论汇注精华》考述 [J]. 中医文献杂志, 2014, 32 (03): 49 - 52.

[44] 张如青, 毛梦飞. "满院杏花谁作主"——纪念谢利恒先生诞辰130周年暨逝世60周年 [J]. 中医药文化, 2010, 5 (05): 21 - 26.

[45] 杨枝青. 蒋维乔中医静坐养生法学术初探 [J]. 中医文献杂志, 2008, 26 (04): 41 - 43.

[46] 金芷君, 楼绍来. 环肥燕瘦各千秋——记针灸学家陆瘦燕及其夫人 [J]. 医古文知识, 2004 (02): 26 - 28.

[47] 陆贞雄. 神医陆士谔 [J]. 中医药文化, 2012, 7 (05): 29 - 31.

[48] 张存悌. 何鸿舫方签墨迹欣赏 [J]. 中医药文化, 2009, 4 (04): 15 - 16.

### 第三章

# 文载医道

我国古代医学发展史上，早期的医药机构和医药管理规定主要是针对官方，特别是为宫廷医药所需而设。在民间，医生的入职门槛较低，也无需特别的手续。郎中的招牌用以糊口或许不难，但若想成为一名真正的良医、名医则着实不易。"药王"孙思邈在《千金要方·大医习业》中说要想成为"大医"，除熟练掌握医药知识外，又须"妙解阴阳禄命、诸家相法及灼龟五兆、《周易》六壬，并须精熟，如此乃得为大医……若不读五经，不知有仁义之道；不读三史，不知有古今之事；不读诸子，睹事则不能默而识之；不读《内典》，则不知有慈悲喜舍之德；不读《庄》《老》，不能任真体运，则吉凶拘忌，触涂而生。至于五行休王、七曜天文，并须探赜。若能具而学之，则于医道无所滞碍，而尽善尽美矣"。孙氏所言并非夸张，中医学的诞生与发展离不开古代文化的滋养，中医学与天文、历法、地理、农学、乐律、兵法等相互融通。古语云："医之道，非渊博通达之人不可学；非虚怀灵变之人不可学；非勤读善记之人不可学；非精鉴确识之人不可学。"古代医家中博学多才者众多，饱学之士也多涉猎医道，多学科的交融互通可谓是中医学的一大特色。

深厚的人文底蕴是海派中医的重要特色，诸多海派医家除医术超群外，多兼擅众艺，如书法绘画、吟诗作文等不一而足。除传统艺术外，身处上海这样繁荣的大都市，更为海派医家们提供了发挥才能的广阔空间，如《小说月报》主编、任职于上海商务印书馆的恽铁樵；出版30部著作，妙笔生花的陈存仁；创办上海中医专门学校、上海国医学院、上海新中国医学院等机构的中医教育大家丁甘仁、陆渊雷、朱南山……许多医家在诊病之余，建医院，办学校，创立报社，兴办药厂，开设药店，等等，众多临床诊疗的名医同时活跃在教育界、出版界、文学界、美术界以及商界、政界等，客观上实现了学科交融，激发了创造力。众多海派医家在行医问诊之余，著书立说，编写教材，创办期刊，甚或在广告领域大展才能，在书法绘画等艺术天地中挥洒自如，成为近代中医界一道亮丽的风景。

近代是思想激荡的时代，舶来的西方科学与文化猛烈冲击着传统的中国，人们的思想较之以往更为活跃。西方现代医学通过知识精英的传播，在中国逐渐普及开来，并开始冲击本土的中医学。但是，扎根于深厚传统文化土壤的中医学依然在求新求变中顽强生存着，并不断汲取现代医学知识，在自我批判与坚守中完成艰难蜕变。这种变化不同于以往任何时代，不再是中医体系内的自我改良，而是一种由外而内的全新变革，这个过程至今都未结束。其范围远超学理的探讨和学术的争论，涉及东西方文化之争，进而引发全社会的关注。或褒或贬，或偏颇或持中，不同观点，各种看法，莫衷一是。

客观而言，这种变革无疑促进了中医学术的进步。一个突出的表现便是：这一时期诞生的医学著作数量超越了任何一个时代。据统计，民国时期出版的中医药著作数量占 1949 年前出版的中医药著作总数量的三分之一。中医学的各种新理论、新观点不断涌现，并通过著作得到广泛传播。此时的上海在中国经济与文化版图中具有举足轻重的地位。在这些著作中，海派医家无疑是重要的作者群体，中医药书籍无论在数量、质量，还是出版发行上均具很大优势。限于篇幅，兹将该时期的中医药书籍按内容划分进行简要分析。

## 一、经典文献，穷原竟委

中医学是建立在经典理论上的学科，对古代经典文献的考据、引证、发挥是中医研究的重点。

民国时期的医家多经历晚清和民国两个不同的时代，阅历丰富，学术功底纯青。他们在传统考据学风的影响下，重视对古典医籍的考证、校勘和诠释，辑复整理出一大批考据精详、论理准确的古医籍文献。

晚清著名学者海上文人于鬯的《香草续校书·内经素问》（1910 年）是这个历史过渡阶段的重要著作。该书承乾嘉之绪，遍校经子，补前注之未善，还经籍之本原，对《素问》102 条原文进行校勘和训诂，同时对《内经》存世的各个版本的详细情况及源流进行考证，综合运用各种训诂方法，实事求是，探赜索隐，内含大量训诂校勘语料。书中从文字训诂角度对古医籍文献进行整理研究的方法，成为后世中医文献研究的范本。

海派医家中，汪莲石、恽铁樵、秦伯未等人在中医经典文献的研究方面落墨卓著。如《伤寒论汇注精华》（汪莲石，扫叶山房，1920 年），汇集喻嘉言、陈修园、舒诏、柯韵伯、李肇天、汪双池、王苓友、罗紫尚、孙广从、张盖仙、陈师亮、陈平伯、周宗超、周镜园、萧克协、舒帝锡、薛步云、程郊倩、魏念廷等数十位医家的观点，堪称集前代注家之大成者。

《伤寒论辑义按》（恽铁樵，商务印书馆，1927 年）则拓展了经典文献研究的视野，该书以日本汉医学家丹波元简的著作《伤寒论辑义》为蓝本，集注 32 位医家，自谓"除陈修园外古今最著名之伤寒注家已网罗殆尽"。恽铁樵在编按过程中，删除模糊空谈、不切实际的内容，融汇了个人研究《伤寒论》的主要心得，其药量以陆九芝为准，六经关系以《内经》形态为准，生理关系以西医为准，各方变化以临床实际为准。

另外，秦伯未编写的《内经类证》（上海中医书局，1929 年）对《黄帝内经》50 种病类和 357 种病证进行了整理，每一病类分成概论和各论，一般按照因、症、脉、治的次序排列，其文忠于《内经》原旨，是从病类和病候角度研究《内经》的著作。他的另一部著作《秦氏内经学》（上海中医书局，1934 年）又将《内经》条文按现代医学的模式分为生理学、解剖学、诊断学、治疗学、方剂学、病理学、杂病学等篇，使《内经》更有条理，更为系统化。晚年，秦伯未将《内经》条文与自己的临床经验相结合，编写成《〈内经知要〉浅解》，该书按照明代李中梓《内经知要》原本的顺序，逐字逐句进行注释，挖掘《内经》理论的临床价值，对学习研究中医理论极具价值。秦氏《内经》研究专著还有《内经病机十九条之研究》（上海中医书局，1932年）、《群经大旨》（上海中医指导社，1932年）、《读内经记》（上海中医书局，1936年）、《内经学讲义》（抄本，1932年）。在《内经》研究领域的长期耕耘，使得秦伯未获得了"秦内经"的美誉。

除了上述著作外，近现代海派医家费通甫、吴考槃、陈无咎、朱志成、潘澄濂、蔡陆仙、斯衡峰等医家均有专著出版。总体而言，这一时期海上中医对经典文献的研究，一方面着力于历代文献的梳理，一方面拓展新的视野，对文献研究方法进行创新，在传承古代经典文献方面，起到了承上启下的作用。

## 二、基础学科，雏形显现

中医基础理论体系的构建以《内经》《伤寒》等经典为基础，自秦汉以来，已逾两千年，但与现代西方医学理论构建在自然科学理论基础之上的严密体系相比，缺乏严密性和规范性。这一体系的缺漏，也成为反中医者攻讦的重点。

如余云岫撰写的《灵素商兑》（铅印本，1916年）攻击《黄帝内经》为"数千年来杀人的秘本和利器"，认为《内经》无一字可取，并以此否定中医理论的科学性。为此，中医界有识之士迅速做出反击。恽铁樵出版的《群经见智录》（又名《内经纲要》《内经讲义》，武进恽氏铅印，1922年）及《见智录续篇》（1933年），从阴阳、五行、脏腑等方面逐一驳斥余氏谬解，对《内经》理论提出大胆见解，一扫旧学以经解经、引经考据的陈规陋习，独辟蹊径，革新旧说，比较全面系统地整理了中医经典及重要著作，有力地批驳了余云岫的谬说。他的另一部著作《生理新语》（又名《新生理》，上海华丰印刷铸字所，1928年）则从《内经》出发来阐释人体的生理病理。恽铁樵的著作阐明了《内经》理论的科学性，将中医理论研究提到了一个新的高度。

海派中医将中医基础理论体系研究作为中医学术发展的重点，主要有三种研究方式：

其一，依照原有的传统医学理论体系研究中医基础理论。如《铁樵函授中医学校讲义》（1928 年）的中医基础理论部分，包含《内经讲义》《伤寒论讲义》《伤寒广要讲义》《金匮辑义》《金匮辑义讲义》《温病讲义》等，这些书籍是从中医经典的文献出发，中医特色明显，与现代医学的理论体系依然存在鸿沟。

其二，借鉴现代医学思想来阐释中医基础理论。如叶劲秋编写的《中医基础学》（上海少年中医社铅印本，1933 年）涵盖全面，全书以现代生理、病理、诊断、治疗分章，在生理部分概述精神魂魄血气、胸臆咽喉唇舌、脏腑、营卫、气、精、津液、十二经络的功用；病理部分论述百病之生、疾病与天时、病必因虚、病邪传舍、阴阳虚实之变、五脏虚实、肠胃寒热、神气血形成之有余不足，以及风、寒、热、积、厥、痹、痿、痛等证之病理；诊断部分分述诊法纲要、诊有四时、平脉与病脉、五色荣枯、皮肉气血筋骨之辨、五虚五实、险逆症等；治疗部分列述治法纲要、大毒治病、无毒治病、气味阴阳厚薄、正治反治、标本治法等。

姜春华的《中医基础学》（1946 年）则将中医基础理论进一步精简，从脏腑总论、脏腑各论、营卫气血、经脉、阴阳五行、运气等方面阐述中医基础理论，为现代"中医基础理论"学科的形成提供了初步的范式。

其三，借鉴现代医学学科体系，构建近代中医基础理论研究体系。例如，近代上海中医学校的教材中，纷纷设立《中医诊断学》《中医生理学》《中医病理学》等课目，这些课目主要从中医经典文献中，将分散的关于人体和疾病的知识经过重新整合而形成的。如包识生撰写的《中医生理学》（中国医学院讲义，1937 年）简要介绍了中医生理学基础，其内容多出自《素问》《灵枢》等经典医籍，同时强调人与自然密切相关的道理，并汲取西医学的知识，是 20 世纪 30 年代上海中医教材的典型代表。

总之，近代中医基础理论体系的构建是近现代中医学术发展的重要组成部分，是中医现代化、科学化的尝试，海派医家在这一过程中颇有建树。

## 三、临床实践，精研医道

近代，上海虽然是西方医学进入中国的桥头堡，但中医药依然在此充当治疗疾病的主角。上海汇集了来自全国各地的医家，尤以邻近的江浙两省居多。这些医家多学验丰富，其宝贵的临诊经验也随着上海地区发达的印刷产业而得到很好宣传和留存。此外，大量的人口为医疗提供了广大的市场，而多数医家由外乡迁来，唯有不断钻研，提高临床诊疗水平，才能在上海站稳脚跟。这些医家在临床上不断总结经验，并进行新的探索，其间形成了数量庞大的临床诊疗专著，主要有以下几类：

### （一）疾病诊疗类医籍

中医学注重对疾病诊治规律的总结，主要包含病、证、方、药等部分。识其病，辨其证，拟其方，用其药，是中医临床的基本过程。医家通过对疾病治疗的反复实践和不断总结，得出对疾病规律性的认识。近代海派中医医家在疾病诊疗方面的书籍主要有以下几类：

1. 诊法类医书

识病是中医认识疾病、辨别疾病的重要环节，是中医诊断学的主要内容。在新文化运动、科学化运动等因素影响下，中医诊断学术齐头并进，一方面仍以传统的望闻问切为主，以《内经》《难经》《伤寒杂病论》等经典著作为指导，博采后世诸家之说，进一步总结完善中医诊断的学术理论。另一方面，由于西医诊断方法的普及，近现代医家开始思考如何使传统中医诊法适应时代发展的要求。这一时期诞生了大量关于诊断的书籍，据韩素杰的统计，民国时期上海出版的诊法学著作占全国此类著作的33％，居各地之首。这类书籍可以大致分为三类，即诊法的补充与完善，依据经典对传统中医诊法的校验，结合现代医学知识和方法对中医诊法进行思考。

如《脉学发微》（恽铁樵，1926 年）以"阐经训，标新议，解疑误，达征旨"为目的，依据《内经》《伤寒论》《脉经》《千金》等中医经典，结合现代医学对脉的认识，阐述脉学的本质。《诊断学讲义》（吴大超，中华医药研究社，1940 年）重点论述望诊，多在《内经》原文基础上演绎发挥。

又如《中医诊断学》（叶劲秋，上海少年医药学社，1937 年）辑录各家学说类编而成，引文注明出处，或在引文基础上稍加按语，编纂条理，论述有据，有助于医家临证。

另有保存个别医家诊断经验的著作，如：《脉学辑要》（丁甘仁，1917年）辑录李时珍、蒋趾真、陈修园的脉诊内容；《国医舌诊学》（邱骏声编著，秦伯未校正，上海中医书局，1936年）采用杜清碧、薛己、徐灵胎、叶天士等论述。也有保存自家经验的著作，如《舌胎统志》（傅雍言，上海中医书局，1930年）保存了傅氏先祖的舌诊经验。

这些著作或节录前人或近人诊法，或总结诊法要诀，或补前人之不足，于近代中医诊法而言，一方面保存了前人的宝贵诊断经验，另一方面也使得中医诊法得到补充与完善。

2. 辨证类医书

由于受现代医学对疾病认识的影响，近代中医临床更加注重辨证论治与辨病论治的结合。这种辨病，不仅是辨别中医的病，更是以西医的病为纲目，参合中医的辨证思想进行治疗的新尝试。如《内科概要》（许半龙，半龙医药书社，1925年）依循环系统、呼吸系统、消化系统、排泄系统、生殖系统、泌尿系统、神经系统、感觉器病、肌肤系病及传染病等来分析疾病，再依中医的辨证分型来处方用药。这种治疗的思路逐渐成为后世医家临证的重要思路。

随着这种辨病论治思想的逐渐深入，内科专病的著作也越来越多。如陈存仁的《胃病验方》，对古今治疗胃病的验方进行了编辑整理，按照胃病病因、症状分别阐述，条理清晰，内容翔实，是一部非常实用的治疗胃病的临床手册。

3. 方剂类医书

海派医家在治疗内科疾病的选方用药方面也做了有益的尝试和总结，如《治疗新律》（秦伯未，上海中医指导社，1932年），是秦伯未在总结前贤诊治各类疾病学术经验的基础上，结合个人诊疗心得，将病证疗法归纳为"十三纲治律"，即"痰、食、气、血、虚、风、寒、暑、湿、燥、火、疫、虫"十三纲，以"纲"统"律"，以"律"统"法"。这些"治疗律"包括了前人的七剂八法、外感内伤、脏腑病变的各种治法。其法条理清晰，系统全面，简明扼要，适于实际。

《古今医方集成》（吴克潜，大众书局，1936年），全书收方 1 万余首，采集方书 170 余部，简要论述了各方主治、功效、药物组成、用法用量及峻猛方药的注意事项等，同时还保存了许多已佚方书的内容，是近代方书之集大成者。

《中国医药汇海》（蔡陆仙，上海中华书局，1936 年）的方剂部分，收载了历代有关方剂理论的论述，分总论、方剂性味气化配合、治法、病证等项目，共搜集各科方剂 470 余首。

4. 本草类医书

对于药物的临床运用，近代海上医家总结编辑了一些贴近临床实践的实用书籍。如丁甘仁的《药性辑要》（上海中医专门学校，1917 年），取材于《本草通玄》《本草纲目》《本草从新》。全书分两卷，正文前有"药性总义"，概括说明药物的性味归经和升降浮沉，共收药 366 种，附药 58 种，分草、木、果、谷、菜、金石、土、人、兽、禽、虫鱼等 11 部。对于每一种药物，首先以骈文形式突出药物的功能主治，然后对药物毒性、配伍宜忌、药理分析及加工炮制等做简要分述。与传统本草书籍不同之处在于，该书还结合丁氏 20 余年临证用药心得，对药物的注释进行发挥，最后附上"药性赋"，便于读者学习和记诵。

秦伯未的《药性提要》（上海中医书局，1930 年）为《家庭医药常识丛刊》之一，收药 388 种，以药物功效分为 12 类，每类之下又分若干节，每药介绍气味、主治（实为功用）、用量三项，力求简明。

（二）临床经验类医籍

中医重临床重实践，积累了大量宝贵经验，这些经验多依赖于口口相传的方式流传至今，只有部分能以书籍的形式保存下来，且常为语焉不详之辞。针对古代医籍这一痛点，秦伯未刊印的《清代名医医案精华》（1928 年）指出，"中医学术发展至宋元竟尚虚玄，好言遑辨，至清而中兴，医家之盛，远胜于前，而医案乃中医价值之真凭实据"。因此，秦伯未在撰写此书时强调医案的完整性与规范性。该书以医家为纲，以证为目。每一医家均冠以小传，明确师承关系、学术渊源。每家医案均按其特点收集数十种病证，包括常见病及疑难杂证。该书辑录了清代名医叶天士、薛生白、吴鞠通、尤在泾、曹仁伯、王旭高、马培之、王九峰、陈莲舫、秦笛桥、张聿青、巢崇山、丁甘仁等 20 家医案 2069 则。秦氏此书虽为名家医案的收集，但为后世研究医家的学术经验、学术流传提供了良好的线索。

此外，对于上海医家经验的收集整理也开始显现。潘绑娴编《上海名医医案选》（1939 年，抄本）选辑上海严苍山、李遇春、姚永江、徐丽洲、唐吉父、王慎轩、方公溥等 7 位近代名医的临诊验案 1200 余则，膏方 5 则，分为 7 辑，涉及内、外、妇、儿、五官等科。本书亦以医家为纲，病证为目，记录名医对常见病或疑难危重证的独特诊疗过程。

### （三）疫病诊疗专著

由于人口的不断聚集，公共卫生条件的简陋，近代上海经常出现疫病流行，若完全依赖西医来承担公共卫生防疫的任务又明显力不从心。因此，针对疫病的防治，中医界也积极参与应对，并获得不俗的疗效。由于明清时期兴起的温病学说是中医学治疗此类疾病的有力武器，所以，近代海上医家多从中医温病理论出发，防治疫病，并刊发了不少这方面的著作，为中医争得一席之地。

谈及中医温病理论，民众多以叶天士、吴鞠通为之始，温病理论实则源于《内经》《难经》。谢诵穆的《温病论衡》（上海知行医学社，1936 年）从温病学说思想的变迁开始阐述，研究了从《内经》《难经》到戴北山、陆九芝等古今 28 家温病治疗的不同论述，记载多种温病的病证，并对伏气与外感、伤寒温病与时行疫疠的临床表现进行鉴别。此外，该书还把温病症状与西医学病名及疾病某一阶段相比照，改变了人们对温病唯叶、吴两家为主的固有认识，拓展了中医温病学的思路。

恽铁樵《温病明理》（上海民友印刷公司，1928 年）则引入西医细菌感染致病的概念，认为中医伤寒温病的致病概念模糊，难以把握，应该引入西医细菌理论。该书综合前贤高论及温病所述三焦辨证等有关专题，对主要的温病学派及温病治法等予以评述，反映了作者在温病领域中西汇通的观点。

近代中医疫病治疗专著中吸收了西医传染病学的思想，且运用中医辨证施治对特定疫病进行研究和探索。如陈存仁的《伤寒手册》（又名《湿温伤寒手册》，上海中医药学社，1948 年）是我国研究肠伤寒的首部中医专著。该书对西医肠伤寒病进行中医辨证施治，并对湿温伤寒提出独特见解，将温病与伤寒融为一体，打破"伤寒有五"的划界和张仲景等诸家学说，另立湿温伤寒一名，对肠伤寒病的证治进行系统阐述。

此外，还有一些面向大众的温病学著作出版，如《温病讲义》（恽铁樵，铁樵函授中医学校讲义，1928 年）、《时病常识》（徐相任，铅印，1920 年）、《温热病问答》（蔡陆仙，上海华东书局，1935 年）、《四时治病全书》（陈景岐，上海中西书局，1939 年）等，这类著作便于大众学习温热疾病的治疗，普及医学知识。

## 四、中西汇通，存古维新

西方医学进入中国，极大冲击了我国现有的医学体系，不断刷新人们对医学的认知。中医学该如何发展，如何处理中西两种医学的关系，是摆在近代医家面前不可回避的问题，即使是固守传统的医家也开始思考这个问题。更为紧迫的情形是，从民间到学界，乃至政府，都产生了要消灭中医的思潮。上海是西医进入最早、发展最快的地方，身处其间的中医业者感受最为深刻。学术界乃至社会上逐渐出现中西医孰优孰劣、是否吸纳西医学知识、多大程度上接受西医学知识等讨论。在不断的争辩与论战中，中西汇通的思想逐渐形成，而这一过程可从近代上海医家的著作中得以真实再现。

首先，在看待中医学发展的问题上，海上医家多有论述。丁福保认为中西医学应当互通互补，所谓"撷采彼长，以补己短，适为保存国粹之唯一途径"。恽铁樵的《伤寒论研究》（上海商务印书馆，1923 年）主张中国医学应在"存古"的基础上"维新"，维新的目的则在于使"中医与西医相化合而吸收其精华。吸收近代科学及医学知识的同时，又能避免完全比附西医名词的偏颇"。

陆渊雷在其著作《诊断治疗学》（1935 年）中说，"中医欲识病，不可不兼学西医之诊断"，故其书于"望闻问切及扪腹之先，略述西医诊断法"。他对中西医学关系和中医学发展的问题观点颇多，主要收集在《陆氏论医集》（上海民光印刷公司，1933 年）中。该书系陆氏与友人论辩医学疑惑，讨论学术精义及观点主张的文集，按照讨论时间排序，由陆氏夫人沈本琰整理。书中内容涉及颇广，较为集中地反映了陆氏的医学主张，阐述了中医、中药必须迎合时代潮流不断发展和提高的观点。现在看，这种鲜明的观点尤为可贵。

其次，中医学为适应新时代的发展，尝试在理论体系上与现代医学接轨。而能否接轨、如何接轨，则成为中西汇通必然要解决的问题。

如恽铁樵首先提出中西医基础不同，体系不同，方法论不同。他的《生理新语》（上海华丰印刷铸字所，1928 年）依据《内经》"此阴阳更胜之变，病之形能也"，提出中医的"形能"概念，与现代医学的生理概念相联系，并以此阐发中医医理。书中涉及中西医学概况、细胞学说、神经学说、腺体学说等最新的医学知识。作者自评此书"不新不旧，亦新亦旧；不中不西，亦中亦西"。其另一著作《脉学发微》（又名《脉学讲义》，1926 年），明言"中西医函授不同，东方文化与科学之间有捍格"，该书结合西医解剖生理学知识来解释中医脉学，这是中西汇通思想在脉学上的具体应用。

又如祝味菊《病理发挥》（1931 年）以说理为重点，对中医的营卫气血、阴阳虚实等概念进行阐述；对疾病的症状、预后、经过、转归等方面则多参考现代医学的知识。他还认为细菌只是疾病的表症，真正原因还是在于中医的"六淫"。

同时，在药学研究领域则更多采用现代科学的方法挖掘中药的功效，如赵燏黄的《中国新本草图志》（国立中央研究院化学研究所，1931 年、1932 年）是中药现代研究历程上的重要著作。他任职上海中央研究院期间，决心致力于《本草纲目》和《本草纲目拾遗》的现代研究，在生药学、药化学、药理学基础上编撰此书。这是第一部采用现代科学方式研究古代本草的专著，也是第一部具有本草考证意味的专著，在中国本草学史上具有承前启后的重要意义。蔡元培称道此书"将一扫旧式本草之瑕点，而显其精华；使读者对于新学说之成绩，一览了然"。

从此，中西医除了在医学理论上的汇通外，也包括了治疗方法和手段上的汇通，这使得中西汇通更具实际意义。如丁福保编著的《中西医方会通》（上海文明书局，1910 年），该书共 10 章，收载病症 128 种，中西药方 1525

首，其中外国方721首，中国方804首。作者认为外国医方也可以补中医之不足。另如卜子义撰，秦又安校《中西汇通简明医学》（上海中医书局，1936年），全书分载各科病症145种。共13章，各章均以中医脉症病治为主，间或附以一些西药处方。这种将中西医学的治疗方法兼而用之的方法，将理论的争论搁置，以疗效为检验标准的探索。从另一层意义看，在中西医学理论汇通尚处于缓慢探索阶段，在临床实践上先行一步不失为一种好的选择。虽有后人讥之为"一根针＋一把草＋两片阿司匹林"，但却是倾向于医学实践的一种妥协，反映出当时中西汇通的时代特征。

在中西汇通的路径实现上，将西医理论介绍给中医界也是重要方面，其中丁福保的贡献尤为巨大。丁氏积极实践中西互通的理念，翻译编辑医书多达160余种，如日文医书《化学实验新本草》（1909年）、《中外医通》（1910年）、《汉方实验谈》（1914年）、《汉法医典》（1916年）等。这些译著汇集成《丁氏医学丛书》（1912年）。丛书中的《新脉学一夕谈》（上海医学书局，1926年）收集西医学说，分上下两卷。作者大力倡导中医科学化，以西医解剖生理知识来解释脉学，认为脉动是因心脏收缩压送血液于动脉内而成的一种波动。其所谓"新脉学"实际为西医的检脉。

此外，在中西医学碰撞交流过程中，民众对中医认识的普遍模糊是导致中医困境的重要原因。针对这一问题，许半龙撰写了《鸟瞰的中医》（新中医社，1928年），该书收载许半龙的文章10篇，从中医的定义、范围、目的、价值、源流、与西医之比较、论教育之关系、整理与推行、外人之信仰等方面介绍中医，充分肯定中医在世界医学上的地位及作用。他指出中医治病范围有广义和狭义之分，广义包含熨、灌、方药、手术等各种治疗方法；狭义仅指汉以后以方脉证治为主的医疗技能。他还提倡打破家传旧制普及中医，将中医的目的纳入社会医学的范畴，即提高个人健康率和减少社会死亡率，为人们自身的需要服务，以此摆脱中医作为辅助医学的角色。

除了专业的医家外，社会贤达也积极投身中西汇通运动，如著名的思想家、朴学家章太炎，深谙医理，一度被誉为"国医革新之导师"。其弟子孙世扬于1938年以章氏国学讲习会名义出版《猝病新论》（章氏国学讲习会，1938年），该书记录章太炎有关中医的看法，收其论文38篇，书中广泛涉及中医热点问题，如评价中医的五行学说，杂论温病的病因和方法，批驳本草学始于扁鹊弟子子义，谈论《伤寒论》原本及注家的优劣，以及鼠疫和肺结核的中西疗法，既有理论创建，又有病证述说，考据详实，中西汇通。

以上为中西汇通过程中，中西医学相向而行的方面，这种过程并非一帆风顺，其间，也出现了一股回归中医本源的思潮。背景是在引入西医理论的过程中出现了一些不成熟的表现，如在实际中过多强调西方医学理论而磨灭歪曲中医理论，或者在用西方医学理论来阐释中医学理论过程中出现的一些牵强附会的地方，这在中医学界，乃至整个医学界都引发了批评。有些学者开始反思，提倡尊重古代医学经典，恢复中医理论的本来面貌。如在脉诊方面的"脉学复古"运动，是这种学术回潮的典型代表。该运动认为脉诊之所以被诬为不科学，是由于汉代之后的医家脉诊独取寸口，使脉学古义不存，应当倡导恢复秦汉时期脉法的古义。这一运动的发起者姚心源撰写了《脉学复古》（上海佛化医院，1935 年），收载《姚心源致焦馆长书》《改正国医脉学刍议》《为改良国医脉学演讲词》等文章。全书论脉多为有感而发，题材类似杂谈。后该书被收录到他与张子英合编的《脉学丛书》中，丛书共 4 集，收录文章 29 篇。他认为中医能与西医媲美者唯有脉学，"直取何经之脉，以候何经之气，比较确实而有证据，合乎科学而有实验"。在阐释《内经》《伤寒杂病论》有关三部脉法理论的同时，他结合西医解剖生理学知识、临证实践及科学实验方法证明三部脉法的科学性。

## 五、工具书籍，广采博收

近代以来，随着印刷技术的进步，信息收集与传播的速度相较于以往大大加快，当时的人们已开始面对"信息大爆炸"的到来，中医药的知识得以大量刊印和传播。为了便于人们获取到相关内容，工具书和丛书的编撰也逐渐引起中医药界的重视。

### 1. 工具书

近代上海出现了一批重要工具书，例如《中华大字典》（中华书局，1915 年）、《辞海》（中华书局，1915 年）、《辞源》（商务印书馆，1908 年）等。这些工具书既继承古代工具书体系，又兼顾收集时代的新事物，成为具有近现代特征的工具书。

这一时期在中医方面也有一批专业工具书的编纂和刊行，具有代表性的如《中国医学大辞典》《中国药学大辞典》。这两部工具书内容上具有承前启后、汲古纳新的特点，在近代上海中医药学术知识体系构建上发挥了重要的作用。

（1）《中国医学大辞典》

对于中医而言，需要一部类似《说文解字》《尔雅》的辞书来帮助读者理解中医的各类词汇的涵义。虽然《古今图书集成医部全录》按照时代的顺序将中医文献内容以"类目"的形式编排在一起，但其体例与内容均不符合辞书编写的基本规范与要求。谢观编写的《中国医学大辞典》首次解决了该问题。

谢观在祖父谢润未刊行的《医学经纬》基础上，参考了2000余种医籍文献编纂成《中国医学大辞典》。是书1914年开始筹编，1917年上海中医专门学校成立之后，谢观集该校师生之力全力投入编写，至1921年春，历经7年完成了这部大型中医工具书的编纂和付梓。

全书"搜集之名词，以中国原有医书所载者为限，故定名为《中国医学大辞典》"。所辑词目，包括病名、药名、方名、身体、医家、医书、医学7大类，共37000余条目，计350余万字。词条的排列方法与现代辞书的编排方式相同，即以字的笔画为序，少者在前，多者在后。为方便检索，书后附有四角号码索引，还编有《辞头索引》《辞条索引》。

谢氏在编写该书时，曾考虑"年年纂修，以符学术之进步"，一方面考虑不断纠正书中的错讹，另一方面也跟进学术进步最新成果，丰富辞书的内容。其条目检索方式中采用的四角号码查字法，为商务印书馆编译所所长高梦旦刚创制不久，即被引入中医辞典的编写。但由于"全书排刊工程浩大，书商无法修正"，谢观不断纂修完善《中国医学大辞典》的愿望未能付诸实施，实为近代中医学术的一大憾事。

该书1921年7月首次出版，后又分别于1926年7月、1933年8月两次再版。新中国成立后，分别于1954年12月、1955年4月及8月三次重印。前后共刊印六次，可见其影响力巨大。陈存仁评价该书，"国医应用之典实，罔不罗载，考讹纠谬，详予博究，而编辑之法，纯得科学条理，千秩盈缩，简约易览，是以医药同仁，佥视为枕中之秘，出版迄今，凡三十二版，行销册数，约数十万余部"。

《中国医学大辞典》是近代收罗宏富、剖析详明、体例新颖、嘉惠医林、启迪后学的重要医学工具书，至今仍具有实用价值。

（2）《中国药学大辞典》

继谢观《中国医学大辞典》之后，1935 年陈存仁参考了中国历代本草文献 222 种，日本汉医书籍 40 种，以及当时的药学研究论文，主编《中国药学大辞典》，并由世界书局出版。该书是我国近代第一部具有重要影响力的大型药学辞书，奠定了现代药学辞书体例的基本框架。全书分上下两册，计320 余万字，词目 14000 余条。收录中药达 4260 种，附方万余首。所录药物均列正名、处方用名、古籍别名、外文学名，载明产地、形态、成分、效能、主治及用量等，更附"历代著述考证""国外学说""近人学说"及"参考资料"等内容。

《中国药学大辞典》采用现代科学思想方法来整理研究历代本草，"所有旧有药学上之科学材料及近世化验发明之新学说，尽量采入，而以辞典之方式编撰"，对药物的分类体系沿用传统本草典籍的方法，对于辞条的内容也以传统中药知识为主，同时又以现代生物学方法对药物进行分类，增加最新的药物研究成果。书中涉及了生物分类、形态以及现代化学等科学知识，并引用了相当数量的外语医药文献，使得书籍在当时有较广的受阅面及影响力。

1937 年 4 月，世界书局推出了《中国药学大辞典》的简明本，当时的社会名流章太炎、吴稚晖、蔡元培、萧龙友、丁福保为书作了序文。简明本将原书内容压缩至五分之三，更加注重药物的实用性，因此出版后非常畅销，几成当时中医从业者必备工具书。

1956 年，人民卫生出版社又一次重新校刊出版《中国药学大辞典》，1979 年，台北世界书局增版《彩图增订本中国药学大辞典》，增加 700 多种常用药物的分类索引。据统计，该书前后再版达 27 次，足见其深远的学术影响力。

同一时期，陈存仁尚有《中国药物标本图影》一册单独出版，书中收录了中药标本彩图 800 余幅，黑白照片、钢笔画若干。

此外，还有《中国医学自修书目》（张赞臣，1931 年）、《历代医学书目提要》（丁福保，1910 年）等工具书出版，使得近代上海中医药学术思想更加丰满。

2. 丛书

近代医家非常重视丛书与类书的编撰。据统计，我国现存 500 多种中医药丛书，近代出版的就有 130 多种。根据《中国医籍大辞典》记载，现存民国时期中医综合性著作共 219 种（包括日本），其中上海地区出版的约有 68种，其中《皇汉医学丛书》《丁氏医学丛书》等中医药丛书，出版后流传甚广，影响深远，延绵至今。

（1）《皇汉医学丛书》

由沪上名医陈存仁将所收藏的部分日本汉方医书汇编翻译而成。陈存仁早年在北京、上海等地多方收集日文汉籍，并通过邮寄方式从日本购买日本汉医籍。1936 年，他又亲赴日本，遍访书肆，购置汉医书籍 400 多种，聘请了当时日本自然科学研究所的野村上昭负责翻译。1936 年至 1937 年，世界书局陆续出版了《皇汉医学丛书》。

丛书辑选日本汉方医书 72 种，13 类，包括《素问识》《难经疏证》《医事启源》《医治摘要》《中国医籍考》《中国内科医鉴》《伤寒广要》《金匮玉函要略述义》《温病之研究》《产论》《幼科证治大全》《针灸学纲要》《药治通义》《脉学辑要》《方剂辞典》《医剩》《北山医案》《中国医药论文集》等，涉及中医基础理论、临床各科及方药、医案、医论等，内容广泛丰富，反映了日本汉医发展的状况及水平。

《皇汉医学丛书》所收录的多为日本古方派的代表性著作，如丹波氏的《素问识》《素问绍识》，对《黄帝内经·素问》的注释与考证有独到之处；《中国医籍考》至今都是中医文献研究的主要参考工具书。作者自谓该丛书以"日本多纪氏谨严之逻辑，丹波氏明晰之诠释，东洞氏自立一派，汤本氏独抒卓见，宫献氏研究精密，冈西氏证引博洽，以及久保氏之科学见地，岩崎氏之治学功夫，并足称述"。

该书是中国首次大规模刊印海外中医书籍。它不仅使我国的医学界能深入了解日本汉医界的学术发展情况，更对我国已经散佚的古医集整理研究提供了极大帮助。其出版引起了国内中医界广泛关注，时任中央国医馆馆长焦易堂特聘陈存仁为考察日本汉方医学专员。

新中国成立后该丛书被多次重刊，1955 年、1956 年人民卫生出版社单刊发行，1993 年上海中医药大学出版社重刊，2007 年学苑出版社精编增补版出版。

（2）《丁氏医学丛书》

由丁福保编译、1915 年上海医学书局刊印的《丁氏医学丛书》，收录汇集中西医学书籍 80 余种。丁福保开国人翻译西医文献的先河，打破了西医文献的汉译由外人独擅的局面。丛书在西医文献的翻译数量上超过了此前半个多世纪所有中译西方医学文献，全面反映了近代日式西医面貌。

丛书注重实用性，如重视方药的应用。丁氏认为，"很多医书对于疾病之原因、病状、并发症等，言之甚详，而独于疗法中仅仅说使用某某药物而没有处方，于初学者非常不利，对病人也极其不便"，因此书中收录了 13 种药物学和处方学的译著。

另外，结合当时中国流行疾病引入相关文献，针对肺结核病人较多的现状，丛书中就有"肺痨病一夕谈""肺痨病预防法""肺痨病救护法"等内容，具体介绍了肺结核的病因、病理、预防方法和诊治手段。针对中国缺少合格产婆的现状，丛书中编译了竹中成宪的《竹氏产婆学》，介绍产妇的摄生之法、育儿法、产妇母子疾病及各种手术等，希望通过短期训练，培养出合格的"接生保养"的产婆。因此，该丛书具有较高的临床实用价值。

丛书还收录了一些西医学文献，例如《卫生学问答》，是中国人撰著的第一部以"卫生"为名的具有近代卫生学意义的图书，《新撰解剖学讲义》是日本慈惠医院医学专门学校的最新讲义，以及《组织学总论》《胎生学》《近世内科全书》《近世妇人科全书》《汉译临床医典》《化学新实验本草》等书。

丛书中介绍了日本传统医学与西方医学的融合，如收录日本和田启十郎的《医界之铁椎》，期望为近代中西医学汇通提供借鉴，以及丁氏撰写的《中药浅说》《中西医学汇通》《中外医通》《新本草纲目》等书，反映了丁氏主张以西医之法改造中医的中西汇通思想。

《丁氏医学丛书》流传甚广，不少医书多次重印。如足立宽的《育儿谈》至1917年已刊行4版，《新内经》至1926年已刊印5版，《中西医方会通》至1929年已发行6版，野津猛男的《汉法医典》1929年发行后的5年内，平均每年刊印6版。这套丛书曾赴德国都郎万国卫生赛会和罗马万国卫生赛会参展，"各国医生无不惊叹其著作之浩博，咸以最优等之金牌奖励之。东西洋医书，列入两次万国卫生赛会而得最优等者，以吾国丁氏为最多"。此外，丁福保因此丛书还获得内务部和南洋劝业会的嘉奖。

（3）《中国医学大成》

《中国医学大成》由曹炳章编撰，对保存祖国医学遗产和维护祖国医学的发展具有积极作用。该书初刊于1936年。原计划收录365种医著，至1949年实际出版128种。该书辑录魏晋至明清历代重要医著，及少数日本医家著作。分医经、药物、诊断、方剂、通治、外感、内科、外科、妇科、儿科、针灸、医案、杂著等共13类。每种医书均经校阅圈点，列有内容提要，便于学习，其中不少医著有历代医家评注。

《中国医学大成》搜集内容宏富，被誉为中医药文献史上"前所未有之巨著"。1935年大东书局在《申报》刊登《中国医学大成》整版广告，皇皇巨著，震撼海内外中医界。《中国医学大成》出版到136种、500册时，由于抗战，上海沦陷，大东书局内迁重庆，被迫停印。此后战乱中部分原稿也散佚，使这部书无法继续出版。曹炳章对此殊为痛心，引为终身憾事。

（4）《珍本医书集成》

《珍本医书集成》系绍兴名医裘吉生从众多的祖国医学文献中，选取较实用的精本、孤本、抄本、未刊稿等90种分门汇聚而成，1936年由上海世界书局出版。全书计医经类5种、本草类5种、脉学类3种、伤寒类4种、通治类8种、内科类12种、外科类3种、妇科类4种、儿科类2种、方书类17种、医案类15种、杂著类（医话、医论）12种，内容丰富，校勘较为精细。尤其可贵的是有一些著作不见于《四库全书》《永乐大典》《古今图书集成》，也被辑到本书中来，这对保存祖国医药学文献有重要意义。1984年，王玉润根据世界书局版予以重新审定，并提要钩玄，另撰"书目提要"于各册卷首，由上海科学技术出版社分 14 册重刊。

民国时期的中医药丛书，还有恽铁樵的《药庵医学丛书》（章氏医寓，1928 年）、祝味菊的《祝氏医学丛书》（上海祝氏，1931 年）、王一仁的《仁庵医学丛书》（上海千顷堂书局，1936 年）、朱振声的《万有医库》（上海幸福书局，1934 年）和《万有医库续集》《万病医药顾问》（上海幸福书局，1935 年）、陈景岐的《医学入门丛书》（1934 年）、蔡陆仙的《中国医药汇海》（上海中华书局，1936 年），等等，这些丛书多为沪上医家主持编撰，内容各具特色。

近代上海出版商云集，一些出版商本身也是藏书家，以其自身在出版发行方面的便利性积极参与了一些丛书的编撰和出版。例如：中华书局编写的《医学易知》（1919 年），商务印书馆编写的《万有文库（医书）》（1931 年），上海中医书局编写的《中国近代医学丛书》（1936 年），上海国医书局编写的《国医小丛书》（1930—1931 年）等。

近代上海出版的医药丛书，卷帙浩繁，内容宏富，既保存了中医药古代文献，又汇通中外，吸纳了最新的医药研究成果，充分体现了近代中医发展复杂而多元的学术面貌。

20世纪以来，在西方教育思想的影响下，中医学试图采用现代学校教育的模式，改变以往师带徒的传承方式，以扩大中医人才的培养规模。此外，为了融入政府的教育体系，防止中医被边缘化或消亡，中医的有识之士纷纷开设学校。上海作为近代中国经济和文化繁荣之地，最早出现了中医学校教育，其中如丁甘仁创办的上海中医专门学校，是全国第一所经内务部备案认可的中医学校，在近代中医教育史上具有里程碑的意义。上海中医学校参考现代医学科目体系来设置中医课程，使得中医人才培养有了新的方式。但是，学校教育没有现成的中医教材可用，一些授课者开始着手自编讲义，因此这一时期上海各中医学校讲义开始出现。

1926年底至1927年初，上海李平书、夏应堂等医家组织了中医课本编辑馆，制定计划以求统一全国教材。1928年蒋文芳第一次召集全国11所中医学校教务负责人组成教材编辑委员会，进行中医教学经验交流，各地代表提出自己不同的见解，但未能就课程、教材、学制等问题达成统一的意见。

1929年7月7日至15日，中医界在位于上海黄家阙路的上海中国医学院内再次召开教材编辑委员会会议，会议由全国医药团体联合会出面召集，参加的院校代表有：广东中医药专门学校陈任枚、卢朋著、胡真，广东光汉中医专门学校卢宗强，苏州中医专门学校季爱人、狄进堂、宋爱人，浙江中医专门学校徐究仁、陆冕英、傅炳然，兰溪中医专门学校张山雷、蔡元楫，河南中医专门学校朱松，无锡中医讲习所华宝孚、侯敬与，上海中医专门学校谢利恒、程门雪、戴迣夫、费通甫，上海中国医学院包识生、秦伯未、方公溥，上海国医学院陆渊雷、祝味菊、章次公等，均系我国近代中医教育界的著名人物。本次会议决定组织编制学程委员会以统一全国中医教育的课程、学制与教材。这次会议是在没有政府主导下，由民间团体自发组织完成的，对中医教育的发展具有深远意义。也正由于无政府的支持，教材的编写仍然陷入停顿。如秦伯未在《医校之教材》一文中所说，"但限于时间人才，无形停顿"。最终，由于种种客观原因所限，中医教育的教材以各自为战为主，各家医校都根据自己的教学要求和习惯，自主编写讲义和教材，一方面结合经典理论，一方面也结合自身经验总结。这类教材仍具有旧时代师带徒模式的影子，是早期中医教育向现代教育模式转变过程中的产物，即教育的内容跳不出师傅的眼界，但又极具实用性。

## 一、中医教材的分类

近代上海各类中医学校教材非常丰富，主要有中医专门学校教材、函授教材、中医社团附属机构教材、夜校教材以及其他教材等。

中医专门学校教材为沪上之最。近代上海地区共有 13 所中医专门学校，最早的是 1914 年朱阆仙与张山雷创建的黄墙朱氏私立中国医药学校。从办学规模和办学时间上看，上海中医专门学校、上海中国医学院、上海新中国医学院、上海国医学院 4 所中医专校最为著名。因此现存教材数量也以上海中医专门学校最多，有 83 种，其次为上海新中国医学院 52 种、中国医学院 30 种、上海国医学院 21 种。

从教材涉及的科目来看，四所中医专门学校教育各具特色。如创办于1917 年的上海中医专门学校的教材相对注重传统中医学的内容，而西医方面的课程和内容涉及较少。之后创办的三所中医专校的教材中，更多地引入了西医学课程及教学内容，尤其是创校最晚的上海新中国医学院，从教材的科目种类看，有三分之一以上为西医学教材，不仅如此，学校的一些中医教材中多融合了西医知识，充分体现该校力求"中医科学化""以研究中国历代医学技术，融会新知"的教育理念及办学宗旨。

函授教育是近代中医教育的新形式。近代上海地区创办的中（西）医函授机构共有10所，最早的是1908年汪洋创办的中西医学函授学校。影响最大的当属1925年恽铁樵创立的铁樵函授中医学校，以及1932年陆渊雷创办的陆氏医室。伴随着函授教育机构的产生，出现了一批函授教材。现存的上海地区中医及中西医函授教材共计59种。这类教材较于中医专门学校而言，篇幅一般较小，而且分期刊出，缺乏系统性。但其内容浅显，深入浅出，注重实用，所以更加适合函授教育。但也有颇具影响力的教材，如《铁樵中医函授学校讲义》，是恽铁樵两次办学（1925年及1933年）期间刊印的教材，这些教材将恽氏历年著作重新刊印，计20余种，包括基础理论、方药、医案、伤寒、内经及临床各科，受业者逾千人。

中医社团附属教育为中医业余教育机构，也编有一些教学讲义。民国时期上海地区先后出现有20多个中医团体，这些团体不少都开设了面对不同人群的中医教育课程或讲座，其规模有大有小。比较有影响的有中国医学会附设的医学讲习所、秦氏同学会，以及医界春秋社主办的上海国医讲习所等，都有一些教材存世。

现存上海中医社团附属教育机构编撰的教材有41种，涉及课程非常广泛，既有内经、伤寒、金匮等中医经典类课程，也有内外妇儿等中医临床课程。其中秦氏同学会刊发的《国医讲义六种》最有代表性，该讲义是秦伯未根据两次全国中医教材会议精神，结合自身临床和教学实践修订而成。包括生理学、诊断学、药物学、内科学、妇科学、儿科学六科，其条理清晰，理论严谨，切合临床实际，是近代中医教材编写中的有益探索。大多数社团附属教育机构讲义较于中医专门学校的教材而言，一般无完整课程设置，内容相对单一，但对中医全日制教育也是一种有益补充。

## 二、中医教材的特点

近代中医教材相较于过去上千年中出现的中医学书籍而言是一个新生事物，是以教学为目的的中医书籍，从其内容上看，具有一些明显的特质。

首先，其科目的分类不同于以往中医以大方脉、杂医科、小方脉科、风科、产科、眼科、口齿科、咽喉科、正骨科、金疮肿科、针灸科等传统分科，学科的分类也越来越细化，出现了一些新的学科。如中医基础学科，有叶劲秋编撰的《中医基础学》（上海少年中医社，1933 年），秦伯未的《中医基本学说》（中医指导社，1933 年），此类教材开始成为中医教育的入门学科，并成为后世中医教育中越来越重要的学科。

其次，讲义的名称多种多样。由于新学科不断出现，中医教育尚处于摸索阶段，加之中央政府对中医教育的漠视，没有统一的规划与管理，导致民国时期中医讲义的名称无法统一。例如伤寒，讲义名称有《伤寒论讲义》《伤寒发微》《伤寒条辨》《伤寒补讲》《伤寒论今释》《伤寒广要》《伤寒透视》等。又比如上海中医专门学校的《方论学》，上海新中国医学院的《处方学》，上海中国医学院的《方剂》等。

最后，讲义中逐步融入现代医学内容。中医院校开始设立西医学科，如生理学、病理学、解剖学等。据统计，现存民国中医院校教材中，西医学教材已占全部讲义种类的四分之一，数量的 90％。此外，西医学的知识也渗透进中医学教材中，如陆渊雷编写的《伤寒论今释》《金匮要略今释》都大量运用西医学知识来解释中医经典理论。又如上海新中国医学院讲义《药物学》，是在传统《本草学》的基础上，"倘得新说和参之处亦尽量采入以资旁证"。

近代上海地区的中医药教材意义重大，为中医的学科建设与发展奠定了坚实的基础，后世的中医药教材编写在其基础上得以不断借鉴演化，从现在中医院校的课程设置、学程学制中，都可见这些教材的影子。通过这些教材的编写，也培养了如恽铁樵、秦伯未、陆渊雷等一大批中医名家，其中相当多在新中国成立后中医教育事业中发挥了重要作用。同时上海地区的中医教材也影响到全国甚至海外。如《铁樵中医函授学校讲义》《中西医学讲义》等，影响到其他地区的自编中医教材的编写；浙江杨则民编写的《内经讲义》中多次提及恽铁樵函授教材中的观点；北京施今墨曾将《丁甘仁医案》作为华北国医学院教材；而陆渊雷的《伤寒论今释》与《金匮要略今释》曾作为革命根据地卫生工作指导书。

## 三、近代上海地区中医教材概览

### 1. 上海中医专门学校（1915—1948）

上海中医专门学校一度采用《医宗金鉴》为教材，后来自编一些诊断学、药学、生理学、病理学讲义。这些教材主要遵循"中体西用"的思想，以中医的内容占据绝大部分，现代医学的内容掺杂其间。后期，现代医学的内容逐渐增多。

该校的大部分讲义由时任教师亲自编写，其讲义现存约 80 种，内容涉及医经、医史、医论、救护等 25 种课程。如丁甘仁编《药性辑要》《医案讲义》《医经辑要》《脉学辑要》《喉痧症治概要》《孟河丁甘仁医案》《孟河丁氏秘方录》。又如费通甫的《舌苔学讲义》（1933 年），参考《伤寒舌鉴》《医宗金鉴》《温热论》《洄溪舌鉴》《周氏丛书》等前人著作，结合自身临证经验，汇编而成。

### 2. 上海中国医学院（1927—1948）

现存上海中国医学院讲义有 16 种，涉及藏象、伤寒、温病、生理、解剖、病理等 14 门课程。参编人员有包识生、包天白、朱寿朋、许半龙、吴克潜等。

代表性的教材如《中国医学院讲义十九种》（中国医学院，1931 年），包含：章鹤年《医学通论》《医学常识》，盛心如《中国医学史》《温病》《温热》，朱寿朋《传染病》，秦伯未《治疗新律》，包天白《伤寒发微》《解剖学》，蔡陆仙《内经学》，许半龙《外科学》，吴克潜《卫生学》，景云芳《药物学》，蔡文芳《时方学》，唐吉父《妇科学》，王润民《方剂学》《病理学》，《内科医案》（作者不详），《眼科学》（作者不详）。

《中国医学院讲义十四种》（中国医学院，1937 年），包含：吴克潜《生理卫生学》，包识生等《中医生理学》《证象学》，包天白等《解剖学》《伤寒发微》，（日）大野章三《病理学》，沈仲圭《卫生录隽》，景云芳《药物学》，盛心如《方剂学》，沈啸谷《温病学》，许半龙《喉科学》《中国外科学大纲》，朱寿朋《伤科》《妇科》。

《中国医学院讲义十三种》（中国医学院，1937 年），包含：张梦痕《医学理论》，谢斐予《药物学》，蒋文芳《时方学》，王润民《病理学》，盛心如《妇科学》，许半龙《外科学》《喉科学》《疡科学》，蔡陆仙《经方学》，童绍甫《眼科学》《上海名医医案汇集》《温病学》《治疗学》。

另有费通甫《伤寒条辨》（上海中国医学院，1937 年）。

3. 新中国医学院（1935—1947）

现存中医教材 29 种，西医教材 2 种。主要由金少陵、章次公、姜春华、庄时俊、祝怀萱、沈啸谷、章巨膺、周岐隐、恽铁樵、童绍甫、许半龙、钱今阳、刘仲琪、陈邦贤、朱志成、俞卓初、郭宗唐、沈宗吴等编写。

如《新中国医学院讲义四种》（上海新中国医学院，1940 年）包含针灸、妇科、儿科、药物四科讲义；钱公玄《时方讲义》（上海千顷堂书局，1934年）等。

4. 上海国医学院（1928—1932）

《上海国医学院讲义七种》（上海国医学院，1934 年），包含：章次公《药物学》（1934 年）、《杂病》、《杂病医案》，徐衡之《幼科学讲义》（1929年），许半龙《中国方剂学概要》，何云鹤《时病》，沈仲圭《医案选粹》。此外还有陆渊雷《伤寒论今释》（1931 年）等。

5. 铁樵函授中医学校

恽铁樵先后于 1925 年、1933 年两次创办中医函授学校，以宣传其主张，培养新一代的中医人才，现存教材包括了两个系列。

《铁樵函授医学讲义二十种》（1933 年），包括：《内经讲义》《金匮翼方选按》《金匮方论》《验方新按》《药物学讲义》《脉学讲义》《医学入门》《生理讲义》《神经系病理治要》《温病明理》《热病讲义》《幼科学》《梅疮见垣录》《病理概论》《病理各论》《临床笔记》《热病简明治法》《霍乱新论》《课艺选刊》《医学史》。

《铁樵函授中医学校讲义十七种》（铁樵中医函授学校，1933 年），包括：《伤寒论讲义》《伤寒广要讲义》《药物学讲义》《医家常识讲义》《脉学讲义》《新生理讲义》《温病讲义》《内经讲义》《金匮辑义讲义》《幼科讲义》《药庵医案讲义》《妇科大略讲义》《杂病讲义》《十二经穴病候撮要讲义》《章太炎霍乱论》《答问汇编》《金匮辑义》。

### 6. 秦氏中医指导社

秦伯未通过中医指导社招收遥从弟子，开办函授教育，其教材采用自编讲义，主要有：《国医讲义》（秦氏同学会，1930年）、《实用中医学》（秦氏同学会，1930年）、《内经学讲义》（1932年）、《群经大旨〈金匮要略〉》（1932年）、《群经大旨〈内经〉》（1932年）、《群经大旨〈伤寒论〉》（1932年）、《金匮杂记》（中医指导社，1934年）、《外科学》《五官科学》《治疗学》（上海中医书局，1936年）。另有胡安邦的《湿温大论》（中医指导社，1935年）。

其中《国医讲义》（秦氏同学会，1930年）含6种（内、妇、幼、药物、生理、诊断）。该系列讲义获得良好反响。山西中医改进研究会评价此书："秦著《国医讲义》取材确实，量制明晰，洵研究中国古医学兼参西医籍之至善本也。"上海市国医公会评价该系列讲义："堪称习医者之良好读物。"该会还将此系列讲义推荐到中央国医馆，作为全国中医院校统一备选教材。

### 7. 陆渊雷医室函授部（1932年）

陆渊雷编写的《伤寒论今释》《金匮要略今释》是其代表著作，也是他为医校自编的教材。其中《伤寒论今释》首卷成于上海中医专门学校期间，后两卷成于上海中国医学院期间，剩余卷册则成于上海国医学院期间。章太炎评价该书："综合我国诸师说，参以日本之所证明，有所凝滞，又与远西新术效焉。"《金匮要略今释》也是古法今释，一以贯之。

《生理补正》共4卷，是陆渊雷在教授西医《解剖生理学》课程时所采用的讲义，其精华在于运用西医解剖生理学知识来考证中医脏腑生理功能，其中大部分观点仍然被当前大学本科教材沿用。

《临床病理学》则是陆渊雷在教授西医《临床病理学》时所采用的讲义。其学术核心是从西医病理学角度考据总结中医六淫致病的特点。

《诊断治疗学》也是其自编的讲义，共分3卷，第一卷教授西医的望触叩听的诊断方法，第二卷论中医脉学，第三卷论中医舌诊。

《流行病须知》《细菌学补编》则是立足西医病原学，针对当时上海流行的痢疾、疟疾、猩红热、白喉、肠伤寒、大叶性肺炎等急性传染病，阐述临床证治心得。

8. 其余教材

丁福保编写的《蒙学生理教科书》、《蒙学卫生教科书》（文明书局，1902 年），是文明书局出版的《高等小学讲课书》系列之一，堪称近代最早的卫生教科书。

另有丁福保《新脉学一夕谈》（为函授新医讲义，1926 年）；顾祖瑛《新本草教本》（上海医学书局，1929 年）；叶劲秋《中医基础学》（上海少年中医社，1933 年）、《中医诊断学》（上海少年中医社，1937 年）；时逸人《时氏内经学》（上海复兴中医社，1941 年）、《时氏诊断学》（江左逸人医社，1919 年）、《时氏生理学》（1929 年）、《时氏病理学》（1930 年）；包识《伤寒论讲义》（神州医药书报社，1914 年）、《杂病学讲义》（包氏医宗本，1930 年）；吴大超《诊断学讲义》（中华医药研究社，1940 年）；神州医药书报社姜春华《中医生理学》、《中医诊断学》（上海中医学校，1947 年）、《中医病理学》；黄儒珍《中医理学诊断学》（新中医讲习所，1945 年）；等等。

近代以来，随着西方科学技术涌入中国，期刊作为一种新的知识媒体迅速在中国铺展开来，中医药行业借助这一媒介，刊发了大量属于本行业的期刊。上海地区是我国最早接触西方文化的地区之一，也因其区位优势成为当时东西方交流的重要城市。因此，上海地区刊发了全国最多的中医药类期刊。

据统计，在晚清出现的医学刊物总共有 26 种，而在上海出版的有 14 种。其中属于中医药类的期刊有 7 种。另有统计表明，从 1812 年至 1949 年间，全国有约 322 种中医药类期刊，其中在现代上海行政区划内编辑出版的期刊有约 123 种。由此可见，近代以来上海中医药期刊已经成为上海中医药学术繁盛的重要名片。

在数量如此庞大的中医药期刊中，出现了许多质量上乘、特点鲜明、在全国中医药期刊中影响巨大的期刊。如：继《吴医汇讲》之后第一份现代意义的中医药期刊——《医学报》；危难之际团结中医界的旗帜性期刊——神州系列医刊；以《春秋》为范，匡正中医的《医界春秋》；校办医刊之光的《光华医药杂志》；学会喉舌《中医杂志》；跻身西医学界，宣传中国医学的《医史杂志》；个人医学期刊《康健报》……这些中医药期刊，让上海中医药界呈现出百家争鸣、活力充沛的浓厚学术气氛。

上海中医药期刊关注方向众多，但主要聚焦在以下几个方面：

其一，关注中西医学的关系，主张中西医学各有所长，提倡两种学术汇通。如《医学报》以"熔铸中外、保存国粹、交换知识"为目的。

其二，宣传维护中医学的发展，多以宣传中医药文化、阐发中医药知识为主，对西医药知识多有排斥。如《中医世界》以"宣传中医固有之文化，使国内国外洞悉真实之价值；同时讨论固有之中医学术，使中医本身获得稳固的基础"为宗旨。

其三，宣传中医科学化，提出只有科学才能解决中医学的前途命运，主张对中医进行科学化整理。如《中医科学》以"研究医药，不分中外古今，冶新旧于一炉，黜虚崇实，去芜存精，促成中医科学化，以发展医药伟大使命，保障人类健康"为宗旨。

其四，刊登名家重要医学著作。如《医界春秋》刊登了谢利恒的《中国医学源流论》、陈无咎的《中国内科学讲义》、余奉仙的《医方经验汇编》、余驾山的《温病赋》、张赞臣的《中国诊断学纲要》等。

其五，收集整理名医验案。如《中医世界》刊载验案类文章百余篇，涵盖内、外、妇、儿各科，是核心内容之一。特设"近代名医医案一脔""名医验案"等栏目，每期刊载一位医家临床验案。

其六，保存整理古代医学文献。如《国医文献》中的"张仲景特辑"，从《伤寒论》入手，介绍了中国历代伤寒书的沿革略史、伤寒杂病论的考证和评议、伤寒论研究纲要及现状、张仲景事迹考证和评价等一系列的文章，使读者能全面而客观地了解张仲景及其所著《伤寒杂病论》。

其七，普及医药知识，提高民众卫生观念。如《大众医学月刊》明确提出，"宣传医药常识，促进民众健康，是学医之良师，是家庭之顾问"为其办刊宗旨。

这些期刊从不同角度出发，各有偏重，构成上海中医药期刊的大观世界。通过中医药期刊，中医药知识得以迅速传播，促进了学术的自由发展，加强了中医药界的团结合作，为挽救中医于危难提供帮助。另一方面，也促进了中医药与现代医学的交流，加速了中医药近代化的进程。从历史的角度看，它是中国近代历史的缩影；从文化的角度看，它又是民国上海地区海派文化的具体体现。

在这些精彩的期刊背后，是上海为数众多的中医药团体、教学机构和出版机构。据《中国医学通史·近代卷》记载，1912 年至 1947 年，全国各地创办的学会、研究会、医药改进会及中医公会等组织有 240 多个。而 1900 年至 1949 年，在上海地区诞生了 40 多个全国性或地区性的中医药团体。其中，最为著名的有中国医学会、中西医学研究会、神州医药总会、上海中医学会、医界春秋社、国医公会等几家。这些团体十分活跃，它们刊出了大量中医药类刊物，极大促进了中医药学术的交流。如中国医学会（医学研究会）的《医学报》及《医学公报》，中西医学研究会的《中西医学报》，神州医药总会的神州系列医刊和《长寿》，上海中医学会的《中医杂志》《国医杂志》《康乐医刊》《上海中医学会月报》，医界春秋社的《医界春秋》《中国医药杂志》，上海市国医公会（上海市中医师公会）的《现代国医》《上海市国医公会会刊》等。

上海的中医药教育在全国也是领先的，如：上海中医专门学校、上海中国医学院、上海国医学院、上海新中国医学院、神州中医大学、中华国医专修学校、上海中医专科学校、中华国医专科学校、上海女子中西学堂、中西医学函授学校、铁樵函授中医学校、中国医学专修馆、中医函授学校、上海中医函授学校、函授新医学讲习所、普利中西医学校、三益学社函授部、陆渊雷医室遥从部、劲秋医学函授部、《医界春秋》社中医药函授部、时逸人国医研究室，等等。

在上海，涉足中医药的出版机构有数十家之多，既有官办的新生命书局、独立出版社等，也有中国共产党方面创办的新青年社、人民出版社等，还有外资创办的华美书馆、土山湾印书馆、广学会等。另外还有大量的民间出版机构，这些机构是出版中医药书籍期刊的主力。其中，扫叶山房、千顷堂书局、商务印书馆、中华书局、大东书局、世界书局等颇有名气。

可以说，正是这些中医社团、学校和出版机构，为上海中医药期刊的出版提供了充足的人才储备和物质基础。因此，把民国时期上海地区的中医药期刊比作一座"文化宝库"，丝毫不觉得夸张。它既是民国这个特殊历史时期中医界发展与抗争的见证，又是民国中医界学术传承不可或缺的资料，具有珍贵的历史价值。

本章将列举几种代表性的期刊，以探究这一时代中医期刊发展的概貌。

## 一、期刊蒿矢，医界星辰——《医学报》

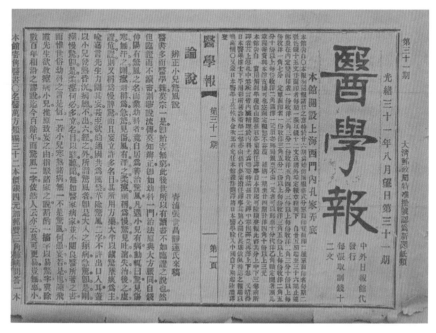

《医学报》

《医学报》创刊于清光绪三十年（1904 年）4 月，半月刊或季刊，由中西汇通名人周雪樵发起，上海中国医学公报社编辑出版，先后由上海中外日报馆、古香阁书坊代为发行，行销国内 19 个省及日本等地方。该报早期由周氏一人编辑经营，后因个人原因转交他人代管。周氏因病亡故后，该报分裂为《医学公报》和《中西医学报》，前者先后由王问樵、蔡小香主持，1910年 4 月 21 日出版至 131 期后停刊。后者由丁福保、顾鸣盛主持，其间（1928年 1 月—1929 年 7 月）由丁锡康、丁名全接手改名为《德华医学杂志》，1929 年 7 月，沈乾一再次将该刊恢复为《中西医学报》，1930 年 6 月停刊。

《医学报》是第一份由中国人创办的中医期刊，在 1904—1908 年间，一度是国内唯一的中文医学期刊。创办者周雪樵以它为一方阵地，来施展其医学抱负。他说："当此外力膨胀，中医腐败之时，有此一报独辟町畦，熔铸中外，保存国粹，交换知识，则慰情胜无。"在《医学报》的发刊词中，周雪樵明确办报的宗旨为"群学之胚胎，改良之起点"，说明通过改良来保存中医药的思想是他医学思想的出发点。

《医学报》的编辑体例为此后中医报刊的编辑提供了成功的模式。其设立了诸如论说、学说、医案、问答、杂录、笔记、书札等栏目，为此后其他中医药期刊的常见栏目。

该刊主要刊载医学知识和医学方面的消息等。在医学知识方面，包括有药物知识、疾病知识、治疗案例和诊断与治疗手段等。如青浦张世昌的《辨正小儿惊风说》一文就是关于疾病的。在这篇文章中，作者指出了当时存在的关于小孩子惊风的各种说法的错误，并认为"惊风"实际为"经风"。该文引起了其他读者的讨论，并有多篇文章刊载于该刊中。在药物方面，有吕医净身粉、大黄、肉桂、罂粟等。该刊分别介绍了这些药物或药材的功用。而山阴孙梦兰所翻译的《诊断学》则是关于诊断知识的，连载于该刊。如该刊第 53 期中连载的部分，就从基本原理、方法、诊音的种类和肺脏打诊法等方面介绍了"打诊"这一诊断方法。至于案例，该刊刊载了近代名医的诊疗情况，如周雪樵、朱雅南等人的，其中又以周雪樵的治疗案例为多。该刊的另一个主要内容就是医学方面的消息。如《工部局卫生清册》介绍了当时的医药卫生情况。此外，还有河南将设立医学堂的消息、学部考试留学生医学题和上海医会记事等。

该刊坚守中医初衷，在其前 126 期共刊发的 582 篇学术文章中，中医类文章有 336 篇，占据绝大多数。周雪樵说："中医之于病，往往其症同，其方同。而效否相异者，则因人之体质、病之性质不同故也……此等处所，似西医为难，亦较西医为精细。"同时，该刊对西医也是总体上接纳包容。刊发了许多介绍西医知识的文章，其内容涉及解剖、生理、微生物、寄生虫、传染病、诊断学、治疗学及卫生防疫等。对于如何处理中西医的关系，该刊提出"三步走"的路径，即：学习西医——中西比较——取舍创新。为此，刊中也有相当数量的中西汇通类文章。据统计，《医学报》前 126 期刊发的中西汇通类文章总计 100 篇，占学术文章总数的 17％。这些文章集中反映了清末医家在基础理论和临床技术方面开展的"熔铸中外"的探索。另外上述文章中，有 51 篇是学术评论类文章，由此可见，《医学报》为民国医药界交流理论、经验、感悟等提供了一个良好平台。

　　《医学报》是晚清时期一份历时较长的医学刊物，周雪樵在该报基础上组建医学研究会，倡导"以中学为本，西学为辅"。后又在此基础上扩大为中国医学会，该报成为学会会刊。该刊中的文章在一定程度上反映了当时中国医学界的思想和活动情况，包括医药知识和医生以及相关人员的活动等。

## 二、凝心聚力，医刊旗帜——神州系列医刊

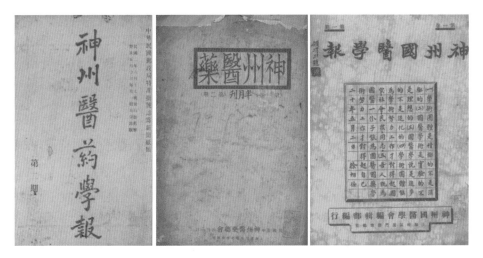

神州系列医刊

　　该系列的期刊由神州医药总会主办。该学会成立于 1912 年，由海上医界名流余伯陶、颜伯卿、葛吉卿、包识生等发起成立。神州医药总会以"负倡导全国医药界之责任"为己任，积极联合全国各中医药团体。该会总会设在上海，先后在全国各地成立分会。在全盛时期，该会在全国有 70 余分支，会员最多时达上万人，影响巨大。

　　该会成立后，即经北京政府内务部、教育部核准备案。但直到 1928 年上海卫生局成立后，才获批成为正式的中医学术团体。1930 年被南京国民政府以"名称怪异，组织不合"名义勒令整顿。1931 年 8 月改组命名为"神州国医学会"，11 月在教育部备案。1937 年因日寇入侵上海而停办，战后 1947 年再次改组复办，改称"医师公会"。由于抗战结束之后，原神州国医学会的人员已经极大变动，会名及会刊都不再有"神州"的字号。医师学会由丁仲

英、陈存仁、陈树修主持，1951 年解散。

由于北洋政府"教育部漏列中医案"，为维护中医的合法地位，神州医药总会联合上海、广州等 19 个省市中医团体迅速行动，在上海组成了"医药救亡请愿团"，推举代表两次进京向国务院教育部、内务部请愿，力请保存中医中药，并将中医纳入学系。各地民众也纷纷集会、通电，抗议政府弃中扬西的政策。

神州医药总会成立之后立即创设医药书报社，筹设药品陈列所，刊发《神州医药学报》，同时也创办神州医学传习所、神州中医专门学校（之后改名景和医科大学）、神州医院，还筹组淞沪医士公会，与中华医药联合会、上海中医学会合组上海市中医协会（即之后的上海市国医公会）。

《神州医药学报》于 1913 年 1 月创刊于上海，由神州医药学报社编辑，上海神州医药总会发行，余伯陶、包识生任主编。馆址位于上海老垃圾桥浜北延吉里。1916 年 10 月"因连年困于经济，无力维持，不得不渐行停刊"，1923 年 10 月复刊，由包识生任主编，第二年起转由陈无咎负责。复刊后或因"困于材料之不充"，或因"要事耽搁"，或因"战争之影响"而常不定期刊出。1925 年 4 月刊出 6 期后再度停刊。1931 年学会恢复活动，刊物改称《神州医药》重新出版。出版两期后，1932 年学会被重组，刊物改称《神州国医学报》，由程迪仁、吴去疾、秦善徵、金长康、张志英等负责编撰。

该刊是民国初年影响较大的一份医药类刊物，以"研究真理，集思广益"为宗旨，学术上主张中西汇通，提醒中医药界深刻反思，积极改良学术，同时坚守中医阵地，代表了民国初期中医界的思想状况。该刊是神州医药总会的宣传阵地，为团结中医药界，争取中医药的正当权益做出了重大贡献。

面对政府削弱甚至消灭中医的企图，《神州医药学报》刊载了大量文章予以反击。在《论教育部废弃中医不用中药之谬妄》一文中直指北洋政府"抑中扬西"，一味醉心欧化，而"视医学为小道，不加注重"，致使中医学发展困难。《愿各社会重视中医中药》《敬告全国医药同胞刍言》等文章则号召社会各界联合起来，反对政府的劣政。同时，该报也刊登文章，为中医药的发展出谋划策，如《振兴中国医药之计划》《振兴中医之吾见》《今日中医当如何自励》等文章，大力提倡改革发展中医。这一系列的文章，客观上警醒了社会各界，团结了维护中医中药的力量，使之成为维护中医、保存国粹的旗帜性期刊。

除此之外，《神州医药学报》也是一份专业性很强的学术期刊。在内容上，该刊刊登了大量医药学理论专著，介绍世界医药新发明和新学说，交流临床经验并推荐药方。刊载有全国中医名流的鸿篇杰作，诸如丁甘仁、周小农、张锡纯、包识生、陈伯坛、袁桂生、周伯华、颜伯卿、陆晋笙、何廉臣等均常为该刊撰文。同时也汇集了凌小五、王晋三、张伯熙、陈无咎、章太炎等名家医论验案。在栏目设置上，丰富而全面，有论说、学说、记事、新闻、通信、短评、小说、杂俎、问答等栏目。"论说"栏主要刊登关于改革中医的论说。"学说"栏分医学、药学两类，刊登相关领域的最新研究。"记事"栏和"新闻"栏，主要记载上海及全国各地医药团体的动态及国外医药动态。"问答"栏主要发挥解疑答惑的作用。"通信"栏刊登全国医药团体及个人的函件，内容多是分会活动的情况。"短评"栏刊登医学学术研究的评论文章。"小说"栏刊登涉及医药事情的小说。"杂俎"栏刊登医话、名人轶事、诗歌及趣味故事。

《神州医药学报》是民国初年全国性的一流中医药刊物，在当时有着较大的影响力。该刊发行时间较长，所载文章水平较高，具有重要的历史价值和学术价值。其栏目明确，插图精美，排版工整，为同时期其他中医类期刊难以企及。

## 三、《春秋》为范，匡正中医——《医界春秋》

近代以来，政府在对待中医的立场上不但无所作为，反而助纣为虐，这引发了民间的强烈抵触，民众自发组成大量团体来维护中医的权益。在张赞臣、杨志一、朱振声等人看来，其情境极似于春秋战国。天子不作史，则民代行之。于是，他们于1926年5月在上海组建医界春秋社，以孔子自比，以《春秋》为范，意图以笔谏的方式来反击对中医的污蔑，匡正国粹，《医界春秋》杂志便应运而生。

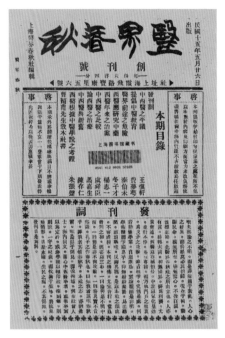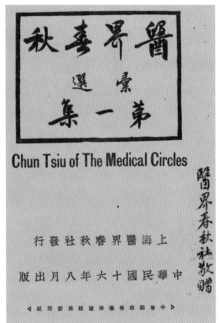

《医界春秋》

《医界春秋》在发刊词中表示："孔子之作《春秋》也，曰：'知我者，其惟《春秋》乎？罪我者，其惟《春秋》乎？'本社之志，亦犹是耳！"其意为挽救中医事业危亡而作此刊，不管后人对刊物的功过评价如何，都将此刊坚持办下去。

顾惕生在刊物发行两周年纪念特刊的文章中也提到："《医界春秋》，何为而作也，曰遭时与世不得已而作也。昔孔子作《春秋》而乱臣贼子惧……贼于医界者，岂得以哉？乱贼之名不可妄加，乱贼之实，在人人心中皆能辨之。"文中直指欲灭中医者为乱臣贼子，言辞激烈。《医界春秋》杂志发刊之初就旗帜鲜明亮出与当权派做斗争的气势，提出面对当前中医危急情势，亟待团结社会各派力量发起抗争。

《医界春秋》以"探讨医学，不分中西，只重效果"为宗旨。载文主要介绍中医，比较中西医优缺点，发扬中国医学。以反应敏锐、立论谨慎、内容活跃著称，贯穿于中西医论争激化的大部分进程，是当时中医界维护中医合法地位的重要阵地。中西医论争时期，《医界春秋》在社会舆论方面起着重要的导向作用，是中医界团结自身、争取舆论、与国民党政府做斗争的有力工具，是研究这段历史最重要的刊物之一，为维护中医学术地位，发展、振兴中医做出了重要的贡献。

该刊内容丰富，最初有短评、学说、笔记、医案、讨论等，后来增为评坛、学说、调查、医案、短评、纪事、药物、特载、杂俎、余兴等栏目，力求做到立论明确，反应敏锐，在当时中医界享有盛誉。如1929年2月24日国民政府中央卫生委员会通过"废止中医案"，引发社会一片哗然。《医界春秋》发布"本社驳斥中央卫生委员会取缔国医议决案之通电"，首先披露该案阴谋。同年3月17日，该报社主要成员谢利恒、张赞臣参与组成五人赴京请愿团奔赴南京，促使国民政府撤销原案。该报出版《中医界奋斗号》专刊详细记录此次事件全过程。1935年第105期该刊又曝光汪精卫阴谋阻挠《国医条例》颁布的内幕。

这些事件的跟踪报道，都引起了社会的极大反响，同时也提升了《医界春秋》的社会影响力，订户数常年维持在5000以上。刊物吸引到一大批医界名人成为其撰稿人，如章太炎、谢利恒、恽铁樵、曹颖甫、祝味菊等，其读者遍及全国各地（包括港澳台地区），更远及日本、朝鲜、新加坡、菲律宾、泰国、斯里兰卡以及欧美等地区。

该刊为月刊，最初由著名中医杨志一先生担任主编，1927年1月，因杨志一回江西故居，开始由张赞臣主编。它汇集了当时上海一大批有名的中医，如谢利恒、朱少坡、夏英堂、丁仲英、杨志一、张伯熙、张赞臣、朱振声、许半龙、虞舜臣、方公溥等。《医界春秋》自1926年创刊，到1937年3月因日本侵入而停刊，持续时间达11年之久，是近代中医史上持续时间较长、影响较大的中医医学刊物。其贯穿于中西医论争激化的大部分进程，成为中医界团结自身，维护中医学术地位，与国民政府做斗争的重要阵地。医界春秋社也是中医近代史上持续时间较长，活动范围较广，有着重大社会影响的中医社团。

《医界春秋》秉持为中医发声，捍卫国粹的立场，在组织中医界争取平等待遇的斗争中起到了重要作用。它充分发挥报章媒体的舆论引导作用，成为中医界发声的喉舌，一次次挫败西医派抹黑绞杀中医的企图，不违"春秋"之命。同时，它以"探讨医学，不分中西，只重效果"为宗旨，刊出了大量学术价值高的中医学论文，改变了中医药在人们心中愚昧落后的印象，提升了中医药的社会地位，不违"春秋"之志。另外，它关注社会生活中普罗大众的卫生健康事业，具有强烈的社会责任感，不违"春秋"之义。《医界春秋》在近代中医药发展的历史上留下了浓墨重彩的一笔。

## 四、校办医刊，璀璨之光——《光华医药杂志》

近代以来，虽然政府对中医药不予重视，但是由民间发起的中医教育依

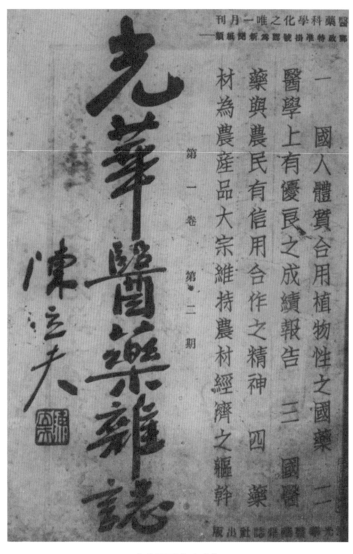

《光华医药杂志》

然稳步发展，上海地区短时期内出现了大量的中医药教育机构。如著名的老三校：上海中医专门学校、上海中国医学院、上海新中国医学院，以及一大批小规模中医院校和中医函授机构。他们在办学的同时，也刊发了大量的医学期刊。这其中有一份期刊尤为著名，即由上海中国医学院学生创办的《光华医药杂志》。

在该刊创办之前，上海中国医学院第一届毕业生在校期间曾组织"光华医社"，并刊发《医光》杂志。遗憾的是，这个学生刊发的期刊只坚持了两期即停刊。时隔5年，即1933年11月15日，该校第五届学生重拾"光华"衣钵，组织"光华医药杂志社"。

该刊为月刊，每月15日出版，属于医药卫生刊物。由朱殿编辑，首任社长余济民为发行人。1934年朱殿毕业后，继续由低一年级同学徐恺接任主编，聘请唐吉父任社长，盛心如任总务主任，唐、盛二人均在中国医学院任教。历任编辑有任天石、徐恺、邹云翔、周柳亭、丁济民、张锡君等。

《光华医药杂志》以振兴固有医药，促进科学化为宗旨。其办刊目的为：改进国医，发扬固有文化，普及大众人民福利，促成健全民族；振兴国药，救济农村经济，抵制西洋药品侵略，赖以富裕民生。创办者希望"在自觉之改造与不断的努力下，求谋全国国医药界共同奋斗之大团结"。其封面书"中国医药科学化之唯一月刊"，将其医学理想公之于众。

刊中设置"医案""医话""验方"等栏目，收录全国各地医家临床经验的文章，如曹颖甫的《经方实验录》等，也连载诸多医家的论著。之后又推动结集出版相关专著，如吴克潜的《生理卫生学讲义》、盛心如的《实用方剂学》、袁秀岳的《中国杂病学大纲》。此外还刊登翻译一些日文的医学著作，如廖温仁的《中国中世医学史》、渡边熙的《和汉医学真髓》。该刊对中医药的科学化也进行了深刻的思考，如李子仪的《中医科学化之途径》通过比较中西医学的发展过程，提出中医科学化的4条路径。这些思想在之后中央国医馆的工作中被具体执行。此外，还有沈宗吴的《中国医学科学化的展望》，也从中医的理论方面思考了中医科学化的问题。

《光华医药杂志》对医政实事的点评与关注及时而辛辣，刊中设置"小言论"和"评论"等栏目，多由主编或热心读者撰文。如朱殿的《焦易堂不算愚笨》《改组中央国医馆》《请愿失败后的重要工作》等，这些文章语言犀利，但又不恶意攻击。因为余济民在创刊之初就定下选稿原则，"消极批评类似攻击自身之文字，一律屏绝"，所以，该刊的评论类文章中立公允，在读者中获得相当支持度。

《光华医药杂志》封面题"中国医药与民族民生之连锁"，在其内容上获得实在体现。它注重对民国时期社会的真实再现，特别是其"医药调查"栏目颇具特色，刊登了大量的具有调查报告性质的文章，对全国各地的医药卫生状况进行报道，总计有河北（定县、武清）、河南（郑州、禹州、商城）、浙江（杭州、象山）、江苏（武进、常熟、无锡、太仓、阜宁）、福建（福州、泉州、晋江）、山东（莒县、东阿）、北京、上海、重庆、宜昌等三十多地，如李景汉的《河北定县医药状况调查》，顾寿椿的《上海产科医院的黑幕》，等等。这些报告涉及广泛，有记录医疗机构和团体的，如史俊卿的《长江沿岸医生秘密组织》，王缉光的《北平国医药界大小团体之概况调查》；有涉及中药产业发展状况的，如郑合成的《北方最大之国药市场安国县调查》，南洋记者的《南洋槟城中国药材业调查》；有反映农村医疗状况的，如杨则徐的《常熟沙洲农村医况素描》；有对地方病的调查，如许济弘的《无锡农村之特殊病》，谭活水的《南洋马来亚地方病之特殊情形》。还有反映中医药从业人员的生存状况的文章，如柳一萍的《上海行医的几种法门》，任天石的《常熟行医的门槛》，等等。这类文章描述了在上海、南京、九江、常熟、武汉等地方如何行医，社会环境与医疗活动的关系，医生如何与病人打交道的问题，等等。话题非常具体而且贴近生活，杂志将这些文章单列于"开业要诀"栏目中，这在同时期的其他期刊中都非常少见。

还有一些记录国内中医教育机构动向的文章，对湖北国医学院、上海中国医学院、上海中医学院、浙江兰溪中医学院、广东光汉中医专校、华北国医学院、北平国医学院、浙江中医学院等40多所中医教育机构的情况和动向进行追踪。

由于以上这类文章多能真实体现各地医药行业的状况，无形中增加了文章的可读性，吸引到读者的关注，也是期刊能够成功举办的重要原因。同时，这些文章也成为研究民国社会医疗的重要历史文献。

《光华医药杂志》注重引导中医界参与社会政治活动。在1936年的国大代表选举过程中，该刊呼吁中西医平等参政权。1936年11月出版的《光华医药杂志》刊登了《上海市国医公会为国大代表选举不平等之呼声》，1937年7月又刊登了丁仲英的《国大代表候选人公开竞选之意义》、盛心如的《国医代表各分社同仁一致拥护总社长之我见》等文章，为选战造势。在国大代表选举中，丁仲英以《光华医药杂志》为阵地，呼吁中医界积极参与竞选，以实现中医界在政治上的突破。

说该刊是校办医刊之光，毫不为过。作为一份在校学生创办的期刊，该刊受到官方的公开认可与支持，一大批政要为之题写刊名，如陈立夫、焦易堂、于右任、林森、陈郁，甚至有传言该刊受"中委"要人资金支持。《光华医药杂志》获得社会各方踊跃投稿，在每一期的杂志社启事中都公布来稿的数量，据不完全统计，办刊4年来，《光华医药杂志》刊登的文章有4600余篇，发文量远超大部分中医药类期刊。投稿的作者上百位，其主要的撰稿人有魏萱、顾子静、叶橘泉、章次公、郑凤石、姜佐景、薛定华、叶劲秋、郑合成、钱公玄、黄星楼、吴克潜、萧俊逸等。这些人物中有中医界的泰斗，也有医界后学，有来自总社的文章，也有来自各地的基层作品。多元化的来稿带来的是更多的关注以及更多的销量。发行第1期即"打破国医出版界之最高纪录"，后期发行量逾万，及至最后一月订户亦猛增2457份。大量的稿源保证了准时的出版。自创刊以来，该刊一直按期出版，而且篇幅从最初的60多页，稳定增加至近百页。这与其他中医药类期刊反复延宕出版、篇幅长短不一的情形形成鲜明对比。另外，与其他期刊苦苦支撑的窘困相比，《光华医药杂志》的出版经费由最初的自筹，不久即做到自给自足。此外，该刊在全国各地开办有分社，其分社至1936年底已经达到300多处，遍布海内外。

## 五、中医喉舌，激浊扬清——《中医杂志》（上海）

1921年12月15日由王一仁、戴达夫、秦伯未等创刊于上海，为季刊，撰述者为中医学会同人，编辑者为中医杂志社，发行者为上海中医学会，地址位于上海西门城内。该刊面向全国，远销至新加坡、日本、美国等。1930年10月国民政府以上海中医学会"名称离奇，组织不合"为由勒令学会停

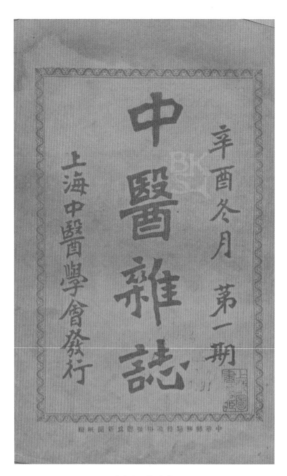

《中医杂志》

止活动，该刊随之停刊。翌年随学会改组为"上海市国医公会"后，更名为"国医杂志"，由周召南任编辑部主任，虞舜臣任杂志编辑。抗战爆发后，该刊停止出版。

《中医杂志》（上海）是由上海中医学会发行的医学刊物，形式上借鉴了近代西方学术发展期刊模式，但在内容方面，它坚守中医传统立场，不趋附西医，也较少涉及似是而非的中西汇通，反对同行间的相互攻讦，是一份相对保守的中医类期刊。

作为上海中医学会的喉舌，《中医杂志》（上海）展现了学会求真务实的作风，要求来稿件不求浮夸，摒弃空谈，以"阐发中医学理，普及中医知识"为其主旨。该刊设有专著、学说、药物学、笔记、医案、验方、卫生谈、释辨录、文苑、医讯、会务记载等栏目，其中"专著"主要刊载个人著述及发明心得的文章；"学说"一栏刊登精通医理文笔畅通的文章；"药物学"刊载的文章主要涉及深明本草性味及处方的文章；"笔记"一栏较为宽泛，注重与读者之间的交流，时常刊登一些读者心得见解的文章；"医案"刊登成功的医学案例，倡明病理及罗列方案，从而促进行业内的交流；"验方"主要刊登有实效作用的配方；"卫生谈"刊载普通的卫生常识，促进民众医疗卫生知识的进步；为了增加该刊的可读性，还特设"文苑"一栏，丰富期刊内容。为了增加与读者之间的互动，后期该刊特开设有"编者例言"，在促进与读者之间的交流、改进期刊的内容等方面起到了很好的推动作用。同时该刊还附有大量涉及医疗卫生方面的商业广告，一方面促进中医行业发展，另一方面也加强了普通民众的医疗卫生意识。

作为学会的会刊，《中医杂志》（上海）完整记录了上海中医学会的发展轨迹。其"会务记录"一栏主要刊登关于中医学会的重要会议事项等。如学会每月两次的"讨论会"，以"讨论医药，互相辩难，研讨真确之义理为宗旨"。而讨论议题于一星期前汇集，并交由会员事先研究。学会会员都有入席讨论的资格，非会员亦可列席旁听。讨论会以问答形式开展，在该刊"释辨录"专栏定期刊载讨论内容，总计记录讨论会60余次，内容涉及临证各科疑难约300个问题。

该刊在学术上保持的专业性与高水平使上海中医学会迅速积聚人气，成立周年即达400余人，3周年时会员人数破千，一举成为沪上三大中医团体之一。杂志创办6周年，发行量破万。发行地区国内到达辽宁、黑龙江、四川，甚至远及东南亚、美国等海外。

## 六、比肩西医，蜚声海外——《医史杂志》

1913年，美国医史学家嘉里逊（F. H. Garrison）撰写成《（世界）医学史入门》（*an Introduction to the History of Medicine*），该书是医学史领域内的权威书籍。全书700多页，但述及中国医学的内容不到一页，且有讹误之处，这引发了国内外中医学者的不满。他们意识到，如果任由这些错误观点流传，必将影响中医在世界的声誉，产生无法挽回的恶劣影响。1935年由王吉民、

醫史雜誌

第一卷 第十 第一期

插圖三幅

發刊詞

十年中搜求經籍病名的經歷　　余雲岫（一）

十年來本會工作報告　　王吉民（七）

十年來本會圖書館的概況　　范行準（一四）

中俄醫學交流史略　　吳雲瑞

外治之宗吳尚先　紀念

明遺民醫徵略序

中華醫學史　　章次公

中國歷代醫學僞書考　　謝誦穆

十年來之中國藥物學（英文）　　伊博恩（一）

中國醫史研究運動大事年表（英文）　　王吉民（10）

中華醫史學會出版

民國三十六年三月

《医史杂志》

伍连德、李涛发起成立医史委员会。1936年2月，在上海成立了中华医史学会，这是中华医学会中成立最早的专科学会。最初从1936年到1947年，《中华医学杂志》发行医史专号，共9期（中文5期，英文4期）。1941年还出版了《中华医史学会五周年纪念特刊》。但这依然欠缺一份专业的医史杂志来为中国医学伸张。于是在各方努力下，1947年3月，中华医史学会在上海发行了《医史杂志》，即现在《中华医史杂志》的前身。

该刊由中华医史学会医史杂志编辑委员会编辑，中英合刊，英文刊名为 *The Chinese Journal of Medical History*。其主编为余云岫，主干为王吉民，主要撰稿人有范行准、谢诵穆、余云岫、王吉民、吴云端、章次公、宋大仁、夷质、耿鉴庭、丁济民等。尽管是由西医性质的中华医学会创办，且作为中华医史学会的机关刊物，但该刊的主干中有不少中医界人士。

该刊《发刊词》明确指出："医史之学，为史学中之一门，且居学术史中之要席。盖一国人文之进化，医学实居前卫，未闻医学落后之国家，而有高深之文化者，亦未闻在焜炳之学术史中，无医学之地位者。然则，欲考镜已往医学之事功，其史事可弃置不道乎？"这一观点成为开拓我国医史研究的动力。

《医史杂志》旨在研究中外医学历史，评论中外医学著作，报道该会工作情况等。其主要栏目有会员动态、医史碎锦、医史新闻、书报简介等。

该刊共刊载论著文稿 52 篇，其中中国医学史类 6 篇，医学著作类 9 篇，医药学术类 6 篇，世界医学史类 1 篇，英文论著 4 篇，文史类 11 篇，其他类 15 篇。其中不乏医学史上的开山之作，如王吉民的 *Chronology of the Medical History Movement in China*、《十年来本会工作报告》，范行准的《中华医学史》《十年来本会图书馆的概况》，洪贯之的《中国古代本草著述史略》等资料汇编，有很高的参考价值；章次公的《明遗民医丛略序》《明代挂名医籍之进士题名录》，耿鉴庭的《元稹的咏病诗》，鲁德馨的《巫之起源及其在西陲之近况》，陈邦贤的《〈素问〉中阴阳学与中国医学》，宋向元的《东汉以来方士与医药》等是关于古代中国医学发展状况的文章，总结中国古代医学之发展；金宝善的《民国以来卫生事业发展简史》则将民国以来的公共卫生情况汇编成册，进行总结性的梳理。此外，还有 Wang Chi-Liang 的 *Synonyms of Indigenous Drugs*、刘永纯的《瘈狗病之史观及其诊治法的初步检讨》、汪良的《医药别名举隅（附表）》、宋大仁的《募捐运动结束报告》、丁济民的《中国医史文物展览会记》、李涛的《中国戏剧中的医生》，等等，这些文章讲的都是中国医学的故事，与中医学关系密切。

为了讲好中国医学的故事，《医史杂志》一开始就走国际路线，并行出版英文版（*The Chinese Journal of Medical History*），这也是中国最早的有英文版同时刊发的学术期刊。期刊"与各大图书馆均有交换，欧美各国亦有订阅，故在国际学术界上，已渐露头角"。这种科技期刊的对等交换，加速信息交流，增进学术往来，至今仍是各国专业图书馆的常用模式。与当时民国的其他期刊相比，这也是极少见的。

《医史杂志》的刊载促进了我国医史学科的发展，培养了一支跟国际接轨的医史研究队伍，普及了医史知识。以往医史研究在中医学科的发展中属于比较偏门的学科。但自《医史杂志》发行以来，中医医史学科引起了各界的重视，成为少有能进入正统学科分类的学科。同时，《医史杂志》在国际上讲好中国故事，引起世界各国对中医学的重新认识，为中医学在国际上争得了一席之地。

## 七、一己之力，撑门挂户——《康健报》

近代海上中医的处境多坎坷，在上海这样一个开放多元的社会中，面临

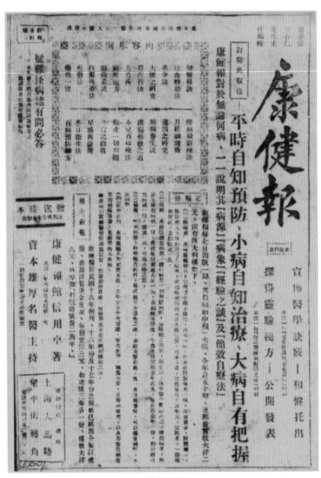

《康健报》

各个方面的竞争，如西医的竞争、同业的竞争，特别是政府对于中医的不作为甚至打压政策，使得海上中医不得不付出极大努力以求生存。他们中有很大一部分是闯荡于此的新移民，也有很多是初入杏林的新中医，没有多少厚实家底和丰富的人脉可以依靠。如同新时代的打工者，他们必须依靠自身的努力，一点一滴地积攒。他们很多是多面手，不仅业务精湛，而且文笔雄健，甚至善于经营。其佼佼者，如陈存仁，他和他创办的《康健报》则是这一人群的最好例证。

《康健报》创刊于 1927 年 3 月，1930 年停刊。发行 3 年，共 4 册。由陈存仁（1908—1990）独自刊行，为近代第一份中医健康教育及卫生普及类报纸。《康健报》定位于普通大众，以医学常识普及、健康知识宣教为主。其选材、立意突出实用性、通俗性及趣味性，颇受读者欢迎。

与专业学术期刊相比，《康健报》更讲求诊治实效、市场收益及社会反响。力求民众拿来就能用，用过就有效。如《治老鼠奶方》介绍了治疗疣的简单办法；《冻疮》一文介绍用胡椒末、硫磺末治疗手足冻疮；《冷水浴》介绍了用冷水洗浴治疗梦遗的方法。

该报语言通俗，淡化传统文言文色彩，摒除传统的理论说教，用简单而形象的语言说理，力求让普通人就能看懂。

为追求趣味性，该报还开辟"康健别录"栏目，专载医学逸闻趣事，以貌似荒诞之事阐明医理。如《香晕》告诫民众香薰过度会导致气散晕厥；《新狐异》记载了"日有所思夜有所梦"的案例。又有揭露医界招摇撞骗的《医异》《自宫其闻》等轶事。

该报选题贴近民众生活，刊登不少习惯养成、日常防护的窍门。如《常饮开水之功效》，该文未提及医疗，仅为作者生活体验，提醒人们养成良好饮水习惯。该文成为中国人提倡热饮的早期作品。该报还注重时病。如当时常见的疟疾，该报集中登载了防治疟疾的文章，内容涉及病因、病机、治法、预后及调摄。还有常见的肺痨，《康健报》对之进行重点宣教，提出试痨法、试痨虫所在等。

该报由陈存仁一人主持，其中文章除个人操刀之外，还延请恽铁樵、陆士谔、聂云台、姚公鹤等人撰稿，这些人既通晓医理养生，也善于文辞。个人的精力毕竟有限，由于要编辑《中国药学大辞典》与《皇汉医学丛书》，在开办 3 年后，陈存仁只能将《康健报》停刊。

《康健报》一时风行于上海的普通民众之中。据秦瘦鸥回忆，"1929 年左右，上海各处报摊上，突然出现一份奇特的报纸，名曰《康健报》……它的刊行总是办成功了，销量逐期上涨，读者遍及内外行。"据报道，该刊第 1 期即实际销售 14000 余份，第一阶段订阅户数达 8000 份，跃居沪上报纸发行量前 10 名。

《康健报》的成功，带动了中医药常识性期刊的发展。上海滩相继出现了《卫生报》《家庭医药》《家庭医学杂志》《长寿》《大众医学月刊》《幸福杂志》《卫生杂志》《丹方杂志》等发行量较好的普及性报纸。

《康健报》的成功得益于其开办者陈存仁的精明与勤奋。他出生于上海老城厢的没落绸缎商人家庭，内嵌的精明商人基因使其在筹办《康健报》时显示出敏锐的市场洞察力和非凡的经营能力。当时他才 20 岁，便敏锐意识到，民国初期，民智初开，人们对医药卫生知识有迫切的需求，尤其在上海这样接受西方文明最深的城市，市民认同和欢迎医药卫生普及性报刊。在刊物筹办之初，他便吸引到上海滩的商界大佬黄楚九的广告支持，同时与医药界前辈章太炎、丁福保、谢利恒、丁甘仁等保持密切联系，而且在各大媒体刊登广告，宣传《康健报》。

陈存仁的勤奋也是有目共睹。在《康健报》的基础上，陈存仁将报中文章编辑成《百病疗养丛书》结集出版。

除《康健报》外，陈存仁还主持出版了《康健集》《通俗医话》《遗精广论》《肺病无忧论》《膏方浅说》等健康教育类书籍，并为《申报》《幸福》《长寿》等刊物撰写健康教育类文章。

在科普创作之外，陈存仁在专业上也成绩斐然。他以一人之力谋划编撰，耗费 5 年时间完成《中国药学大辞典》，1 年时间完成《皇汉医学丛书》。参与《国医文献》的编辑工作，为《医界春秋》《中医世界》《现代国医》《大众医学月刊》的专业中医期刊撰写理论与临床方面的文章。这些文章内容考证翔实，文献与实地考察研究相结合，具有较高的学术价值。

《康健报》的成功，也成就了陈存仁。其诊务日渐兴盛，从上海中医专门学校毕业两年后就跻身上海百大名医之列，并且在中医界逐渐具有发言权，在 1929 年的抗击政府"废止中医案"中被选为中医界五代表之一进京请愿。

因此，陈存仁与《康健报》的成功，是近代中医人在遭受外来打击，依靠自身的勤奋与努力，与不公不懈抗争的缩影，也是海上中医众生相中最为典型的代表。

所谓广告，就是广而告之，向广大公众告知某件事物。虽然广告现象自古有之，但均是经营者不规范和不规律的个人行为，并非现代意义上的广告。直到晚清，随着近代报刊的涌现，方才出现了真正意义上的广告。近代上海作为迅速繁荣的商业性都市，广告业的发展极为迅猛，在很短的时间内经历了由无到有，由舶来品到本土化兴起的完整过程。至 20 世纪 20～30 年代，广告进入了黄金发展期。

在近代上海各类广告中，医药广告始终是最重要的广告种类之一，体现在广告数量众多，广告涉及面广泛，凡是和医药行业相关的内容，几乎都能在当时的广告中找到。在飞速发展的医药广告中，海派医家的身影到处可见，他们不仅很早就敏锐地意识到了广告的重要作用，而且很快便将这一新式的传播工具运用自如。

## 一、海派医家重视广告

近代上海人口大量涌入，对医家和医疗的需求随之而升，本土的医家和外来医家数量激增。据不完全统计，民国时期上海曾经有 54 个医学流派，涉及内、外、妇、儿、针、推、伤各个领域，中医从业人员就达 2000 余人。时人感叹："上海的特色之一是医生多。各马路各弄堂，到处都可以看到挂着医院、医生的招牌。"

上海的繁荣发展和众多人口，给中医从业人员带来了发展机遇，但随之而来的是同行间的竞争及生存的压力。特别是外来医家，刚到上海时都曾有过艰难度日的经历。陈存仁在《银元时代生活史》中回忆其开诊之初，一连十几天连吃大鸭蛋，直到三友实业社请他做常年医生才有所好转。"开始仍有一段很难受的过程，初时来看病的都是贫苦阶层中人，如司机、看门人以及店员等。由于这些人的重病看好了，才引起车主、业主、店主的重视，待到再看好他们主人的重病，又影响到更高的财富阶层，于是门诊进入正常阶段"。

因此，传统的"酒香不怕巷子深"的经验之谈，在上海这座人口众多、地域较广的大城市已不再适用。单靠传统的口耳相传式的成名之路已十分艰难，因此，广告，特别是利用报刊等现代媒介做广告无疑是上佳的宣传方式。

当时最为常见的广告之一便是由医生发布的广告，主要内容是介绍自己的医术、诊疗方式、收费情况等，主旨无非是宣扬自己的医术水平，借此广而告之，以招徕病人，并提高自己在业界的知名度。许多海派名家都曾在报刊上刊登过此类广告。

对于名气尚不大或刚到上海的医生而言，常会借助名人宣传来制造人气，依靠口碑吸引病人。因此有不少医家刊登广告时借助于名人、名医之口来为自己的医术进行宣传，不少广告中干脆罗列数名介绍人，以抬高身价。如虞洽卿、王一亭、何成浚、张啸林、杜月笙等上海名人或军政要人都曾担任过医师广告中的介绍人。当然，除了社会名人，如果和名医能扯上关系，自然也是大有益处，例如声称自己为某名医的门人，或由名医亲自推荐。与毛遂自荐相比，这种方式的广告当然更具有专业权威性，从而能够吸引到更多病人的注意。如1919年《申报》上有一则女医的"儿科推拿"广告，介绍某沈姓女医"精理推拿诸法，专治儿科急症……"，落款的介绍人为陆伯鸿、朱志尧，此二人都是当时的沪上知名医家，用他们的名号在广告中进行宣传，广告的效果自然会更佳。

具有软文性质的"谢函"是当时常见的一种广告形式，在医药领域中这类广告颇多，多是为某医生或某药品扬名的广告。这种广告多用第一人称的手法撰文，大多数是以书信形式出现的。如 1909 年 9 月 14 日、15 日，《申报》上连续刊登了《敬谢丁福保先生》的感谢信。又如 1911 年 10 月 5 日、6 日、7 日、8 日，名为庄得之的病家在《申报》上连续刊登了《敬谢名医丁福保君》的感谢信。1919 年 4 月 13 日，落款为"上海文生氏高等英文学校学生邵大成"的病家在《申报》上刊登了《敬谢丁福保医生》。1920 年 12 月 22 日、23 日，《申报》刊登《再生之恩谨谢丁福保先生》一文。1924 年 11 月 2 日、4 日，又有《丁福保顾南群两先生一时和缓》的广告刊登于《申报》之上。在报刊上刊登对于医生的感谢信本意在于表达病家的谢意，但是除此之外，还具有客观上宣扬医师医术高明的效果在内，因此，也可以视为一种隐形的广告。

除了感谢医家之外，当时许多滋补类的药物，如艾维补脑汁、韦廉士大医生红色补丸、爱理士红衣补丸、自来血、日光铁丸和月光铁丸等，都大量地在各路媒体上刊登各种名目繁多的致谢广告。如韦廉士大医生红色补丸的顾客证言广告五花八门，致谢的顾客身份从平民百姓到社会名流，从香港阔商到英国女士，几乎男女老少无所不包，并常常附有顾客照片或者书信原件以展示其真实与可靠性。如从 1908 年 2 月 14 日到 1910 年 4 月 28 日，该红色补丸在《申报》上共刊登了近百位的顾客证言，几乎每日一登，每周一换，其标题也各有千秋，如"延年有术""名副其实""露宿须防"等。

上海的中药店也很重视广告的宣传和投入。近代上海中药店铺林立，中药店铺的数量和中药业的繁荣在全国均居于领先的地位。其中以老字号的"四大户"与"八大家"盛誉海内外：蔡同德堂、胡庆余堂、童涵春堂与雷允上药业合称为当时的"上海四大户"；郁良心、奚良济、姜衍泽、王大吉、姚泰山、叶树德、叶天德、苏存德被称为"沪上八大家"。这些老字号中药店虽然经营策略和代表性产品有别，但在重视广告方面则是一致的。

如创始于清光绪八年（1882 年）的蔡同德，其创办人蔡鸿仪具有敏锐的广告意识，十分重视广告的宣传效果。他在蔡同德开业时特意在《申报》上刊登了蔡同德堂开业的广告，这在当时的华商中还不多见，当时的广告内容如下：

"本堂自购各省道地药材，精制门市饮片，虔制丸、散、发兑野山、高丽人参，采购暹罗官燕、关东毛角鹿茸，增卖各种灵验膏丹，杜煎虎、鹿、龟、驴诸胶，四时沙甑、花露、神效药酒，按方修合，虔诚炮制。凡仕商赐顾者，须认明上海北市路抛球场后、坐西朝东石库门内，寿星为记便是。今择九月初八日开业，特此布闻。"（《申报》，1882年9月1日）

这则广告不长，但内容却很丰富，既交代了药店的地址、开业时间、主要经营品种等，还表明了店家经营的理念，并特意强调了蔡同德的标志——"寿星为记"，体现了极强的商标意识。这个"寿星"标志，据说也是重金聘请当时的名画家吴道之重绘的"鹿鹤寿星"图，并高高悬挂在店堂正中。这张刻有梅花鹿、白仙鹤、皓发童颜的老寿星、药葫芦和预示长寿的蟠桃，组成一幅精妙绝伦的图案。

蔡同德堂开张之际，不但在报纸上刊登广告，还在现场散发了大量铜版雕制印刷的绘有"鹿鹤寿星"图案的小广告。由于蔡同德堂开设在旧上海抛球场北侧（即今河南中路近南京路口），是坐西朝东，前后五进典型的石库门房子，是传统的前店后工场中药店模式：前面出售人参鹿茸、丸散膏丹、胶露药酒和饮片配方，后面则切制饮片、炮制药酒、煎膏熬药。由于蔡同德门面富有特色，所以在当时有"高高墙头寿星记，前店后场同德堂""新开同德堂，高高墙头像祠堂"的说法，附近居民纷纷前来参观，奔走相告。

海派医家在中医教育领域的贡献素来为后人称道，他们的一大创举便是兴办中医院校教育。众所周知，历代中医传承的主要方式是以师带徒，历代大凡名医，多有师承传授关系。到了近代以后，师带徒的传统方式仍然在许多地方延续，即便是上海这样的大城市也不例外。但与此同时，更为广泛与普及，代表了近代中医学教育方向的，则是出现了医学院校教育。在这一新兴医学教育方式的尝试中，上海地区的中医院校教育不但开始得早，而且无论数量和质量，都堪称居于全国之首。特别是上海中医专门学校、上海中国医学院、上海新中国医学院三所院校，构成了近代上海中医教育史的主线，对于后来中医事业发展产生了非常深远的影响。

由于医学的院校教育面向的是整个社会，在兴办医学教育的过程中，不可避免地要借助于各种形式的广告，来吸引生源，扩大招生。如1925年6月28日的《申报》刊登了《丁甘仁夏应堂创设上海女子中医学校招生》的广告："程度：国文清通、书法端正、品行纯和者为合格。年龄：十六岁以上，二十六岁以下。考期：阴历六月二十始，午后一点至四点为止，随到随考。报名：即日起，随缴保证金五元，不取发还。地点：西门内石皮弄沪南广益医院内。开学：阴历七月二十。校址：劳勃生路沪北广益医院内。欲索详章，函至西门石皮弄本校，即寄。"其后，同样内容的广告反复登载过近20次，随着发行量巨大的《申报》传播到了四面八方，极大地扩大了影响力。

## 二、海派医家的广告创新

海派文化的一大特点便是善于创新，敢为人先。受此影响，上海地区的医家和药业商户也都非常善于创新，这在广告中体现得非常突出。除了常规的广告之外，有些医家还剑走偏锋，采用另类的方式来为自己进行宣传。

如名医周雪樵在中医界开始了"赀书诊病"的新诊疗模式，在医家广告中刊登了一则"周雪樵启"，告白曰："日来远近赀书询病情治法者，须照英法界出诊之例，每号收银两元，并须将苔、脉、渴否、二便及一切病情详告方能答复，特此广告。"这种通过写信来诊疗的方式对于路远、不便的病人自然极为方便。广告一经刊出，便大受欢迎，此后类似的诊疗模式便日益普遍，成为许多医家纷纷效仿的诊病方式了。

在近代史上名声显著的"唐拾义药厂"创始人唐拾义本来在广州开医馆，已小有名气。1919年，唐拾义开始在上海开办诊所。但是人地生疏，开始颇为艰难。怎样才能在沪"扬名显药"呢？聪明的唐拾义想出了一个妙招。他在报纸上刊登了一则《启事》："本医师于来沪后失一爱犬，寻获送还者重赏银洋100元。"100银洋在当时绝对算是一笔大数目，用如此大的赏金来寻找爱犬，顿时吸引了许多人的关注，甚至有记者前来采访。除在报纸上刊登广告外，唐拾义还在包装药名前加上了"唐拾义"字样，出诊乘的轿子布篷上也标着"唐拾义大医师"的大字。如此一来，唐拾义的名声、身价皆不胫而走，迅速在上海站稳了脚跟。1924年，唐拾义又在上海设厂制药，规模比在广州时更大。销路打开后又陆续在天津、汉口、香港等地设分厂，并以上海为总机构，广州的"增寿堂药房"为分支机构。

还有一些商家注重药物商标的推广，比如大学眼药水在 1919 年《申报》上刊登了整版的"悬赏广告"，让读者猜"一个戴着眼镜的外国佬头像"是"什么东西的牌子"。奖品颇为"丰厚"，有金戒指、银茶杯等。当然，这个头像就是大学眼药水的商标。但是通过这样一个广告的创意，让其产品和商标都牢牢记在了消费者心里。

药物广告还偏爱借名人来宣传产品，自晚清到民国，借助名人亲自出马进行宣传的药物广告不在少数。黎元洪、伍廷芳、王芝祥、王人文、温宗尧、陈其美、汤寿潜、张謇等高官都曾刊过荐医荐药广告。以《申报》为例，最早与医药相关的名流广告出现于 1909 年，一位广西的候补知县为威廉士大药房红色补丸做的广告刊登在 2 月 19 日的版面上。到了 20 世纪 20 年代之后，以明星做广告宣传变得日益普遍，成为一种十分常见的商业营销行为。

在近代科学知识大行于道的大背景下，传统的医药观念与西方医药知识混合在一起，共同型构了民众在日常生活中对于健康和疾病的认知。一些传统的药物广告往往也会借用所谓的"科学知识"来进行宣传和对比。

如威廉士大药房红色补丸系列广告在当时流传甚广，颇被时人所熟知。其重要的广告策略便是采用中西混杂的医药广告手法，如其在广告中将血液的浓稠作为判定血液健康的标准，认为红色的血液才能滋养脑部，满足繁难工作的需要。而他们生产的红色补丸有补血清血之功，服用红色补丸后，无论"血薄气衰、脑筋衰残、少年斩伤、胃不消化、风湿骨痛、山岚瘴疟、脚气浮肿等症"均可治愈，对于妇科各症尤见神效，而且强健体魄……这种中西混杂的医药广告手法，体现了传统药物店家经营意识的觉醒及销售方式的变化。

近代广告的形式也日益多样，随着科技的发展，不断涌现出新的广告形式。而上海的医药广告借助于身处上海的便利地理位置，往往会及时跟进，采用最新的广告方式来吸引顾客。

如雷允上在宣传上便非常重视现代广告的使用，当时沪杭铁路、沪宁铁路等铁路沿线的许多房屋的墙体上都印有"雷允上六神丸"等产品的广告。

雷允上还制作了当时不多见的"雷允上六神丸"的大型电动灯光广告，竖立在最热闹的南京路西藏路口华懋饭店一侧的楼顶上，十分醒目，吸引了很多关注的目光。后来在静安寺路 719 号开设上海第三家雷允上药店（当时称"北号支店"）时，特意制作了高约 6 米的"雷允上阿胶丹丸""雷允上精选正药"等金字招牌，挂在药店门面的东西两侧，店堂里外饰以霓虹灯招揽顾客。由于位于租界，顾客中还包括了许多来自南洋、日本、欧美等地的外国人，因此雷允上还用英文、日文制作铭牌悬挂在橱窗玻璃之上，以方便顾客挑选。另外，为了方便顾客，在 20 世纪 30 年代，雷允上就设计了邮寄业务、电话订货、接方送药等服务项目，可谓具有超前的服务意识。此外，雷允上药店还具有很强的商标意识，早在 1928 年，雷允上诵芬堂依法收执"九芝图"商标注册证书，"九芝图"商标成为我国最早的注册商标之一。为了杜绝假冒产品，雷允上药店一方面长期、持续地通过各种方式刊登防治假冒声明，提醒消费者认清品牌；另一方面不断改进产品的包装和仿单，让假冒的难度和成本增加。特别值得一提的是六神丸包装瓶的防伪设计：一般的瓶盖都是逆时针方向旋开，而六神丸包装瓶的防伪设计却相反，逆时针方向反而越旋越紧。

为了更好地宣传店铺，体现正宗国粹和道地药材，上海的胡庆余堂还仿效杭州胡庆余堂游街杀鹿、现场杀鹿配制全鹿丸的做法，制作前会发布"活鹿广告"，并请专人选择黄道吉日。配制当日，药店的伙计穿着统一的号衣，抬着梅花鹿，扛着写有"本堂谨择某月某日黄道良辰虔诚修合大补全鹿丸，胡庆余堂雪记主人启"的广告牌。店员敲锣打鼓游街一圈，然后在店门前焚香，当众宰杀活鹿，以示货真无诈。然后，当场剥皮去毛，剖膛取出五脏，洗净后，将鹿的骨、肉、血，与事先准备好的当归、玉桂、补骨脂等粉末拌和，当场舂碎，加热烙干，研成药粉，再制成丸剂……这一制作全过程让围观群众目睹，从而传至街头巷尾做了义务宣传员，招徕四方顾客前来购买。由此使得"全鹿丸"声誉越来越高，销路与日俱增，十分火爆。

## 三、海派医家的广告高手

近代上海的医家多多少少、有意无意都曾与广告打过交道，特别是当时的名医，不少人都极善于运用广告，堪称医药广告高手。兹以名医陈存仁、丁福保为例，略加介绍。

陈存仁（1908—1990），原名陈承沅，出身于上海老城厢一衰落绸缎商人家。曾师从姚公鹤、章太炎等大家。从上海中医专门学校毕业后，师从名中医丁甘仁、丁仲英父子。1929 年起在山东路自设诊所，独立行医，成为民国时期闻名国内的上海名中医。胡适、杜月笙、张学良、戴笠……这些旧上海声名赫赫的大人物，都曾是陈存仁的病家。

陈存仁素有"医界才子"之称，擅长交际，十分活跃，在上海当时的知名报刊上，经常会有他的消息和所刊登的相关广告。如《申报》1928 年 5 月 15 日刊登《中医陈存仁应诊》广告所云：

> "中医陈存仁君，为名医丁仲英君之高足，医学精湛，经验宏富，主办《康健报》，提倡中国岐黄之术，极受社会欢迎。现自设诊所于南京路望平街口柏林纸行二楼，每日上午九时至十二时、下午二时至七时为门诊时间，仅收诊金一元。其诊所中一切设备靡不注重卫生，与西医无异，故求诊者接踵而至。"

陈存仁极有经营头脑，非常善于利用广告来推动经营，这在他早年创办报纸时已经显露出来。1928 年，陈存仁才 20 岁，当时他尚未从中医专门学校毕业，即已经创办了国内第一份医药卫生常识方面的报刊——《康健报》，显示了卓越的编辑才能和经营能力。在筹办之初，他以《康健报》准确的读者定位吸引了广告客户，向当时上海知名的医药商家黄楚九等签下了广告合同，每份广告合同"每期广告一格，计费四元，全年五十二期，共计二百元"，共签下 8 份合同，1 年可收 1600 元，为《康健报》的经营打下了良好的基础。在编辑思想上，陈存仁针对读者的定位，强调要用通俗的文笔将医学常识写出来。为了保证稿件质量，他请了诸多的名医如丁福保、丁仲英、谢利恒、恽铁樵、俞鸿宾、秦伯未、陆士谔、章次公等来撰稿。为了提高可读性，陈存仁甚至邀请到了当时著名的武侠小说家平江不肖生用写小说的笔调来论述健康。以上如此多的名人为报刊撰稿，无异于为报纸的创办做了最好的广告宣传。

丁福保（1874—1952），字仲祜，号畴隐居士，一号济阳破衲，江苏无锡人。1895 年（光绪二十一年）肄业于江阴南菁书院，次年考取秀才，后随华蘅芳学数学，编撰了《算学书目提要》。鉴于身体多病，改习医学，创办丁氏医院、医学书局，先后编译出版了近 80 种国内外医学书籍，合称《丁氏医学丛书》。

丁福保非常善于利用当时新兴的报刊进行宣传，与其有关的广告内容数不胜数，堪称是运用广告的高手。丁福保在广告运用上的特点首先是频率较高，常年在各类报刊上刊登出诊信息的广告。如 1910 年 10 月 18 日和 10 月 20 日，丁福保在《申报》上刊登了《丁福保医例》的广告，对自己诊治的基本情况进行介绍，如诊所所在、价格、出诊时间等。1913 年 12 月 9 日，在《申报》上也刊登《丁福保医例》的广告。当丁福保长期外出时，还会特意在报纸上刊登广告介绍自己的行程，以便于病家选择诊病时间。如 1910 年 10 月 28 日、10 月 30 日，丁福保以"研究会事务所"的名义在《申报》登文《丁福保先生回沪》介绍丁福保回程日期。又如 1909 年，两江总督端方聘请丁福保为考察日本医学专员。他到日本考察医学设施，并入日本千田医科学校进修了一段时间，由日本返国时，采购了大批的医学书籍，携之以归。回国之后，他随即在《申报》上于 1909 年 8 月 20 日、8 月 22 日连续刊登了《丁福保启事》：

> 余于五月中旬奉端督帅盛宫保檄，赴日本考察医院、医学堂、养育院事宜，昨已回沪。仍寓新马路昌寿里八十一号译书公会，恐病家未能周知，特此谨告。医例：门诊一元，出诊五元。

就这样，通过启事的形式，丁甘仁将其回沪的消息广而告之，同时广告中特意告知是奉命考察日本医学云云，也从另一个侧面突出了官方对其的认可，不啻于让官方为自己"背书"。此外，启事中除了上述内容，还将诸多新刊医书列之于后，在交代自己行程的同时，也对其所编著的医书进行了宣传，可谓是一举多得。

作为当时的名医，丁福保还常常利用自己的名医身份在报刊上为各类药物进行推介。如 1909 年 10 月 20 日《申报》刊登《丁福保制家庭要药二十种》；1910 年 12 月 4 日、12 月 6 日连续刊登《南洋劝业会超等奖赏丁福保制半夏消痰丸》；1911 年 1 月 4 日、1 月 6 日刊登《南洋劝业会超等奖赏丁福保精制补血丸功效》……有时也以药房的名义进行刊登宣介，如双十药房于1920 年 12 月 15 日、16 日、18 日先后刊登《丁福保医生补血丸》《丁福保医生治咳丸》《丁福保医生吐血药》的广告，对丁福保所制药物进行介绍；又如 1913 年 6 月 11 日、14 日、17 日、21 日中法药房刊登名为《丁福保医生介绍精神丸》的广告。20 世纪 20～30 年代，位于上海静安寺路的九成制药公司出品有胃特灵良药，丁福保曾以感谢信的形式为该药进行过广告宣传。如在 1929 年 11 月 11 日的《申报》广告中，丁福保的信函手迹异常醒目，是他写给九成制药公司的：

逐启者：

　　贵公司所出之胃特灵，迭经试用，对于急慢胃炎、呕吐酸液、胃肠溃疡、胃神经痛等症，均著成效，而于肝胃气痛奏效尤速，甚慰甚佩。承询，敢以临床所得奉告。

　　专颂

台祺

　　　　　　　　　　　　　　　　　　　丁福保启

丁福保除了常规的诊疗、编著医书等工作之外，还时常进行健康养生的讲座，也往往会在报纸上提前刊登讲座启事，如 1943 年 2 月 20 日，《申报》上就刊登了其自撰的广告《健寿讲座缘起》：

　　余幼年多病，身体孱弱，在二十余岁时，体重尚不足九十磅，乃发愤改造孱躯，采用安静日光空气运动深呼吸及菜蔬水果牛乳等各种疗养法，又用凝神于玄关一窍之静坐法及改造命运扶等，其后病体果愈，至四十岁时竟强于三十，至五十时又强于四十，至六十时又强于五十，今届七十而体力精神更比六十时强壮多矣。

　　余于调理一门，略有一得。兹为服务社会起见，拟有自身实验之却病疗养健康长寿各法，贡献于身体孱弱或中年贫血消化不良神经衰弱色欲过度者，或血压太高血管变硬肥胖过度肾心肝脏俱有病者，以及终年服药打针而久不见效之慢性病者，无论男女老幼，皆可学习。三月小效，六月大效，果能立志不移，不屈不挠，必能达到却病长寿之目的可无疑也。

这段广告中，以丁福保的口吻，对自己生平保养身体的情况进行了回顾，以自己本来瘦弱之躯，竟然体力日强，这种现身说法的形式来进行介绍，无疑增加了其观点的说服力，也自然引发了读者的好奇心，从而取得良好的广告效果。

# 医艺相融 美美与共

　　中医既有自然科学之严谨，又兼人文艺术之优美，可谓是科学与艺术的完美融合，美美与共。游刃于科学与艺术之间的医者，除追求医术精湛外，对于艺术的感悟也不同凡响。自古以来，百科相济，医文相融的医者所在多有，如明末清初的著名医家傅山历来有"学海"之美誉，除精通医学外，他还工书善画，博极群籍，在经史子集、文学诗词、书法绘画、钟鼎文字等领域均有高深造诣。

　　近代海派医家除了在医学领域的造诣之外，还涌现出诸多兼通多艺的医家。这在古代的上海医家中便已初现端倪，如明代天启年间，松江府上海（今上海）秦昌遇，号广埜山道人，又号乾乾子，少时多病，乃学医，无所师承而遍通方脉，尤长于儿科，著有《大方幼科》《痘症折衷》等。秦昌遇是知名文人秦裕伯的裔孙，长于作诗，常和文坛大家来往唱和，著有《澹香堂诗文集》。书画家董其昌（1555—1636）曾绘有《六逸图》一幅，秦昌遇是六位逸士中最年轻的一位。

　　至近代，海派医家中不乏医艺相融、医文互通者。他们或长于书法，或精通绘画，或吟诗唱词，或通晓音律，或长于写作，为海派医家的生活增添了独特的生趣与活力。

## 一、书法艺术

名医之中长于书法者最为多见，"一手好字，二会双簧，三指按脉，四季衣裳"被视为中医入门的必要条件。很多病家延医之先，常常先拿医生的方子一看，以度学问深浅、医道高低。近代海上名医之中，善书法者颇多，如范文甫、谢利恒、丁甘仁、恽铁樵、王仲奇、萧龙友、施今墨、顾筱岩、徐小圃、秦伯未、程门雪、严苍山、陈道隆等，书法皆臻上境，他们留下的方笺，都被人们当作书法墨宝收集。

清代名医何鸿舫书画诗曲无一不能，尤以医学与书法成为一时名家。何氏书法高妙，时人获其处方珍若拱璧，日本人来沪收购，一纸值至银元10枚，少亦4～5枚。其时，齐白石一幅画作的润笔也不过2枚银元而已。名医程门雪曾为《何鸿舫编年药方墨迹》题诗曰："每于烂漫见天真，草草方笺手自亲。不独医林仰宗匠，即论书法亦传人。"盛赞其不独在医界堪称宗师，单论书艺亦足传后人。《青浦县续志》亦记载："（何鸿舫）书法胎息平原（颜真卿），坚拔浑厚，自谓大江以东独绝。"

沪上十大名医之一的顾筱岩喜欢颜真卿的《争坐位帖》，书法颇有颜氏韵味。他与张大千、吴湖帆、黄宾虹等书画大家过从甚密，吴湖帆称赞顾筱岩曰："方笺之书有颜氏大将风度。"顾筱岩对于弟子的要求之中，书法是入门的基本功之一，他曾说："字是一张方子的门面，是一个医生文化底蕴、学识才华的外露。"因此，凡其入门弟子，先须习字，每晨先练字，临写字帖经顾筱岩批阅合格后，才能去读医书，已成定例。

1940年，《申报》刊登了题为"国医界对张裕美酒的评价"的系列广告，每期刊登一位上海名中医的亲笔题词，题词均有名款和钤印，每位名医都从不同角度论述葡萄酒和白兰地对健康的益处，称赞张裕美酒的品质。参与者包括丁仲英、秦伯未、陈存仁、夏理彬、陆士谔、张赞臣、朱鹤皋、严苍山、蔡香荪等，皆为沪上知名医家，他们不但医术高明，而且由于其医学大家身份，他们对美酒与健康关系的评价，对于消费者而言显然具有很高的可信度。因为要在报上刊登名医的亲笔题词，故所邀医家大都兼擅书法，在书法领域都有一定造诣，各有所长，如秦伯未尤擅隶书，严苍山草书飘逸潇洒……因此，这一系列广告不论是形式，还是内容，都极具吸引力。

1940 年《申报》的张裕系列广告中，名医秦伯未第一个出现，1940 年12 月 1 日的《申报》，秦伯未以娟秀飘逸的隶书题词："张裕酿酒公司出品葡萄酒、白兰地——味甘质纯，气芳性醇。活血生津，舒络提神。烦劳虚弱之人，专宜酌此以养心身。"1940 年 12 月 3 日，陈存仁以潇洒刚健的行书题词："一切贫血症及妇女虚弱症，饮张裕葡萄酒收效最捷。"1940 年 12 月 6 日，出身名医世家的夏理彬题词："张裕酿酒公司出品葡萄酒、白兰地——养性怡神。"1940 年 12 月 9 日陆士谔题词："张裕葡萄酒、白兰地——益气补血。"1940 年 12 月 11 日张赞臣题词："烟台张裕酿酒公司惠存——补血养身。"1940 年 12 月 13 日朱鹤皋题词："金浆玉醴——张裕酿酒公司发行之白兰地酒，色香味质，无一不佳。尤能强心脏、活血络、怡精神，诚国产白兰地中最优之品也。"1940 年 12 月 15 日严苍山题词："美哉葡萄，果中之仙；色如水晶，味甘和酸；甘能补脾，酸以养肝；酿而为酒，活血延年。更有杜康（系指烈酒白兰地），名不虚言；性烈味醇，温中散寒；张裕酒造，人人喜欢。"1940 年 12 月 17 日蔡香苏题词："张裕酿酒公司——调营和术。"

民国年间的酒类广告数不胜数，张裕酒业作为创始于 1892 年的老牌酿酒公司，其所刊布的广告也不胜枚举，但汇集了众多擅长书法的名医为其宣传，唯此一家，堪称是一段医坛趣话。

## 二、丹青绘画

近代海派医家中，精于绘画者也不乏人，如名医蔡砚香与程门雪、秦伯未、恽铁樵等皆是精于此道者。

蔡砚香（1826-1894），名兆芝，诸生。蔡小香之父。擅长妇科，兼治内外科，医术高明，深得病家信仰。署令陈玉斌赠以"功同良相"匾额。蔡氏多才多艺，除精通医术外，还善于书画，尤以画荷绘莲为著，其匠心独具，并自号"爱莲居士"，深得文坛赞誉，友人求墨者甚众，故有"蔡荷花"之雅号。其后人存有蔡砚香荷花图《夏塘清趣》，画的上方附诗一首："为爱新荷写碧笺，亭亭玉露濯清泉。伊人宛在花前赏，疑似桃源别有天。"另据

《中国文物报》记载，近年又在杭州藏家中发现了蔡砚香的《富贵白头图》，画的是富贵的牡丹花，雍容华贵之姿栩栩如生。题跋是蔡砚香亲笔所书："花中富贵色弥鲜，红艳丰姿韵独妍。最是骚人闲赏处，举杯吟咏乐年年。时在戊子（1888 年）春日，仿瓯香馆笔意，写为成兰仁兄大人雅正，种橘山人戏笔。"可见，其不但善于绘画，亦精于诗词。

医林艺苑秦伯未，幼年即好读经书，凡经史子集、诸家医典、诗词歌赋、琴棋书画，无所不涉。虽然其绘画作品传世不多，但手法多样，传神造境。其少年画作《潇湘烟雨图》现藏于浙江新昌中医博物馆，1930 年《中医世界》亦曾刊录其山水立轴，从中可见，其山水画取法于元代黄鹤山樵的画格风貌，而以繁密见胜，布局多重山多水，表现江南一带清新景色。他流传的作品多为 20 世纪 40～50 年代创作，内容涉及花卉、瓜果等题材。布局构图老到，用笔苍劲，色泽雅淡，带有一般文人清新的气韵。近年他的学生回忆文章里，曾说到伯未先生能画梅、兰、竹、菊、荷花。

海上名医程门雪不但医术精湛，且多才多艺，诗词金石书画样样精通，素有诗、书、画"三绝"之誉，他自称："我诗为上，书次之，医又次之。"程门雪的画作存世并不多，上海中医药博物馆馆藏中有程门雪的扇面书画，堪称珍品。其门人曾辑录其作品，出版有《程门雪诗书画集》。

## 三、诗词歌赋

吟诗诵词是古代文人的基本功之一，近代沪上医家中能作诗吟词者颇多，众多医家都曾有诗文流传，此处仅择曹颖甫、严苍山、秦伯未略做介绍。

曹颖甫（1866—1938），名家达，字颖甫，一字尹孚，号鹏南，晚署拙巢老人，江苏江阴人。1919 年，曹氏悬壶于沪上。后受聘于丁甘仁创立的上海中医专门学校，任教务主任，并讲授《伤寒论》《金匮要略》课程。其与丁氏极其友善，相互论医，并以振兴中医为己任，专志闭户著书，讲经授徒。近代名医秦伯未、章次公、王一仁、丁济华、沈石顽等皆就学于先生。

曹颖甫除撰有多部医学著作之外，亦有文名，被称为"曹诗人"，其作有《诸子精华录》《汉乐府评注》《气听斋诗集》《梅花诗集》，以及后人所辑的《气听斋骈文零拾》。丁仲英为其《伤寒发微》所作序文中称："江阴曹颖甫先生，余先严甘仁公之道义交也。精邃国学，诗名尤著……爱整岐黄之术，以拯生民；有所感慨，则托之于山水、草木、虫鱼、鸟兽之词。故大江南北，莫不知有曹诗人，而不知先生之又工于医也。先生之学，上自经史，下至诸子百家，均有精深之研究，至仲景之学，则尤别具心得。"蒋维乔在《曹颖甫传》中称："颖甫于研究经训之外，肆力于诗文。其为文初学桐城，更上溯震川、庐陵，以达晋魏。其诗尤超绝有奇气，不为古人所囿，别树一帜……常以诗文以抒胸臆，而其傲岸之气，含遒劲于秀逸，毕生风骨，盖寓于是焉。颖甫之画梅，必系以诗，诗主而梅客，虽以二者并传，君意则以诗名梅也。"如曹颖甫《题画梅》一诗：

曾是江南二月时，落花如片雨如丝。

相思又逐春归后，闷对东风画折枝。

此为一首题画诗，读者虽未见画，但通过此诗，却宛如展阅画卷：诗人在春尽之后，想起江南二月"落花如片雨如丝"的景象，面对东风，画了一幅梅花图，其惜花之情、相思之意悉寄于诗画之中。此诗原无题，当是题画之作，即蒋维乔所谓"以诗名梅"也。曹颖甫似乎对梅花颇为喜爱，另有《梅花》四言诗流传："古月堕碧，高天沉寥。山虚水深，残雪萧萧。"诗题为"梅花"，诗中无一字写梅，却将梅花的雪月精神烘托而出，可谓非常高妙。

严苍山（1898—1968），名云，浙江宁海人。家学渊源，幼受庭训，从祖父志韶学习中医。后就读于上海中医专门学校，参与创办中国医学院并在该院执教，后长期主持上海四明医院医务。严氏对内伤杂病以调理为主，常用北沙参，时有"严北沙"之称。

严苍山邃于词章诗文，亦精书画，是多才多艺的海上名医，他与名画家潘天寿、文学家柔石同乡，且极友善，时相往来。又与海上名诗人叶楚伧、高吹万等结为诗社，名云"沧社"，长吟低唱，以寄其志。严苍山有《五丝斋诗稿》，原稿藏于上海中医药大学博物馆。其诗文风格多样，如其所作三首《采莲曲》：

（一）

合昏已知时，今年一十五。

鸳鸯自往还，不识莲心苦。

（二）

池塘莲正开，喜把飞舟弄。

不向深处摇，恐惊鸳鸯梦。

（三）

妖姣谁家子，打桨下莲塘。

笑语风传处，莲花似六郎。

按，《采莲曲》是古曲名，内容多描写江南一带水国风光，采莲女劳动生活情态，历代诗人以其为名所作诗颇多。严苍山这三首诗亦仿效其体而来，描写采莲女的旖旎之态颇为生动，令人叫绝。

名医秦伯未亦是有名的杏林诗人，他是宋代著名词人秦观的后裔，出身儒医世家，自幼酷爱文学和医学。早年即加入柳亚子创立之南社，其诗律之细、构思之速，常为人所赞颂，有"南社题名最少年"之誉，与程门雪、章次公等被誉为"上海三杰"。医家之外，伯未先生自认为是位诗人，他秉承其先祖北宋太虚公之诗文气质，自 15 岁，就落笔写诗，至 30 岁刊印《秦伯未诗》集。他在自序中道出写诗的经历："伯未诗一卷，断自三十岁，溯操笔为音韵文字，正十五年也。少作陶冶夜月晨风，春葩秋水，多闲逸之致。渐倾于儿女柔情，一变为绮丽绵邈，二十五年后乱离，哀乐相乘，又一复为沉郁苍凉，益东山丝竹中散琴剑离合悲欢，不能自主，而吾诗遂入秋之境矣。"

## 四、小说创作

近代海上名医之中撰书立著者多见，但多以医学内容为主，而专门写小说的医家为数不多，其中尤以恽铁樵、陆士谔堪为代表。

恽铁樵在近代医学史上名噪一时，同时还是近代文学史上的知名人物，与鲁迅、蔡元培、柳亚子等诗文巨子并驾齐驱。特别是在小说编辑和创作领域，贡献尤为突出。

恽铁樵先到湖南长沙任教，后回上海浦东中学继续教书。教学之余，他翻译了英国作家却尔斯·佳维的《豆蔻葩》《黑衣娘》《波痕荑因》等中篇小说，刊登在上海出版的《小说时报》上，当时与林纾齐名。1911 年，商务印书馆邀请他担任编译，1912 年担任《小说月报》主编，在当时广受欢迎。恽铁樵在做主编期间，重视章法文风，用稿不论地位高低、名声大小，唯优是取，尤重奖掖晚生，育携新秀。鲁迅当时在浙江绍兴做小学教员，默默无闻，他写的第一篇小说《怀旧》，署名"周逴"，投到《小说月报》。恽铁樵独具慧眼，很是赏识，对文中好的句子段落密加圈点，并加上按语，在《小说月报》杂志头条向读者推荐。他对文学青年的热情鼓励、悉心指导在当时文坛为人津津乐道，被誉为出版界"伯乐"。

恽铁樵拥有扎实的古文基础，诗、词、书、画无所不能，章太炎称赞他有画、文、医之三绝。值得一提的是，恽铁樵不仅在编辑、翻译方面成就非凡，在主编《小说月报》的同时，他自己也有不少的文学创作，在《小说月报》上陆续发表了一些短篇小说，如《文字姻缘》《七十五里》《雁声》《造像毁像》等，其中尤其以《造像毁像》影响较大，在文坛曾传颂一时。

《毁像造像》揭露了封建迷信势力在农村的异常强大。农民的迷信思想根深蒂固，若想改变，困难重重。三先生是个开明的私塾先生，在村中享有盛誉，后受村民推崇处理村中事务，他果断决绝地毁掉了村中的庙宇神像，准备在此兴建学校，普及教育，破除迷信，但遭到了村民的强烈不满和谴责。神像被毁后，村民纷纷向三先生发难，最终三先生不得不同意重新塑造神像。这篇小说反映出了封建迷信势力的顽固，破除迷信的艰难。

恽铁樵古文功底深厚，而且又精通英文，并曾翻译大量西方小说，因此在他的小说创作中自觉不自觉地呈现出了与传统不同的新气象。在近代文学史上，集编辑、文学家、翻译家于一身的他占有一席之地。

海上名医陆士谔（1878—1944）堪称奇才，他不但医道高明，而且亦是近代有名的小说家，一边行医一边写小说，一生创作了百余部小说，是近代少有的医文俱佳的名医。

陆士谔，名守先，字云翔，号士谔，亦号云间龙、沁梅子等，今上海青浦人。17 岁时，跟随名医唐纯斋学医，1905 年 27 岁来沪行医谋生，被誉为"沪上十大名医"之一。

陆士谔很早便开始了文学创作，1906 年以"沁梅子"出版《精禽填海记》，1908 年又以同一署名出版了《鬼国史》。此后他一边行医一边以惊人的速度写作小说。据《云间珠溪陆氏谱牒》陆士谔小传云："精于医，负文名，著有《医学指南》《加评温病条辨》等医书十余种，《清史》《剑侠》等说部百余种，《蕉窗雨话》等笔记二三种行世。"

陆士谔自幼对武术充满兴趣，因此，其小说中一大部分便是武侠小说。他先后以清初社会现实为背景，写作武侠小说 20 余部，其中《血滴子》一篇尤为流行，以至于世人多相信其小说中所描写的雍正之传位和丧命，都是出自血滴子成员之力。另外，陆士谔还撰有《飞行剑侠》《七剑八侠》《七剑三奇》《三剑客》《红侠》《黑侠》《白侠》《顺治太后外纪》《女皇秘史》《清史演义》《清朝开国演义》《十尾龟》等诸多的武侠小说。

陆士谔一生创作的百余部小说中，最为出名的包括《血滴子》《新孽海花》《新上海》《新中国》等，风靡一时。如其《新上海》将清末上海十里洋场种种光怪陆离的"嫖、赌、骗"丑恶现象做了深刻揭露，写得淋漓尽致。1997 年，上海古籍出版社推出"十大古典社会谴责小说"，陆士谔的《新上海》与李伯元的《官场现形记》、吴趼人的《二十年目睹之怪现状》等同列其中，足见后人对其小说价值的高度认可。

近代的海派医家往往兼擅多艺，这里所举的只是相对集中的几个艺术领域，已经足可看出海派医家群体普遍具有较高的艺术修养。

上面我们分别从著作、教材、期刊、广告、艺术等方面对海派名医的贡献与成就进行了探讨，由于海派名家人数既多，成就亦多元，这里所举只是择要而已。但管中窥豹，可知海派医家精于医道，医名卓著，且多才多艺，百科相济，医文互通，医艺相融，足显近代海派中医之特色。

## 参考文献

[1]　中西医药研究社编辑部. 中医教育讨论集 [M]. 上海：中西医药研究社，1939.

［2］ 薛清录. 中国中医古籍总目［M］. 上海：上海辞书出版社，2007.

［3］ 朱建平. 百年中医史（上下册）［M］. 上海：上海科学技术出版社，2016.

［4］ 章原. 医事广告［M］. 上海：上海科学技术出版社，2019.

［5］ 张文勇，童瑶，俞宝英. 上海中医药文化史［M］. 上海：上海科学技术出版社，2014.

［6］ 陈大康. 中国近代小说编年史［M］. 北京：人民文学出版社，2014.

［7］ 秦伯未. 五行讨论号导言［J］. 中医世界，1929，1（1）：1-4.

［8］ 鲍东藩. 读了《医学月刊》发生的感想［J］. 中国医学月刊，1929，1（6）：22-32.

［9］ 周雪樵. 惠书汇录［J］. 医学报，1904（5）：1.

［10］ 顾惕生. 顾序一［J］. 医界春秋，1928（25）：14-15.

［11］《医界春秋》社. 本社驳斥中央卫生委员会取缔国医议决案之通电［J］. 医界春秋，1929（33）：2-3.

［12］ 朱殿. 朱殿紧要启事［J］. 光华医药杂志，1934，1（4）：2.

［13］ 王吉民. 中华医史学会第三届大会纪要［J］. 医史杂志，1951，3（01）：55-60.

［14］ 段逸山. 中国近代中医药期刊汇编总目提要［M］. 上海：上海辞书出版社，2012.

［15］ 段逸山. 中国近代中医药期刊汇编索引［M］. 上海：上海辞书出版社，2015.

［16］ 韩素杰. 基于民国时期诊法著作的中医诊断学术研究［D］. 北京：中国中医科学院，2015.

［17］ 甄志亚. 中国医学史［M］. 北京：人民卫生出版社，1991.

［18］ 徐恺. 卷头语［J］. 中医科学，1936，1（1）：1.

第四章

# 学思流芳

上海地处长江入海口，以发达的水系内连江南，外通海运，形成了开放、包容、进取的文化氛围，自古便有文人学者聚集。早在明清之际，出现了徐光启、王宏翰等最早一批向国人引介西学的学者。

诞生于此的海派医学，同样具有开放、包容之特性，且历史悠久，源远流长，有不少代代相承的医学世家，如南北朝名医徐熙之后徐枢父子、南宋何彦猷创始的何氏世医、明末张元鼎创始的张氏世医等。上海世医之中，亦有不囿于门户，为利济天下而传扬医学者，较早见于史志记载的就有明代儿科世医沈虚名、王节之之间的交流与医术传承。

在海派医学发展历史过程中，诸多前贤不断总结实践经验，深入钻研医学理论。尤自明以降，医儒相通，有由医兼儒者，有由儒入医者，大幅提高了医学理论水平。如明代中后期的李中梓、秦昌遇以及清代的李用粹等，兼收并蓄江浙朱丹溪、王肯堂、薛己等医家学术思想，著《士材三书》《症因脉治》《大方折衷》《幼科折衷》《证治汇补》等医著流传于世。近代以来，江苏、浙江、安徽、四川、福建等地诸多医家纷纷涌入上海，如孟河的费氏内科、巢氏内科、丁氏内科，新安的王氏内科，宁波范文虎伤寒医派，德清的夏氏外科……各个医家面对伤寒、鼠疫、霍乱、天花、疟疾、痢疾、猩红热、流行性感冒等频频大规模暴发的疫病，一方面对传统中医伤寒、温病学理进行反思与探讨，从寒温之争走向"寒温合一"的学术主张，另一方面，对中西医学汇通、整理中医学术、改进中医、中医科学化、建立新医学等中医学术发展道路与方向进行了探索。

海派医学从早期继承传统儒家思想与文化，发扬医德，精修医术，到后来吸收科学与民主等西学思想及文化，打破门户壁垒，建立社团学会，创办学刊，设立中医学校与函授学校以普及教育，探索中医学术革新之路，成为近代最重要的医学流派之一，在中医近现代化、职业化、国际化进程中做了诸多探索和努力。我们择取何氏世医、张氏世医两个历史悠久的医学世家，以及丁甘仁、恽铁樵两位具有代表性的医家，对其学术思想精粹进行提纲挈领的分析，管中窥豹，展现海派医学的独特风采。

# 第一节

# 八百年何氏，儒医相传

何氏医家世代流传的《何氏世谱》中开卷便言："吾宗系儒医世家。"何氏医学肇始于南宋，开世之祖为何彦猷。彦猷原居开封，后随宋室南渡而迁杭州，官至大理寺丞，后因力辩岳飞冤狱而被贬官。绍兴十一年（1141）何彦猷至京口（今江苏镇江）十字街行医，从此开始了江南何氏的医家生涯。绍定年间（1228—1233），何氏第四世何侃承袭家业，专事医学，行医于松江。元代至正年间（1341—1370），原在青龙镇的一支迁居云间（今上海松江）郡城之东，建府邸曰"济世堂"，悬壶济世。明万历年间（1573—1620），有一支从松江来到奉贤（当时仍属松江府华亭县）占籍，形成了奉贤何氏支系，而庄行镇成为奉贤何氏的主要居住地。到清康熙年间（1662—1722），有一支复从奉贤迁至青浦北竿山，后又分为竿山和重固二支。因此，何氏迁居江南后有镇江和松江两大分支，松江分支又分出奉贤、青浦竿山和青浦重固三支。

何氏医学至今已传 29 代，历 860 余年，编有医论、医案、方药等医著 130 余种，现存 88 种。方志家谱中有医传可考者 350 余人，其中不少医家曾任太医院院使、御医等职，医学声名腾跃于大江南北，尤以第六代何渊、第十七代何汝阈、第十九代何嗣宗、第二十二代何元长、第二十三代何书田、第二十四代何鸿舫最为著名。

## 一、学承经典，业医济人

何氏作为世医，传承特点在于学术有渊源，经验有真授。相对游走于乡野的散医而言，医学世家更注重理论功底的培养，在对医学典籍进行钻研的同时，积极探索古代先贤的理论与实际临证的结合，并著书立说，切实将行医实践与理论学习融会贯通，并以"家族内传"的形式教诲子孙，形成所谓"不传之秘"，即"枕中秘方""青囊妙术"。

### 1. 伤寒学术传承

何氏医学历来注重张仲景的伤寒理论和六经辨证论治，善于在此基础上秉承家传临证经验，结合具体地理环境和气候环境推陈出新。何氏的医论、医案、医著等医学著作与伤寒学有关的主要有：何氏第 6 代何渊著《伤寒海底眼》，第 12 代何炌著《伤寒全生集》《伤寒全身论》，第 14 代何镇著《伤寒或问》，第 17 代何汝阆著《何氏伤寒纂要》《何氏伤寒家课》，第 19 代世医何炫著《伤寒本义》，第 19 代何燧著《伤寒大白集》，第 22 代何元长著《伤寒辨类》。

第六代何渊著《伤寒海底眼》对经方的加减颇有建树，譬如补中益气汤加减有 32 法，二陈汤加减有 24 法，小柴胡汤加减有 56 法，等等。第 17 代何汝阆在《何氏伤寒纂要》中明确区分了伤寒与温病的概念，后世将《何氏伤寒纂要》与同时代的《瘟疫论》相提并论，认为都是脱出张仲景的《伤寒杂病论》，开启了清代温热病学说的先河。何汝阆为教育学生，著《何氏伤寒家课》，阐述何氏伤寒之学的要旨。第 22 代何元长著《伤寒辨类》介绍了何氏伤寒之学在临床运用的经验和有效良方。清末学者刘铁冷对何元长所著《伤寒辨类》极为推崇："重固何氏，松之世医也……辛亥，余馆汇西，见方子策卿珍藏鸿方，爱逾垂璧，并要仪鄹跋其后，始知何以伤寒名于世，究不知伤寒之心传何在。越十年，余设肆沪渎，虚白女嗣持《伤寒辨类》二卷稿来展之，见附签，宛然鸿舫（何鸿舫，何元长之孙）书也，首更冠以"元常"等字，乃恍然于何氏伤寒之学，燥湿阴阳，辨尽毫芒，迥非世比。"此后，何氏世医在继承前人对伤寒学术探讨基础上不断深入钻研，如第 27 代何承志著成《何氏伤寒纂要》，第 29 代何新慧作为上海中医药大学伤寒论教研室主任、中华中医药学会仲景学说学会副主任委员，不断开展何氏医学与张仲景《伤寒论》研究。

2. 诊治内儿妇科疑难病症

何氏医家对内科、儿科、妇科疑难病均有独到见解和经验流传，对后世医学发展亦有较大影响。

比如对于血吸虫病的治疗，何氏形成了系统的诊治经验。何氏所处的青浦地区以劳动人民居多，且当地历来为血吸虫病肆虐的区域，因此何氏诊治的病人中常有咳嗽、咯血、骨热的肺痨病、屏气努力的劳伤病、肝脾俱伤的吐血症、肿胀病，而血吸虫所致的痞积、臌症等尤多。何氏医家们临证随机应变，根据病证举以相应之治法，总结归纳了肿胀、痞积的治法达 4 类 51 法之多。如泻法有苦泄分利、燥土疏肝、泻心分理、温降分清、疏中涤痰等 16 法；补泻并施法有健中苦泄、健中泄木、温脾分理、通阳涤饮等 20 法；通补法和补法则包括肝胃通补、补火生土、扶脾升清、补气养营、脾肾温补等 15 法。

第 23 代何书田对臌胀病的认识和证治尤有独到之处。他认为臌胀病的成因与肺有热而脾不运有关，主张治肺理脾，选用泻白散、葶苈大枣泻肺汤等方，此合《内经》"肺为水之上源"，肺能"通调水道，下输膀胱"，以及"上焦不行，下脘不通"之旨。他还指出久痞成臌不属于单纯实证，认为"舍温补下元，无良策"，故常用肾气丸、真武汤；或用宣泄法，但只用五苓散、五皮饮等轻剂，而非舟车丸、禹功散等猛方，可见仍是虚中夹实之治。治劳伤吐血，重视润泽肺胃，提出补脾宁肺、补气保肺、和胃救肺等治法，常用的药物有麦冬、西洋参、川贝、百合、阿胶、薏苡仁、山药、党参、白术、黄芪、扁豆、玉竹、麻油拌茅术、马乳拌茯苓、盐水炒砂仁等。

第 24 代何鸿舫创立了"治在肝脾，法重温疏"的诊治臌胀之法，以积实理中丸合异功散化裁，理气健脾，消痞除臌；对于气屏络伤而致的吐血之症，往往以归脾丸化裁，旨在益气止血补血；对于阴虚骨蒸，木火刑金所致的咳嗽、咯血，多以加减黄芪鳖甲散达到滋阴清火，镇咳止血之功效。何鸿舫诊病重视医嘱，其医案中常附有对病人生活起居的劝导，对劳伤致病者，多嘱其"须节度"；对消化系统疾病，嘱之"少食为要"；对吐血症，多嘱"节烦为要"；等等。此外，他还常嘱病人勿饮"汤罐水"。所谓"汤罐水"，便是乡里灶锅旁所置铁罐内盛放的水，此水常温而不沸，极利于细菌繁殖。何鸿舫提出如此合乎现代饮水卫生标准的医嘱，实属不易。何鸿舫治虚劳血症善用生黄芪，此深合"血脱益气，气为血帅"之旨。在其医案中记有许多因剧烈气逆而成劳者，其气已先虚，过劳络伤而吐血积瘀在内，乃虚中夹实，若从寒凉止血，一则留瘀，一则伐其生生之气，所以非补气不可。

第27代何承志则运用中西医结合的方法治疗晚期血吸虫病人。他与上海地区的诸多名中医一起研讨中医治疗的方法，根据临床主要症状，先用"逐水消臌"的单方，后又针对病人体质和症状，区别虚证、实证，分别采用寓攻于补、半攻半补、先补后攻或先攻后补等方案，即扶正与祛邪相结合。再依病因病机，将实证与虚证分成类，因人而异，采用利水化湿、清热泻肝、活血化瘀、健脾温肾、养阴柔肝、温阳育阴、气血两补等不同治疗原则和方药，改善晚期血吸虫病人的症状。

## 二、业儒为士，维系乡邦

宋元以降，儒学"格物致知，诚意正心，修身齐家治国平天下"的理念被阐释和强调，它把个人、家庭、国家乃至天下视为不可分割的一体。何氏世医注重儒家思想的传承，在提高家族成员的素质和修养的同时，也提高了家族地位。何氏家族的子弟在青年时期多致力于科考。据《竿山何氏族谱》记载资料统计，何氏北海分支与南洲分支族人中有半数以上取得生员以上功名。例如，何鸿舫5岁开蒙，受教经学与小学，18岁时成为秀才，此后共经历了15年、7次渡江科考。其叔父何世英、四弟何其章也都曾参加省试。然而，科举之路耗时费钱，何氏家族之中考中举人的非常少，且无一人担任过实质性官职，但这并不妨碍何氏世医的向儒之心。

何氏世医成员多有一定儒学、文学成就，擅长诗文书画篆刻，在士人阶层中交游广阔，形成了颇具特色的"儒医社交圈"。如第20代何王模为青浦竿山一支的始祖，雅好吟诗，深得晚唐风味，有《萍香诗钞》行世，且一生爱梅成痴，所居处因种梅花最多，大学士沈德潜以"香雪轩"题额，这里也是何王模与文人墨客酬唱吟咏之处。何王模之子何云翔是国子监生，孙何世仁曾候选布政使司理问，也均为当时名医。曾孙何其伟就读于松江府云间书院、老师、同门及诗文友中有不少文人名家，如王芑孙、梅春、钦善、改琦等。桐城派文人姚椿兄弟亦与何氏来往甚密。姚椿与何其伟相识于王昶三泖渔庄，后终身保持密友关系，长达30余年，其交情甚至达到可以家人相托的程度。何其伟的堂弟何其超为姚椿弟子，亦即姚鼐再传门人，诗文颇有成就，有《藏斋诗钞》六卷存世。在参与"问梅诗社""柳东诗社""吾园书画会"等文人社团活动中，何氏与他们在共同文化追求的基础上建立起长期稳固的社会交往。在诗文友圈中有不少是因为诗文之交而求诊，或因诊病进而成为诗文之交的例子，儒学与医学交集的社交圈由此而形成。

何氏的儒者背景也促使他们积极参与地方公共事务，热心公益。明末松江的名士陈子龙在文坛享有盛名，但其著作因被禁毁而散佚，直至乾隆年间才得开禁。当时，仰慕陈子龙的文人学士四处搜集其著作，历时20余年之久。何氏医家何世仁、何其伟父子都参与了陈氏文集《陈忠裕公全集》的编订、刊印，"费金八百两有奇"。道光年间，苏松地区遭遇重大水灾，青浦知县谆劝绅士富户乃至士民之家协助赈灾，何其伟及其四弟积极参与其中。林则徐任江苏巡抚时，何其伟曾多次应召为林氏亲友治病，屡起大症，二人成为至交。林则徐向何氏垂询治国安邦之策，他费时4天，写出《东南利害策》13条献之，被林则徐采用9条。林则徐关心戒烟，留意为吸毒者解难，请何氏拟定戒毒方剂，他写成《救迷良方》，创制出由18味组成的戒烟药，命名"林文忠戒烟丸"，世称"林十八"。林则徐手书楹联赠予何氏："谈史有怀经世略，检方常著活人书"，盛赞何氏"活人"的同时，尚有"经世"之略。

何氏后人之中，第28代何时希自幼习医，中年被调往北京任职于中医研究院10年，返沪后在上海中医学院中医研究所、文献所工作，整理何氏医学及中国医学史，编著《何氏历代医学丛书》42种，以及《中国历代医家传录》。何氏亦善诗文、书法、篆刻，喜爱戏剧、曲艺，尤对京剧小生表演艺术、京剧史研究有较深造诣，兼任北京戏曲研究所特约研究员，著有《京剧史料丛编》《小生丛谭》《京剧小生唱腔集》等。何氏一生支持公益事业，将其收藏的祖传文献、文物数百件先后捐献给中国中医研究院、上海市档案馆、上海中医药博物馆、国家广播事业局、北京市戏曲研究所、天津戏剧博物馆、上海市青浦区档案馆等单位，并将获得的奖金用于成立研究生奖励基金。

# 十四代张氏，德艺双馨

张氏世家从事内科，自明末传承至今已 14 代，历 370 余年。据其家谱记载，张氏为北宋丞相张商英后裔，南宋时由河南徙居上海地区。明末，张氏后人张元鼎弃仕从医，此后代代相传，至第 6 代张克振逐渐形成了上海张氏医学流派的雏形，并逐步确立了张氏流传后世的医风医德、学术思想、医学规范。张氏内科立有家训：族中长子必须承袭祖业。因此张家子孙自孩童启蒙始，即在家塾功课中增加《汤头歌诀》《药性赋》《医宗必读》等中医学的基本课程，与《三字经》《幼学琼林》等一起熟练背诵。稍长的孩子便要学《内经》《金匮要略》与《伤寒论》。各代传人通过幼承庭训，长而侍诊，然后悬壶行医，积累了大量临床经验。其中名医张克振不仅传医于子嗣，更是广收门徒，使张氏医学名声日盛。第 7 代张钟涛汇集临床医案，撰《医方秘诀》传于后辈以作启迪。到清末，张氏世医已经成为上海地区极负盛名的医学流派，尤其以第 8 代张麟祥为著名。民国时期，张氏世医进入了鼎盛时期，尤以第 9 代张骧云擅治伤寒热病而享誉沪上。自此，张氏家族习医者日众，开业点渐增，在老城厢、城外，乃至租界等地均有张氏诊所。

张氏医家谦逊好学，常与其他医家切磋医术，逢疑难病证多会诊商讨，取各家之长。张骧云与御医陈莲舫、浙江名医邵琴夫之间情意深厚，多有往来。后人张蔚孙与谢利恒，张骧孙与张赞臣、陆瘦燕，张镜人与程门雪、裘沛然等名医亦常相互切磋，论古谈今，相互讨教，取长补短。这种良好的学术交流氛围，也是使张氏医学在学术上不断长进的动力。随着时代发展，外感热病明显减少，张氏医家也从外感病为主的诊疗范围扩延到外感和内伤疾病并重；诊疗手段从单纯中医到渐渐出现中西医汇通，进而结合。张氏医学传承方法也日渐多样，从第12代起，已经走出了父子授受和单一家传模式，向家传与学校教育结合、家族嫡传与带徒结合模式转变，使流派传承之路更为广阔。

## 一、孝亲友邻，怀仁义以行医

张氏医学开创人张元鼎决意从医的起因是族中亲人连遭病灾而去世，遂立志"不为良相，愿为良医"。据家谱记载："张元鼎，字君调，性聪颖，好学知礼，淹贯经史百家，而嗜医籍。年十三遭曾祖姚蔡太孺人之丧。翌年，大父侍林公复见背。阅三年为天启乙丑，祖姚陈太孺人又相继弃世。公父敬甫……致疾濒危，诸医束手。公亲侍汤药，衣带不解者经月。益钻研《灵》《素》，处方配剂，果渐获痊。及崇祯二年（1629）己巳，公年二十一，遭姚何太孺人之丧，哀毁逾恒……"由此，张氏发愤学习，后行医乡里，因医术高明而获赞誉。

张氏后人行医诊病常怜贫好施，照顾乡谊，对达官显贵从不阿谀奉承。《上海县志》载录不少张氏行医事迹，如张克振"当暑秋疫甚时，延治无停履，性复真挚。年六十余，犹徒步临诊，风雨无间，诊费不计酬，贫病转给以药"。张麟祥"天性慈祥，贫者不仅给药，且济以朱提"，"遇贫病，私以银币置床间。一日，遇一贫者囊空乏资，麟祥伪以金饰遗地，病家拾还之。麟祥笑曰：非吾物也。嘱以兑资购药。尝语子弟云：病者得资心宽，投药易愈"。张骧云曾任难民栖留所、普育堂慈善机构的医生，接触劳苦大众，深刻体会到贫病交迫的苦楚，认为"医以救人，非以营业，医无贫富，唯以实心求之"，诊费低廉，诊所的户外不挂招牌，也从不在报上登载广告，但市民识其门者甚众，每日至其诊所求医者门庭若市。张氏对病人无论富贵贫贱，一视同仁，依次就诊，不计诊金，也不设拔号（即付出双倍或四倍诊金而提前就诊）。对于那些用门板藤椅抬来看病的重病病人，常主动优先诊治；对贫苦病人付不起诊金药费者，则免费施诊给药。每逢清明，张氏前往三林塘祭祖，祭过祖，便为家乡病人免费义诊，对贫苦病人一律施药，在镇上一家药店配取，由张家结算付钱。因此，张骧云在当时的沪上贫民百姓中享有很高的医名。而对于声势显赫，以重金相聘者，张氏多予拒绝。光绪帝病重时，全国各省招募名医赴京，苏州抚台陆元鼎誉张骧云为"江南第一名医"，再三重金相聘。张氏以老母体弱为由，固辞不往。巨商盛宣怀因张氏医好他的伤寒重症，以10万银两聘他出任华医学院院长，也遭回绝。张氏不趋炎附势、不轻视贫贱的医德医风不仅在平民百姓中享有盛誉，在上层社会亦有一定影响。第10代张衡山亦是"慷慨任侠，贫者踵门告贷，恒斥资不责偿，邑中目为善士"。第11代张益君、张骧孙等均继承前人的行医规范，不暴收诊金，不设拔号，为贫者施诊给药。

张氏医家不仅医术医德为人所称赞，其秉持民族大义的形象也被传为佳话。张骧云生活于上海被迫通商、华洋杂处的时代，他一生简朴勤劳，对家人管教甚严，坚持使用国货，抵制洋货，穿土布，不穿洋布，出诊坐轿子，不坐人力车、汽车。英商犹太人哈同在静安寺路（今上海南京西路）用竹篱笆围起100多亩土地，建哈同花园，并伙同租界工部局英籍律师出公告，威胁居民，切断水源，阻塞出路，以贱价强行收买，强迫居民拆迁，许多居民不得不忍辱迁出。张骧云为维护其第5、第6代祖先的墓地不受洋人侵犯掠夺，在长子星若、次子右方的协助下，坚决向哈同抗争，诉诸公共租界法院及英国驻沪领事馆。哈同尽各种威胁利诱的手段，张氏始终没有屈服让步。经过数年的诉讼交涉，租界法院及英国领事馆迫于公众舆论和张骧云的声望，不得不判哈同败诉，责令其不得侵占张氏祖坟墓地，并筑小路直通园内，以便张氏后人祭扫。张氏智斗哈同正义之举，一时被上海各大媒介报道，在街头巷尾广为传颂，鼓舞了中国人的志气。在张骧云支持下，其侄张衡山及族中弟子面对日商筑路侵占祖坟前的长沟浜，亦是据理力争，使得长沟浜保持原状。

张氏医家为病人诊治、开处膏方，均留有医案与方底。张骧云的癸巳年（1893）《膏方底》中，附有一则札记"上海宜禁"，包括："各城门口大街角子夜点心、水果摊；手中常捏品海烟（编者注：品海烟为英美品牌的香烟），口衔亦禁；城门容易开，着衣分等则；栅门不关，城内店铺宜二更后一概闭门；街上无行人查究；乡田不许卖洋人；城外禁茶烟馆、酒戏馆，一概十记钟必不准卖，夜粥炒面馆、老虎灶亦然。清朝可保五百年。铁路、矿务、洋纱局革除，如此洋人无威，妓馆自败，民有益，国有利，龙朋多活十五年。"龙朋，为张骧云字号。札记中流露出张氏对民族传统的尊崇，对社会国家的关怀。

第12代张镜人在20世纪40年代开业行医，新中国成立后，他和几位老中医共同促成了上海第一个中医门诊所的建立。此后，张镜人担任上海市卫生局副科长、副处长、副局长、顾问等职，组织筹建上海中医学院、综合性医院内设中医医疗业务等，推动中医事业发展。他秉承前人医风医德，以《千金方·大医精诚》"凡大医治病，必当安神定志，无欲无求，先发大慈恻隐之心，誓愿普救含灵之苦"为座右铭，诊治病人总是和颜悦色，照顾周到。

## 二、家传医学，累世验以发扬

### 1. 取伤寒、温病之长，治沪地外感热病

张氏世医素以擅治伤寒热病著称于沪上。历经几代人的努力，张氏医家诊疗伤寒热病的辨证方法、用药思路逐渐走向成熟，形成基本框架。明清之际，江南温病学派兴起，对张氏医学学术思想产生很大影响，第8代张麟祥、第9代张骧云得力于吴又可、叶天士二家尤多。虽然晚清民国时期中医界一直存在伤寒、温病之争，但在张氏看来，这种争论是不必要的，吴、叶二家开创的温病理论和经验完全是《伤寒论》辨证论治具体运用的发展和补充。温热学说离不开《伤寒论》的理论指导，《伤寒论》得温热学说的发展，愈加丰富且扩大了热病辨证论治的内容。

就外感热病而言，《伤寒论》用发汗解表的治法，所用药物以麻黄、桂枝为主，而宋元医家对伤寒、温病理论与治疗进行了探讨，提出了黄芩、知母等寒凉药物在解表中的使用。后世很多医家拘泥于北宋朱肱的"风温不可发汗"及元代王履的"每见世人治温热病，误攻其里，亦无大害，误发其汗，变不可言"等说法，视汗法为畏途。至清代的温病学医家突破囿见，治

疗热病得汗而解的机理得到进一步辨析与肯定。薛生白说："湿病发汗，昔贤有禁，此不微汗之，病必不除，盖既有不可汗之大戒，复有得汗始解之治法，临证者当知所变通矣。"吴鞠通也说："伤寒非汗不解，最喜发汗，伤风亦非汗不解，最忌发汗，只宜解肌，此麻、桂之异其治，即异其法也。温病亦喜汗解，最忌发汗，只许辛凉解肌，辛温又不可用，妙在导邪外出，俾营卫气血调和，自然得汗，不必强责其汗也。"

张氏认为，属于"伤寒"范畴的热病不外乎新感外袭和伏气内发二端，新感非表不解，伏气非透不愈。新感虽有寒、温之分，但外邪的侵犯，由表入里，治疗只宜表散；伏气因新感引动，由里出表，治疗亦宜透达。除了里结阳明的腑证可下夺而外，新感与伏气的出路同在肌表，故"表"与"透"实为伤寒临证治疗的中心环节。新感务求"表透"，勿使内入；伏气务求"透表"，促其外达，这是张氏摸索到的两条基本经验。张氏还认为豆豉一味兼擅"表"和"透"的功效，乃治新感与伏气的至当不易之品。所用豆豉是经麻黄水浸制的，虽不径用麻黄却并不废麻黄，这也是对伤寒、温病学的兼收并蓄。

张氏主张治疗伤寒热病以"表"与"透"为中心，提倡豆豉的"表"与"透"作用，必须是在辨证论治的基础上，根据卫气营血的病程传变，不同阶段采取不同配伍，以达到"表"或"透"的目的。如邪在卫分者，从葱豉汤加减。因南方多湿而无北地的寒邪阴凝，故卫分之邪偏于寒者，不必赖麻、桂之辛温，辛温反助邪热；偏于温者，也不宜桑菊、银翘之辛凉，辛凉恐遏邪湿。这与前人章虚谷"始初解表用辛，不宜太凉，恐遏其邪，反从内走也"的见解是契合的。此时，唯《肘后方》葱豉汤之微辛微温，恰到好处。邪留气分者，从《伤寒论》栀豉汤加减。邪入营分或血分者，从《肘后方》黑膏方加减。三方都有豆豉，由于配伍的关系，葱豉着重于发汗解表，犹叶氏"在卫汗之可也"的原则；栀豉着重于轻清泄热，表里双解，犹叶氏"到气才可清气"的原则；黑膏着重于育阴达邪，犹叶氏"乍入营分，犹可透热仍转气分而解，入血犹恐耗血动血，直须凉血散血"的原则。不过张氏的治法运用，却别树一帜，邪未传入气分化热，决不轻予栀子的清泄；邪未传入营分或血分，劫烁津液，决不轻予地、斛的育阴生津。进一境始转一法，独豆豉的"表"与"透"贯彻于整个病程的始终，打破了温热学派对汗法的清规戒律。

张氏提出汗法重在祛邪，"表"或"透"均应隶属于汗法的范畴。然而"表"有发表、解表、育阴以滋发汗之源等的区别；"透"有清透、温透、化湿以开达邪之路等的殊异。这为伤寒临床开辟了广阔的治疗途径。张氏同时也指出，"表"或"透"的汗法是就一般情况而言，至如阳气虚弱，脉细肢冷，或汗出甚多及有其他不可"表"或"透"的见症者，又当别论。

温热病易伤阴。在热病后期，热邪进入营分或血分，出现神昏谵语、肝风煽动的症象，舌苔糙腻或燥裂，舌边尖红绛，便需要豆豉、生地黄同捣入药（即黑膏），同时兼用天竺黄、胆南星。生地育阴清热，豆豉透达，胆南星、天竺黄蠲除痰热。没有生地黄柔润、天竺黄甘寒，焦燥舌苔脱不掉；没有豆豉透达、胆南星苦温，糙腻舌苔铲不去。用药二三日，糙腻或焦燥舌苔退去，张氏将此治疗过程形象地描述为"炒饭滞"。此间实为心传真谛，非亲历其境，很难言喻。清代叶霖说："治热病知补阴，是最为扼要处，知泻阳之有余，即所以补阴之不足，不仅恃增液诸汤，进乎道矣。"

在治疗热病重症上，张麟祥创"救苦玉雪丹"，以 48 味药物合成，共奏开泄疏托、清热开闭之功，此方曾被苏州医家谢元庆收入《良方集腋合璧》（1851）流传江南一带，又为杭州《胡庆余堂丸散膏丹全集》（1877 年）、《沐树德堂丸散集》（1905 年）、《全国中药成药处方集》（1962 年）所录。

张氏后人传承前人经验，将其应用发挥于当代，治疗巨细胞病毒感染、麻疹、肺炎、小儿发热，以及继发感染性发热疾病等。

2. 汇中、西医之学，钻研内科病诊治

张氏医学自起源到成熟、鼎盛阶段，虽以诊治伤寒热病为著名，但诊疗范围并不局限于此，内、外、妇、儿疾病亦在诊治范围内。直至现代，疾病谱发生变化，传染病、热性病明显减少，心脑血管疾病、消化系统疾病、肿瘤等发病率上升，医学分科也趋于细化，张氏后辈在继承的前提下求发展、求创新，致力于内科病证的诊疗和研究，兼取中、西医学之长，走科研与临床相结合的创新之路。

张氏医家治疗外感病首先祛邪，治疗内科杂病则以扶正为重，尤其重视脾胃生化之源、后天之本的作用。在治疗外感、内伤疾病时，时刻注意保护中焦阳气和脾胃的功能，因阳虚则气弱，伤脾则泄泻，碍胃则纳呆，脾胃失守，会给原发病带来不利影响，使病情迁延难愈。在崇尚脾胃学说的前提下，有不少传人均注重脾胃病的临床和实验研究，在治疗慢性胃炎、胃癌前期病变、消化性溃疡、慢性腹泻、结肠炎、肠易激综合征、溃疡性结肠炎等疾病时均有独到之处。例如，第12代张镜人深刻领悟到金元时期医家李东垣"脾胃为血气阴阳之根蒂"的重要性，对慢性胃炎的诊治进行了学术研究。

张镜人在诊断上结合西医与现代科学技术，将中医望闻问切四诊法进行拓展。张氏强调"宏观以辨证，微观以借鉴"，借助纤维内窥镜来配合诊断。有些病人做胃镜检查时，他同西医师一起观察胃黏膜色泽形态及病理切片的变化，进行实验室检查，包括尿常规所见的红、白细胞与蛋白、管型以及肾功能的测定，扩大了"望诊"的范围，丰富了慢性萎缩性胃炎和慢性肾炎的辨证内容，提供了治疗的启示。张氏还和生物医学工程科技人员协作研制"脉象仪"，积极探索"切诊"的客观指征，也曾准备借助电子计算机来识别舌象，并研讨"闻诊"与"问诊"软件的开发，希冀能延伸中医的四诊方法，为中医现代化做出贡献。

在慢性胃炎的辨证与治疗上，张氏从脾胃生理病理的角度，竭力推崇吴鞠通"中焦如衡，非平不安"之观念。胃属腑而为阳，脾属脏而为阴，脾气宜升，胃气喜降；脾性喜燥，胃性喜润，两者相反相成，才能更好地发挥受纳、消化、吸收、转输等功能，所以其升降、润燥、寒温均需平衡协调，就如称物之"衡"，平则不病，不平则病。因此，在治疗各类慢性胃炎时，确立了升降并调、寒温相适等原则。其次，又从气血相关理论出发，发现慢性胃炎实为热郁气滞之症，肝胆郁热日久，导致气阴两虚及血络瘀阻，从而引起腺体萎缩。由此，张氏创立了"调气活血"法治疗萎缩性胃炎。"调气"，包括理气、益气；"活血"，包括养血、化瘀。通过调气活血来提高胃黏膜血流量，改善胃黏膜血液供应，调节胃的运动功能而达到治疗目的。临床实践证实此治法既可改善临床症状，又能逆转病理改变，打破了胃黏膜腺体萎缩不可逆转的观点。

张氏传人崇尚脾胃学说，不仅善治胃肠道疾病，而且从脾胃生理功能、脏腑相关理论、五行生克观念等出发，对呼吸道疾病、肾脏疾病、代谢紊乱、肝胆系统疾病等的治疗，均取得了满意疗效。如对于慢性肺系疾病运用"培土生金法"，通过健脾补土以强肺祛病；高脂血症从脾虚、痰湿立论，应用健脾助运、化痰除湿以治其本；肾病水肿，补土制水，健脾利水之品必不可少。诸如此类，不胜枚举。又如对虚损的病证，重在调治脾、肾，尤其以健脾调中为基础。盖脾为后天之本，肾为先天之本，脾、肾关系集中表现为后天与先天的关系，两者相互依存，肾阳的蒸腾作用是脾主运化的重要条件，先天激发后天；其次，元气之生成，虽以肾中精气为基础，但必赖于后天水谷精微不断培育和补充。后天资助先天，亦必不可少。若脾气虚弱，运化失健，水谷精微匮乏，久则往往会累及于肾，而见肾精亏损、肾气不足之证。所以张氏内科对虚损病证，重视脾、肾的健旺，尤其关注脾土，使先天之本与后天之本相互依存，阴阳互济，才能达到抗病、理虚、养生、延年的目的。

张氏第 12 代传人张伯讷，长期从事中医教学与中医基础理论研究工作，主张追本溯源与临床相结合，具有开拓的思路，使中医基础理论的一些概念不断更新。他研制的"二仙汤"，用于治疗高血压病、更年期综合征等疗效显著，长期应用于临床，为众人所认可。他和他的研究生们从科研的角度，应用分子生物学方法对"二仙汤"进行了深层次的研究，发现方中温而不燥的仙茅、淫羊藿、巴戟天（温补肾精）可调节和提高性腺功能；当归养血调冲任；知母、黄柏滋阴泻火，既补其不足，又损其有余，有协调阴阳水火之功。"二仙汤"的研究曾获得国家中医药管理局科技进步一等奖，此方也被收入全国统编教材《方剂学》。

张伯讷同样善于吸收现代科学知识，结合边缘科学研究中医理论，尤其对中医诊法方面，指导研究生运用三触头脉象触器、脉象仪、四道生理记录仪等，观察记录正常人昼夜脉象的变化、冠心病病人脉象、休克病人脉象及正常人寸口三部脉法，记录浮沉脉的脉图，并就其形成机制做了研讨，使较为抽象、难懂的脉学，逐步过渡到定量检测。正如张伯讷在《刍议中医临床研究的若干方法》一文中指出："中医的优势，在于有卓越的疗效。认真总结和提高中医的临床疗效，是保持和发扬中医特色的出发点和归宿。总结和提高临床疗效的途径和方法虽有很多，但必须进行科学研究才能发扬光大。"

自 20 世纪 80 年代起，张氏医家先后出国交流，使中国医学和张氏内科的学术思想在国际上广泛传播。张镜人曾 10 次东渡日本，进行多层次的交流和讲学，且在日本发表多篇论文和中医专著，还经常应邀去东南亚、澳大利亚等国家和地区进行医疗活动。张伯讷与张存钧先后在 1980 年、1982 年以"上海中医讲师团"名义被派往日本神奈川县进行中医讲学和带教。张存钧还在 1988 年应邀赴瑞士进行学术交流，在苏黎世大学做了中医专题演讲，颇受欢迎。可以说，张氏医学十四代，从传统家学流传至今，不仅走出了家门，而且走出国门，走向世界。

　　江苏孟河，历来名医辈出。明末以降，费、马、巢、丁四大医家相继以其卓越的医学成就名噪海内外。四大医家之间，既各领风骚，又相互传授，故被业界誉为"孟河医派"。其中，费氏医学形成于明末清初，擅长内科杂病论治，崇尚醇正和缓、归醇纠偏，"和"则无猛之剂，"缓"则无急切之功，处方用药上大都以轻灵见长，最擅运用"轻可去实"之法。费氏代有传人，其九世费伯雄最为著名。马氏在清代中期以外科著称，擅长治疗疮疡与外伤，传人马培之则兼收并蓄了马氏外科与王九峰、费伯雄内科之学，精通内、外科，声名显赫，因为治疗慈禧而获"天下名医"之美誉。巢氏家族亦擅长内、外科，传人巢崇山在晚清时期迁居上海，以"刀针"治疗肠痈而获医名。丁甘仁为孟河医派后起之秀，但丁氏并非出自医学世家，正因如此，他在青年时代并未受到门派传统的束缚，从而师从多个医学门派的老师。

　　丁甘仁早年受业于马仲清，继于族兄丁松溪处汲取费氏医学精粹及脉学心诀。19岁时，丁甘仁娶马培之侄孙女马氏为妻，又从业于一代宗匠马培之，对其内、外、喉科之学验兼收并蓄。学成之后，丁氏初于苏州悬壶，后迁沪上开业，求教于巢崇山和安徽伤寒名家汪莲石等人，并与张聿青、唐容川、夏应堂、谢利恒、曹颖甫诸多名医巨匠相互切磋。于是，丁甘仁尽得孟河费、马之学，并融江南温热学和伤寒学说于一身，于内、外、妇、喉各科均精通，尤其擅长时疫热病及喉科、外科的诊治，在两次烂喉痧（猩红热）肆虐上海期间，丁氏以其独到治法，活人无数，一时闻名遐迩。

丁氏在上海名声大振之后，秉承儒医风尚，乐善好施，热心上海与家乡的公益事业。丁氏对病人不问贫富贵贱，一视同仁，无不尽其关怀，尤对劳苦民众，常免收诊金，甚至赠药，解其燃眉之困。曾先后被聘为广益善堂、仁济善堂、联义善会、位中堂、同仁辅元堂、至圣善院等慈善事业机构的名誉董事，赞助一切医务事宜。家乡举办武进县丹阳荫沙义渡局、孟河接婴堂、孟河敬老院、通江市文社等，丁氏亦是慷慨解囊。为此，孙中山先生曾以大总统名义赠其"博施济众"金字匾额，悬于诊所大厅以资表彰。

丁氏曾创办上海中医专门学校、女子中医专科学校，在"昌明医学、保存国粹"的思想指导下，将西医近代办学模式与中医传统师承模式进行融合，开创中医办学之先河，培育了一批优秀的丁氏门人，以传其业，其中如程门雪、黄文东、王一仁、秦伯未、章次公、陈耀堂、严苍山、许半龙、盛梦仙、张伯臾、陈存仁、杨志一等，都成为近现代著名的中医学家。丁氏长子元钧（孟淦）、次子元彦（仲英）、三子元椿（涵人）均承家学，尤以次子仲英和长孙济万秉承其衣钵。

丁氏及其传人在近代沪上中医界举足轻重，其名声之大，影响之远，传人之众，几乎占据了半壁江山。有学者总结丁氏之所以出名，一是他医术高，二是广开慈善事业，三是办教育、育人才。

## 一、融通各科，博施济众

### 1. 学通费马，术兼寒温，辨治时疫热病

孟河费氏、马氏、巢氏均十分重视"全科"意识和技能，治疗方法灵活多样，汤药、丸散、针砭、刀圭及内服、外用，均以切病获效为要而灵活运用。如费伯雄长于内科，以擅治虚劳闻名，但其诊治疾病，外科、眼科、喉科、皮肤科、妇儿科无不涉及且造诣不凡；马培之擅长外科，但世人皆称其

"以外科见长而以内科成名"，提倡"凡业疡科者必先究内科"，著有《青囊秘传》，所载颇多奇法怪方，但获效快捷，验之如神；巢氏擅用针刀治肠痈，并合内服外敷，效果快而好。丁甘仁不仅继承了费氏、马氏各科医术，更是发扬了这种务真求实的治学观、系统整体的医学观。

丁甘仁初到上海，经巢崇山推荐，开诊于慈善诊所仁济善堂。晚清至民国时期，上海屡次流行"烂喉痧"。烂喉痧，又称为喉痧、时疫喉痧、烂喉丹痧等，近似于猩红热，在症状特征上与另一传染病白喉相似，凶险难治，传染迅速，致死率较高，有"朝发夕毙、夕发朝亡"之说。罹患此病的贫苦穷人尤众，他们多到善堂求诊。丁氏在继承费、马之学基础上，又汲取叶天士之后等各家诊治经验，于20余年间诊治了上万例烂喉痧病患。

由于此病有咽喉肿痛、腐烂的典型症状，当时的病家常请喉科医家诊治，而丁氏提出烂喉痧"重痧不重喉，痧透喉自愈"，并明确指出应与白喉鉴别清楚，两种疾病的病因病机及治法迥然不同。白喉治法以滋阴清肺为主，禁忌表散，若使用表散之药，则多致夭枉。烂喉痧的治疗则以解表发汗透痧为第一要义，分初、中、末三个阶段，分别施以汗、清、下三法，又参照温病卫气营血之说，辨病邪在气在营，或气分多，或营分多，随证用药：①在喉痧初起之时，邪郁于气分，症见寒热、烦躁、呕恶，咽喉肿痛腐烂，舌苔或白如积粉，或薄腻而黄，脉或浮数，或郁数，甚或脉沉似伏。此时，邪郁气分，速当表散，病情轻者选用荆防败毒散、解肌透痧汤；病情重者可选用麻杏石甘汤。②中期疫邪化火，由气入营，症见壮热、口渴、烦躁，咽喉肿痛腐烂，舌边尖红绛，中有黄苔，丹痧密布，甚则神昏谵语。此时即当生津清营解毒，佐以疏透，仍望邪从气分而解。病情轻则用加减黑膏汤，病情重则用犀豉汤、犀角地黄汤。必待舌光红而焦糙，痧子布齐，气分之热已透，方用大剂清营凉解，如玉女煎、犀角地黄汤等，不再表散。③末期气分之邪已透，痧子布齐，但余热未清，此时以滋阴清肺为主，方用加减滋阴清肺汤、败毒汤。以上用药如解肌透痧汤、加减麻杏石甘汤、加减黑膏汤、加减滋阴清肺汤、败毒汤等，多为丁甘仁自订的内服汤药处方，融伤寒、温病学说为一体。丁氏同时也发挥孟河喉科、外科用药特色，以外用药与内服汤药结合的方法治疗喉痧疫病。丁氏所用外用药，有散剂内吹入于咽喉、膏药外贴穴位，又有药汁外敷、外洗等，皆有祛腐生新、消炎退肿的功效。内服与外用相结合，共奏拔毒祛腐生肌之功。

丁甘仁不仅在喉痧诊治上主张伤寒与温病学说相统一，在伤寒、湿温、痢疾、霍乱等多种外感热病的治疗上亦是如此。他认为"盖人之禀赋各异，病之虚实寒热不一，伤寒可以化热，温病亦能转变化寒，皆随六经之传变而定"。丁氏深入分析伤寒、温病的传变规律，全面采用伤寒经方和温病时方，因病因人灵活变化应对。如辨治伤寒类疾病时，有用经方麻、桂、阳旦、小青龙、桂枝白虎、大青龙、承气等法者，而在治伤寒邪传阳明时，除用葛根汤外，亦采用时方藿香正气散宣化中焦湿滞。又如辨治风温类疾病时，除用具有辛凉清疏、清肺化痰、清瘟息风、生津涤痰等作用的时方外，也有用经方麻杏石甘汤、白虎汤，甚至用参附龙牡回阳救逆之方。而辨治湿温类疾病，邪在卫气两分，按三阳经治法，以桂枝、三仁、白虎、调胃承气汤等方加减；若湿胜阳微，则以三阴经法论治，从附子理中、五苓、真武、参附、桂枝龙牡救逆汤等方化裁；若邪热从阳入阴，则多按温病热传营血法治，善用犀角地黄、牛黄清心丸及诸生津凉营息风之品。丁氏"寒温合一"的学术主张，被后人、门人所继承和发扬。

长孙丁济万亦精通内、外、妇、儿、针灸各科，擅治外感热病，比较完整地继承发扬了丁氏"寒温合一"的学术思想和诊疗经验，用药轻灵，醇正和缓，处方稳妥，药味与丁甘仁相仿。他在湿温病辨治上进一步明确要根据湿温的变化或从伤寒辨证，或从温病辨证，再根据病变部位主要在脾胃的特点，兼顾中焦，配以化湿健脾之法。他还兼得马氏喉科外科之传，擅长使用三棱针快速排脓。

门人张伯臾精研经典医籍，践行丁氏"寒温合一"的思想，取伤寒六经辨证与温病三焦辨证、卫气营血辨证的诊断方法以为互补，发挥伤寒救阳、温病护阴治法，曾以伤寒方白通加猪胆汁汤救治霍乱吐泻后期危症，获效良多而名噪乡间。张氏又进一步提出温病后期需要注意瘀热互结之证、气伤阳伤之证。

门人严苍山认为伤寒和温病是根叶相连，对叶桂"辨营卫气血虽与伤寒同，若论治法则与伤寒大异也"之说极为赞同，但对"卫之后方言气，营之后方言血"的固定程式则持怀疑而予补充。温病疫疬变化迅速，事实上难以循序相分，因此主张从临床实际出发。在温病治法上，严氏认为"夫病温者，总以邪热为患，邪热鸱甚，最易出现伤阴、便结及神昏之变"，因而提出"三护"法则，即护脑、护津与护肠，防病于未然，提倡早用紫雪丹、牛黄清心丸之品；同时又将汗法、清法、下法归结为三大基本方法，即无汗则发、有汗则清、腑结则下，三者不可偏废。在"寒温合一论"的基础上，严氏更是广搜博采，兼取魏晋唐宋时期的医学经验。在治疗上海1930年代"疫痉"（流行性脑脊髓膜炎）时，严氏以透邪清热、平肝息风、育阴柔肝等治法，挽救许多危重病例，并将诊疗经验编撰成书《疫痉家庭自疗集》以刊行。

2. 勤求古训，制方有道，疗各科杂病

丁甘仁对《内经》《伤寒论》《金匮要略》等经典推崇备至，而对金元四大家则认为各有特长，不宜偏执。在学习继承、古为今用方面，他的学术思想是勤求古训，博采众长。他说："不患人不知，而患己不明。"故其对明清医著和近代医案均能汲取精华，并通过实践加以发展，在各科杂病治疗上辨证细腻，治法多样，应用灵活。例如对中风的治疗，古代不同时期医家多从外风、火热、痰火、气虚、肝阳、瘀血等不同方面进行论治。丁甘仁在运用历代医家种种治法基础上，不仅辨证细腻，而且随证治疗方法灵活多样。丁氏认为中风之治，必须辨别阳虚与阴虚、有痰与无痰以定治法。其治法上，或重扶正，或重息风祛痰。扶正有养正、益气、助阳、纳气归肾、滋阴等；息风则有滋阴血以息内风、益气息风、柔肝息风、潜阳息风法等；祛痰更有息风祛痰、通络化痰、开窍涤痰、顺气化痰、运中涤痰、通胃涤痰、清热化痰、祛湿化痰等。再根据具体病证，掺入和营通络、涤痰通络等法，有时还需滋下焦之阴、清上焦之热、化中焦之痰并进。

丁甘仁采诸经典医著，编成《医经辑要》《脉学辑要》《药性辑要》，用于教授学生；又精选自己的诊疗方案，编成《诊方辑要》，由程门雪、黄文东、秦伯未、陈耀堂、张伯臾等十数位门人各自手抄一册，以备临证参考。《诊方辑要》涵盖内科、妇科、外科、杂症、七窍、妇人外疡等43种常见病证的诊治要点以及处方用药，呈现出丁氏用药剂量小、强调轻可去实、注重调补后天的医疗风格。丁氏传人根据丁氏门诊处方整理成《丁甘仁用药一百十三方》，含时病、杂病、儿科、妇科、外科、眼科、伤科经验方共113首，一法一方，可令后人效法，故后世门生弟子多称之为"丁氏套方"。此书最初只有抄本在门人之间流传，20世纪40年代被刊登于医学期刊，如《广东医药旬刊》上的丁济万整理本《孟河丁氏用药法》，又如《医学导报》登出的潘国贤（章次公门生）校订本《丁甘仁先生经验方药辑案》，"丁氏套方"遂广而传之。

丁甘仁通于内、外、妇、喉等各科，在用药上除了内服汤方以外，亦十分注意丸、散、膏、丹等多种剂型的应用与修制。1905年，丁氏创设沐树德药号，编订《沐树德堂丸散集》，录方取约380首，内含古方、时方之必需者，以及丁氏内科、外科丸散膏丹经验方，分补益心肾门、诸风伤寒门、妇科丸散门、痰饮咳嗽门等15门，包括各方功用、主治及方论。门人陈存仁抄录了丁氏家传本，题为《丁甘仁先生家传珍方》，共载方262首，分为丸方、散方、膏方、丹方、杂方五部。

1927年，丁甘仁病逝，次子丁仲英、长孙丁济万及丁氏后人、门生一起编辑出版《丁氏医案》以纪念传承丁氏医学，其内容为丁氏诊治内、妇、外科疾病的病案记录，尤其以内科病案为多。随着社会与疾病谱的变迁，丁氏传人亦转以诊治内科疾病为主。

丁仲英长子丁济民幼年即随父学医，传承了丁氏注重脾胃、培补后天、畅达气机的学术思想，擅长以甘药益脾，对四君、建中、平胃、二陈诸方剂运用尤精，多以轻灵简陈取胜。曾任上海市第十一人民医院副院长、龙华医院副院长等职，著《流行性乙型脑炎的中医治疗》《病毒性肝炎的辨证施治》等。其子丁一谔曾拜南京邹云翔为师，学习邹氏对孟河费氏医学的心得体会，又随其父学习，深得孟河医学与丁门之临床精粹，对肝病与呼吸系统疾病诊治有相当造诣，并擅长治疗各种老年性疾病和老年虚证的调理，开展了中西医结合老年医学的临床与虚证的研究，其"还精煎延缓衰老的临床和实验研究"的科研成果获上海市科技进步奖。

丁甘仁门人许半龙幼承吴江陈氏外科医学，后拜入丁甘仁门下研习外科，尤受丁氏器重。丁氏感慨自己的门生众多，在学术传承上"伤寒、温热莫不各有专长，而于疡科一门得力者盖寡"，而许半龙得丁氏喉科、外科之心传，写就《外科纲要》。

门人黄文东亦继承脾胃学说思想，善于治疗脾胃疾病却又不限于脾胃，譬如用补气健脾的方法治疗长期依赖激素的再生障碍性贫血，善用甘温补脾药如人参、黄芪、白术、甘草，以及升举脾胃阳气药如升麻、柴胡、葛根、防风等。同时，继承丁氏"重药轻投"的方法，认为凡是慢性病，病人求速效，若用大剂量药物不仅没有疗效，反而会损伤脾胃，正确方法是"轻剂缓图"，"轻可去实"。

门人章次公善于治疗胃脘痛类疾病，例如溃疡病、急慢性胃炎、胆囊炎、胰腺炎、消化不良、胃下垂、神经性胃病、胃部良恶性肿瘤等，总结其病因与病证为阳虚寒盛、阴液耗伤、虚痛、实痛、气滞、血瘀、胃火内盛、痰湿及食积等 9 种，制订了一整套如温胃祛寒、滋养柔润、建中补虚、通降攻下、理气解郁、祛瘀止血、清胃降火、燥湿化痰及消导助运等治疗法则。章氏在民国时期提出"发皇古义，融会新知"主张，即重视经典论著，研究、探索和阐明中医传统实效理论精髓，在继承的基础上，不断吸收现代科学知识，包括新兴学科内容的融会贯通，为我所用地充实到中医药学的内涵之中，并逐步提高到崭新层面上来。因此，章氏在融合各科学术上，较丁甘仁又进了一步。章氏在疾病诊治上注重中西双重诊断，从中医整体着眼，以传统四诊八纲、辨证析义为主，参合现代科学诊断仪器完善、盘查病灶鉴别为助，明晰精微，判定病证实质；用药上也主张在中医学治病求本指导下，参合现代药理研究。他发现治疗胃脘疾病的中草药大都具有恢复、调整、强壮胃肠功能，还有消炎、制酸、解痉、镇痛、生肌、止血、保护黏膜、修复溃疡等多种治疗作用。章氏认为："中西医学的理论体系虽然不同，而其研究对象与目的是完全一致的。"那就是防病治病，增进人类健康。无论中医还是西医，都是人类同疾病进行不懈斗争的经验总结和智慧结晶。

## 二、广纳名师，办学传薪

### 1. 保存国粹，创建中医高等教育学府

晚清时期，中医界以私人传授居多，医者大多存在保守思想，对各家独

特之处多秘而不宣，或传临床经验而不讲理论知识，使从师问业者众，得一技之长者少。在西学东渐的社会背景下，近现代学校教育兴起，较早的具有现代中医学校特征的有浙江温州利济医学堂等。1902 年，政府推行新教育体系，将学校教育统一为三段七级，在全国施行。第一阶段为初等教育，设蒙养院、小学堂和高等小学堂；第二阶段为中等教育，设中学堂；第三阶段为高等教育，设高等学堂或大学预科、分科大学、通儒院（研究院性质）等，与之平行的还有各类职业和师范教育等。

在上海，最早进行中医教育的医学学校是李平书和张竹君合办的上海女子中西医学堂（1905 年），其后有蔡小香等人创办的中国医学会附设医学堂（1909 年）、汪自新创办的上海自新医务专门学校（1909 年）、丁福保创办的函授新医学讲习所（1910 年）等，均为民办学校，尝试在模仿西医教学模式的基础上，中西医学并授，既有传统中医的内容，也介绍近代西方医学的知识。

1912 年，中华民国建立，设立教育部，颁布小学、中学、大学学制。然而，在政府公办教育体系中，中医并无一席之地。全国教育会议漏列中医事件在中医界敲响了警钟。丁甘仁在中华医药联合会、神州医药总会的多次会议上发表演说，展望了他矢志办学的目标："昌明医学，莫如设立医学堂，经费虽巨，如医界于诊金，每人一元，则助一文；药界所售药资，每值一百，则助一文，每年可筹万金，学校、医院均可创办。"他认为："医学之兴衰，惟教育为之关键。近代以来，我国数千年神圣医学日就式微而沦丧，而西医所以日新，其成败关键就在于教育。"

此后，丁甘仁联合当时沪上医药界名人与社会名流夏应堂、殷受田、金百川、费访壶、谢利恒、席裕麒、钱庠元等发起筹备，集资办学，欲创建一所可以与西医院校相抗衡的中医学校。丁氏于 1915 年写就《公民丁泽周等为筹办上海中医学校呈大总统文》和《呈各部文》，上呈北洋政府总统袁世凯及教育部、内务部，力陈成立中医学校之必要，"教育为国家之基础，医学实民命之攸关"；但在政府颁布的法令和各省所办之医学教育中，中医教育状况不容乐观，"查各校之内容类皆偏向西医，而中医徒袭其名，上行下效，捷于影响，恐数十年后，中国数千年神圣之医学，日就式微，甚可痛也"；并从国家医学独立自强的角度强调振兴中医的重要性，"西医必用西药，倘我国所产药材，悉归废弃，则日后财政漏卮亦难数计"，"若今不图，坐视中医之日衰，中药之日废，已可扼腕。且吾中华四百兆民命，悉悬于外人之手，生死之权不能自主，天下至可悲痛之事，孰有逾此"；最后说明中医学校的规划，"以历代先哲之书遴选其精深者为课本，延医之高明者为教员，明定年限，详察成绩，考之合格然后授凭，行道济世"，"学校附近，尤当设立医院，聘中医数人为医员，俾学生实地观摩，以资造就。兼聘华人之精于西医者一人，凡遇病之可用西法者，以西法医之，学生可以兼通解剖，而补中医之不足"。当局批复同意备案。1917 年，丁氏等人创办的上海中医专门学校正式招生开课。这是民国以后第一所获准开办的近代化的中医学校，其影响深远，辐射全国。

民国初期的中医学校一般多以开设西医课程讲授现代医学，以及用新学说解释旧理论为标新立异之举。丁甘仁借鉴先前成立的中医学校的经验教训，充分考虑中医学传统教育特点，以"昌明医学，保存国粹"为办学理念，以"精诚勤笃"为校训，形成以培养有较高人文修养的儒医为教育目标的教学规划。学校的学制为五年制，预科 2 年，本科 3 年。在前 4 年的课程中，除国文、修身、体操等课程之外，重点开设中医学课程 17 门，辅以 1 门含有西医知识的生理（解剖）学课程，中医内容占了 90％以上。第 5 年主要为临床。此后，课程与教材逐年修订。

1916～1926 年间，预科 2 年讲授的课程有生理学、病理学、药物学、诊断学、国文、修身、体操等，所用教材大多是由任课教师根据授课内容自行编写，如丁甘仁编辑的脉学、药性、医经、诊方等多种辑要本，作为学生问学之津梁。本科 3 年主要学习中医临床各科知识，包括内科（含伤寒、温病、杂病）、妇科、幼科、外科、眼科、喉科，以及国文、修身、体操和临床实习等，所用教材大多选用明清医家的原著，如陈修园的《伤寒论原注》、吴又可的《温疫论》、叶天士的《外感温热论》、王孟英的《温热经纬》、吴谦等的《医宗金鉴》，以及金元四大家和临床各科专著。

在中医理论教学上，丁甘仁教导学生以《内经》《伤寒》《金匮》为指导，兼采后世各家之长，读书宜广博而执其要。在中医临床教学上，丁氏非常重视教学实践环节，根据教学和医疗需要，创办沪南、沪北广益中医医院两家近代性质的教学医院，均包括有门诊和病房，供学生见习和实习之用。学生就读期间大半时间用于临证实习，于临证中不断加强对中医经典、中医理论的理解与掌握。整个教学过程可用"经典为主、实践为重"来概括。在教学方式上，以集体授课与个人师承两相结合。

丁甘仁在物色师资力量的时候颇费心机，因此上海中医专门学校曾先后汇聚了一大批学问渊博、医理精深、高风亮节的医学名家担任教学工作。作为中医学校的教师，既要求临床经验丰富，又要求具有较高深的医学理论水平以及口头表达和写作的能力。如首任校长谢利恒、国文教员郑传笈、伤寒教员曹颖甫等，都有扎实的儒学功底。谢利恒曾任上海澄衷中学校长，以管理有方而享有威望，又曾任职于上海商务印书馆，编辑医学与地理书籍；郑传笈为前清举人，曾掌永嘉泰顺书院教务，医儒兼通，腹笥深厚，文字锦绣，后来学校的许多公文都出于他的手笔；曹颖甫乃饱学秀士，满腹经纶，尤其对张仲景的学说研究十分精深，故被聘为伤寒教员，同时主持诗社"微社"，学生秦伯未、许半龙、卢扶摇、章次公、徐宾环、罗锦心等均为入社弟子，著有多部诗文集。此外，还有包识生（伤寒教员）、余继鸿（医经、本草教员）、邵骥（解剖教员）、陈殿与（生理教员）、赵逸琴、汤逸民、殷步湘等。其中，邵骥是一位留德的西医，他对中医并不抱有成见，而是认为中西医学各有长处，可以取长补短，共同发展，因而当丁甘仁找他为中医学校担任解剖课教师时，邵氏欣然应承。后来，丁氏又陆续聘请了丁福保、丁仲英、祝味菊、陆渊雷、沈仲圭、时逸人、黄鸿舫、吴克潜等，这些人都是享誉海上的名医。他们不但教授医学方面的知识，对学生的学习方法和医德医风的培养亦十分重视。

民国初期，男女平等、妇女解放之观念尚未形成声势，上海中医专门学校在建校之初，与大多数学校一样，只招收男生。招生标准为：16 岁以上，20 岁以下，身家清白，身体健全，国文精通，书法端正者。而女性中医教育方面，虽然曾有 1905 年女子中西医学校，但自 1909 年改为上海女子医学校后，渐渐西医化。上海中医专门学校的学生刘佐彤、葛养民等曾拟开设中华女子医学校，但止于筹备而已。1925 年，丁甘仁与夏应堂合作创办了上海女子中医专门学校，学制与男校（中医专校）相同，教学科目包括：修身、国文、生理学、病理学、药物学、诊断学、妇科学、产科学、幼科学、内科学、外科学、喉科学等。因为是以女子为招生对象，所以尤注重妇产科和幼科的讲授。招生标准与男校（中医专校）相类似：16岁以上，26岁以下，国文精通，书法端正，品行纯和者。对上海女子中医专门学校的建立，当时社会的评价甚高，认为可以"造就家庭医学，此非特为女子谋一独立生活之技能，抑且为未来之贤母良妻预备一种特殊学问，讲求生育卫生，其旨甚宏"（《申报》）。但由于经济上和管理上等诸多因素，女校实际上只办了两年多，到1927年底，由丁甘仁创办的男女两所中医专门学校合二为一。

丁甘仁并不因创办了两所中医学校而止步，他还有宏愿，即"添筑房舍，改组大学，为中医界最高学府，开国学光明之路"。为了达此宏愿，丁甘仁自1926年初起决定将自己每个月朔望两天的门诊收入全部拿出，交给广益中医院留存，预备用3年的时间积蓄3万大洋，以作为扩建中医专门学校校舍的资金。

2. 传火于薪，推进中医教育事业

上海中医专门学校办学凡32年，共30届，869名毕业生。早期毕业的同学，如丁济万、秦伯未、程门雪、严苍山、章次公、王一仁、许半龙等，成为当时中医界的活跃人物。他们在悬壶行医的同时，有的办中医教育，有的编报刊，有的积极参加各种与中医事业相关的社会活动，有的以著书立说、撰写文章的形式关心中医的发展，为中医事业的振兴起到了积极作用。上海中医专门学校的开办，使中医人才培养走出了单纯家传师承的狭小天地，开创了中医近代学校教育的先河，影响深远。直至1947年学校停止运作之前，上海中医专门学校始终为上海、苏州、北平和武昌等地中医学校的典范。

1921年7月，学校培养的丁涵人、丁济万、程门雪、黄文东等20人的第一届本科生毕业。其中，程门雪留校任教，并担任沪南广益中医院医务工作。同月，经丁甘仁同意，学校部分学生与老师如王一仁、戴达夫、余继鸿、丁仲英、许景阳、贺芸生等发起成立上海市中医学会，丁甘仁为首届会长，夏应堂为副会长，丁仲英为理事长。1922年，上海市中医学会的会刊——《中医杂志》创刊，编辑长为王一仁，编辑有秦伯未、杨先橘、何昆如、赵吉浦等，均为中医专门学校师生。由此，上海中医专门学校师生又增一学术研讨之地。

1926 年，丁甘仁病逝后，丁仲英、丁济万继承其所创事业，先后主持上海中医专门学校、上海市中医学会和沪南沪北广益中医院的行政管理和医务工作。同时，丁甘仁门人也开始推进中医教育，除了在各校任教以外，还自行开办中医学社、中医学校。如王一仁与秦伯未开办"三益学社"，函授中医学和中国文学，叶劲秋在上海金山创办"劲秋医学函授社"，秦伯未创办"中医指导社"，王慎轩在苏州创办苏州女科学社、苏州国医学校，潘澄濂在浙江创办"永嘉中医学社"等。1927 年，王一仁、秦伯未、许半龙、章次公、严苍山等共同设立中国医学院，聘请章太炎为首任院长，拟编新教材，着手于中医学制的改革。1929 年，陆渊雷、章次公与挚友徐衡之创办上海国医学院，聘章太炎为院长，以"发皇古义，融会新知"为校训，创《中医新生命》杂志。这两所学校不但在课程设置上开辟了解剖、生理、西医外科急救以及外国语等课，而且还在一些中医课程内容中掺糅进现代医学知识，博得学生们的欢迎。

随着中医学校的纷纷建立，课程设置和教材选用的问题成为中医教育者关心的重点。1928 年，秦伯未等提议组织召开全国中医学校教材编辑会。通过连续两年的两次全国性教材编辑会议，8 所中医学校代表提出 100 多件报告、样稿、提案，最终对于采用学说的标准、学制年限、学习科目、学科内容、学时分配和比例、教材体例等问题取得了比较一致的意见，并选举秦伯未、谢利恒二人为教材编辑委员会的常务理事。虽然最后并未形成统一的中医教材，但全国教材编辑会议对上海中医专门学校的教学改革起到一定的促进作用。

1930 年代，中医得到政府的一定重视，成立中央国医馆，任命陈果夫为中央国医馆董事长，原立法委员、最高法院院长焦易堂为中央国医馆馆长。在民间，办中医教育更为中医界有识之士所认同，从而陆续有不少中医教育机构问世。此时，丁济万创办华隆中医院，医务人员几乎都是原上海中医专门学校的毕业同学，这所医院很快就成为上海中医专门学校的附属医院。1931 年，丁济万接管改组学校，更名"上海中医学院"，使学校在规格上从专科学校上升为大学。丁氏任院长，先后委任程门雪、黄文东为教务长，在学校管理和教学上均做了革新。管理制度上，由原来的总主任领导下的校长负责制，改为董事会下的校长负责制。董事会成员除了沪上名医之外，还包括政界、商界名流。在教学上，提高招生标准，要求高中毕业或具有同等程度者方能报考，入学考试的科目为党义、生理、国文，插班生还要加考药物、医论。受到秦伯未等召开的全国教材编辑会议的影响，丁氏在课程和教材上也进行了改进，改革后增加到 24 门课（西医课 3 门：解剖、生理、传染病；公共课 4 门：国文、体育、外语、党义；中医课 17 门）。其中 20 门课的 26 种讲义由任课教师重新编写，包括医经、内经、病理学、喉科学、药物学、方论学、诊断学、温病学、急性传染病学、外科学、舌苔学、儿科学、妇科学、古今医案选读、古今医学名著选辑、治疗学、杂病学、疫病学、金匮要略、脉学辑义、解剖学等。这是上海中医专门学校（上海中医学院）自开办来第一套由自己编写的较为完整的教材。

新中国成立前夕，上海中医专门学校（上海中医学院）等中医教育机构被迫停办。1956 年，全国建立四所中医学院，上海中医学院为其中之一，程门雪任职院长，汇聚沪上名医名师于一校，包括程门雪、石筱山、秦伯未、章次公、陈大年、杨永璇、陆瘦燕、姜春华、黄宝忠、王超然、王玉润、金寿山、张伯臾、顾伯华、黄文东、朱小南、徐仲才、丁济民等。他们大多是民国时期上海私立中医学院的教师或教育工作者。

如果说程门雪、秦伯未、章次公、黄文东、张伯臾、丁济民等人是在国内传承发展了中医学校教育的思想，那么丁氏后人丁景源则发展了中医国际传播的思想。丁景源为丁甘仁曾孙，丁济万哲嗣。他继承父业，曾担任香港中医师公会秘书，又于 1970 年代初赴美，任美东针灸医师联合会与全美中医学会会长。在他倡导下，丁景孝（丁甘仁曾孙、丁济华哲嗣）、俞尔科、金鸣等人向纽约州政府申请成立中国国际中医学院，历经 3 年完成了所有申请资料。虽然丁景源猝然仙逝以致中国国际中医学院的申办半途夭折，但他的思想得到国内中医界的赞赏。

明代徐光启常被视为上海地区中西汇通第一人，他与意大利传教士利玛窦合作，成功翻译《欧几里得原本》（译名为《几何原本》），将西方数学和思维介绍入中国，欲吸收西方科学技术的优点以充实、丰富中国原有的科学基础，从而建立起自己新的理论体系。徐氏这一思想为后世中西医汇通思想的形成和发展指明了方向。明末清初的天主教徒王宏翰，主张儒学与西学融合，中医与西医融合，成为我国早期持中西汇通学说之医学家。晚清时期，英、美、德等国纷纷在中国设立教会学校，洋务派、改良派提出"中体西用"论，兴办各级各类新学堂，进行新式人才的培养，伴随西方书籍翻译的增多，越来越多的人开始接受西学思想。在此大环境中，以改良中国医学学术为目的的中西医汇通学派应运而生，而恽铁樵无疑是其中具有代表性的医家。

## 一、改进中医，致力函授传薪火

1. 取西补中，诠释学理，以求新中医

出身于儒学世家的恽铁樵，少时习举业，打下扎实深厚的国学基础，26

岁考入上海南洋公学攻读外语与文学。上海南洋公学是盛宣怀在 1896 年创建，与北洋大学堂同为近代史上中国人自己最早创办的大学。恽氏在南洋公学接触到当时的西方新知新学，对西方文化产生了浓厚兴趣，这为他后来弃文从医形成中西汇通学术观点奠定了基础。如恽氏在探讨人体生理的文章中，对古希腊希波克拉底的四种体液学说、古罗马阿斯克莱皮亚德斯的固体病理学、英国威廉克伦的神经病理学、德国魏尔肖的细胞病理学等知识信手拈来，这与他的西学基础不无关系。恽氏毕业后在长沙任教 5 年，34 岁返沪成为商务印书馆编译员，又任《小说月报》主编。恽氏以其小说译作的雅致晓畅蜚声文坛。

恽铁樵在 39 岁时，因子女染病伤寒而殁，决意习医，拜伤寒名家汪莲石为师。1920 年辞去商务印书馆职务，正式挂牌行医，以善治幼科疾病著称。病家曾在《申报》上刊登鸣谢广告："小儿有病莫心焦，请医当请恽铁樵。"与此同时，中西医学论争日趋激烈，余云岫发表《灵素商兑》，从西医解剖学、生理学等立场批评中医学。恽氏著《群经见智录》《伤寒论研究》《温病明理》《热病学》等以阐释中医理论实质，倡导中西医学沟通，改进中医，建立新医学。

恽铁樵以他兼通国学与西学的角度，对中西医学提出了较为客观的比较和认识。他认为造成中西医差异的根本原因在于文化差异，"中西医学基础不同，外国以病灶定名，以细菌定名，中国则以脏腑定名，以气候定名，此因中西文化不同之故"。这是两种不同的医学体系，在思维模式、理论体系、逻辑方法等方面均存在差异。西医是以近代的物理学、化学、生物学、数学等多学科的知识为依托，运用科学实验、逻辑学、数学等方法，以解剖学、生理学、病理学、药理学、病原生物学等为基础的医学理论体系，主要研究"器质象"，从"物质之内景"（解剖结构）入手，将结构和功能联系起来，用结构的变化来解释机体功能的变化。中医以整体观念为主导思想，以包含古代哲学思想的阴阳五行、精气神学说为基本思维方式，以脏腑、经络、气血津液理论为阐述人体生理病理的依据，以辨证论治为临床诊治手段。其独特的医学理论体系，主要研究的是"功能象"，从研究"势力"（机体功能）变化入手，由机体功能的变化来推测结构的变化。

对于当时激烈的中西医学论争与余云岫提出的"废止中医案"，恽铁樵认为"西医不能代替中医"，中医不可废。他从真理认识论上分析，"西方科学不是学术唯一之途径，东方医学自有立脚点"；从国情上分析，"我国黄土众民，生活寒俭，科学化之西医，实不适用。又药业为全国千数百万人生活所寄，即欲废除，亦形格势禁"；从生命疾病与中医治疗现象上分析，生命与疾病现象尚有许多神秘之处是西学所不能解释的，中医虽然在解剖上茫然不知，但对于病症创立的治法则精确无误，"治法简洁而为效良"，在伤寒、喉证、脑脊髓炎证、舞蹈病、癫狂病、单腹胀、妇人卵巢病、乳炎等疾病治疗上，效果要好于西医。

面对西方医学冲击下中医的尴尬处境，恽氏提出改进中医药、建立新中医的观点。他认为中医学术发展迟缓，长期以来几乎处于"迟滞不进"的状态，"天壤间无论何种事物，积久无有不敝，不能不与时推移，这是一个公例，所以《易经》上说，穷则变，变则通，准此以谈，中医学要改良是必须的，是无贰无疑的"。改进中医的要点"不在方药本身，在运用方药有真确之标准……在明生理之真相，自当采用西国学说为重要工作之一"，但"断不能使中医同化于西医，只能取西医学理，补助中医"。通过中西汇通研究，改进后的中医"渐与古论相离，不中不西，亦中亦西"，可命名为"新中医"。改进中药的要点"非采用化学提炼之谓……当从医生治植物学始，而其最初之一步，在将各种药物，制成标本，注明出处、性味、成效"，如此"一方既可以添学识，一方可以为医学校教育品，将来更可以自己种植"。

恽铁樵强调把"诠明学理"列为中医改良的首要任务，因为太多的中医理论玄奥艰涩，引入西医的解剖学、生理病理学知识作为理论解释的辅助，不仅有利于纠正其中的一些错漏，还可以使中医医学理论更好地大众化、普及化，为中医争取更大的群众基础；另外，将中西医理相互参照而比较长短，能让我们很明白看到两者优劣得失，易于明了改良进步的方向。其次，是要借助西医理论确定中医"运用方药真确之标准"，但万不能仿效日本改革的完全以西医理论指挥中国旧方药使用，那样则与废医别无二致。最后则是开展药物研究，考虑在合适的阶段引入西方化学手段提炼药物。

《群经见智录》是恽铁樵的奠基之著，一方面系统正面地回应了余云岫

《灵素商兑》，批驳了以西医解剖学来证中医典籍《内经》之非的片面言辞，从维护中医学理论体系科学性的角度出发，深入探究《内经》的理论实质，引《易经》《伤寒论》《史记》等，结合中西文化背景，以新的视角对中医学的阴阳五行理论、脏腑理论等进行了深入阐发，指出《内经》之五藏，非解剖的五脏，乃气化的五藏（脏）。也一并提出了许多创见，如"四时五行观"、"四时五藏（脏）观"。恽氏将五行与四时相联系，认为"五行为四时之代名词"，以季节的交替解释五行相生之理，"木生火者，谓春既尽，夏当来，夏从春生也"。恽氏将五藏（脏）与四时相联系，提出"《内经》之五藏，非血肉的五藏，乃四时的五藏"。现代学者认为恽氏的"四时五藏观"揭示了脏象学说的奥秘，在现代已成为了公认的观点，现代学者对于脏象的研究也未超越恽氏的研究成果。在维护中医理论的同时，恽氏也告诫中医人士，治医者不当以《内经》为止境。首先，"西医之生理以解剖，《内经》之生理以气化"，解剖与气化之间，"知其一，不知其二，其道有时而穷"；其次，就气化而言，还需旁通天文学、动植物学、地质学、地理学等多学科，以知天时，辨土宜；最后，大医习业，须熟谙《内经》等多部经方，又须精通星命卜筮之术，而新生学科如"解剖学、生理学、病理学、组织学、胎生学、心理学"等均优于星命卜筮，若能有所涉猎，今人必能超越古人。

恽铁樵对中医经典《伤寒杂病论》进行了深入研究，著有《伤寒论研究》《伤寒论辑义按》《伤寒广义按》《金匮方论》《读金匮翼》《金匮翼方选按》等多部。历代医家对《伤寒论》六经有多种论述，恽氏认为厘清六经的实质是研究《伤寒论》的前提。他提出六经源于六气，六气源于四时：四时正常的交替过程中，一方面人体如果正气素亏，不能适应季节变化就会感邪发病，另一方面，如果"非其时而有其气"，气候出现异常变化，也会导致因邪气盛而发病，四时变化引起的疾病反映于人身之病状，就是六气，而六经则是对六气按一定规律划分而成的六种病理状态。正是基于这种认识，恽氏在《伤寒论研究》中言"六经者，就人体所著之病状，为之界说者也。是故病然后有六经可言，不病直无其物。执不病之躯体而指某处是太阳，某处是阳明，则不可得而指名"。他还指出六经不是各自独立的，它们之间存在着复杂的传变联系。对于六经之间的联系，恽氏推崇日本医家喜多村之说，认为《伤寒论》六经本为三阴三阳，病属阳、实、热者谓之三阳，属阴、寒、虚者谓之三阴，用定疾病之表里寒热虚实，实与脏腑经络无关。此外，恽氏在研究《伤寒论》过程中，以儒学、西学互参，提出"体工之能"学说。他认为人体脏气间互相呼应，所谓疾病就是某处受邪后，该处及他处为祛邪外出而救济，救济为量不足所表现出的状态。他将感受邪气后，人体自我救济的能力称为"体工之能"。例如，人体感受寒邪后"浅在感觉神经当其冲则凛寒，甚且战栗，体温起救济，则集表而发热"，故见发热恶寒，其后"胃消化受影响，肠神经随而失职，推陈致新之功用全失，燥矢或胶粪在曲肠不得下行，体温向里奔集，组织亦兴奋以为救济，则为炎肿"。

2. 通函办刊，广授医学，以普及教育

恽铁樵意识到教育对中医发展的重要性，他模仿西方函授的方式，提出了建立函授学校的想法，以图推进中医改革与医学知识普及。他在《铁樵函授中医学校章程》中写道："铁樵志在使中国医学日有进步，国粹学术不致凌替，并使铁樵苦心研求所得，普及全国，广传世人，以造就中医专门人才为宗旨。"当时中国的国情是，农村人口众多，缺医少药；农村中的学医者大多以师承为主，或自学成才，缺乏系统的理论知识；还有很多有学医志向的人，苦于无处学习。虽然当时兴办了一批中医专门学校，但参差不齐，入学门槛很高，如上海中医专门学校收费较高（预科生 91 元，本科生 95 元），而新中国医学研究院入学须经审查考试合格。这些入学条件对农村学员来说困难很大。恽铁樵于 1925 年与国学大师章太炎及其弟子张破浪共同组织"中国通函教授学社"，即后来的"铁樵函授中医学校"。学校入学条件非常宽松，只要国文精通，无论男女，有志中医学者均可通函学习。学制 2 年，共4 学期。学费为第一学期 12 元，第二学期 14 元，第三、四学期各 16 元，可以分缴。恽铁樵认为，函授教育对学生求学较为方便，特别是对那些穷乡僻壤地区，"虽有验方，不能用之适当"，通过函授，究明医理，自能用之得当。通函受业者多达 600 余人，入学者遍及神州，南洋诸国亦多有遥从。1928 年，铁樵中医函授学校停办。1933 年，又以"铁樵函授医学事务所"之名重办，问业者达 300 人，并编印《铁樵医学月刊》刊行，内设"论说""学员课艺问答"等栏目。

恽铁樵函授中医学校以自学为主，集中听课的时间很少，所以要求讲义内容丰富，资料翔实，通俗易懂，便于应用。学校的讲义除了章太炎编写的《杂病新论》和《伤寒论要义选刊》以及孙永祚的《医学史》之外，皆为恽铁樵自己编写。恽氏陆续编写了《内经讲义》《伤寒讲义》《金匮辑义》《杂病讲义》《温病》《新生理》《脉学》《药物学》《药庵医案》《妇科大略》《幼科》《医家常识》《问答汇编》等20余种函授教材。教材内容多为其本人在中医方面的研究心得，并融入新医学知识且加以贯通，对初学中医乃至研究中医者都有着很大帮助。函授学校学员可对医学问题通函发问，或有个人见解也可通函表述，恽氏会将有独到见解的学员文章编入讲义，既能使学员深刻理解讲义内容，也使得讲义更加趋于完善。学员对讲义评价颇高，黄坚白说："恽师著述讲义，示人以入门途径，规矩权衡，于是学者可以由是循序以进，而登堂入室。"上海中医专门学校也曾节选恽铁樵所著《群经见智录》作为"医经"一科教学内容。除了中医教材外，学校还有《新生理讲义》《病理概论》《病理各论》等西医教材。恽氏在教授学生时，强调学医要有三种工具：一是古文学之眼光，二是新世纪之常识，三是临证之经验。

恽铁樵创办函授学校，改善了广大农村缺医少药的情况，探索了中医函授教育的新模式，培养了许多优秀弟子，其中知名的有上海顾雨时、武进徐衡之、江阴章巨膺、川沙陆渊雷等。铁樵函授中医学校不仅是中医以函授形式办学的第一所学校，也是近代史上影响最大的一所函授中医学校。此后，也有其他医家效仿开设医学函授班，如叶劲秋的"劲秋医学函授社"、秦伯未的"三益学社"、张赞臣的"《医界春秋》函授部"、陆渊雷的"陆渊雷医室函授部"等。

## 二、革新学术，提倡中医科学化

恽铁樵弟子中的徐衡之、章巨膺、陆渊雷，均为铁樵函授中医学校的得力助手，继承发展了恽氏的革新学术、改良中医和普及教育的思想。

章巨膺颇得恽铁樵器重，被恽氏认为是接替自己事业、将中医事业发扬光大的接班人。章氏自幼体弱多病而立志学医，因任职于商务印书馆，得以广泛涉猎中医书籍，感于恽铁樵创办中医函授学校，便主动给恽氏写了一份建议书，新颖的见解、建设性的意见受到恽氏击节称赞。恽氏于是亲自登门，请章氏担任其函授学校的教务。由于章氏的襄助，精心筹划，凡讲义、课程、批卷等都安排得井井有条，函授业务发展很快，海内外遥从弟子达到数千人之多。章氏在经办函授教学中，得到恽氏的指点，医道大进，精研伤寒、温病。1935年恽氏病故，章氏接受遗命，主持学校全面工作。他同时受聘于上海数家中医院校任教，包括上海国医学院、上海中国医学院、上海新中国医学院。章氏曾编集《应用药物词典》《医林尚友录》《儿病常识》《温热辨惑》等书刊与讲义，整理研究其师恽铁樵先生全部医学著作，并为之刊印流传。新中国成立后，章氏接受委派筹建上海中医学院，建院后担任首任教务主任。上海中医学院于1961年举办近代中医流派报告会，章氏曾撰《恽氏医学学派简介》。

徐衡之最初就读于上海中医专门学校，毕业后随恽铁樵习业，同时问学于章太炎。1925年在铁樵函授中医学校任教，并在师门开业行医。1928年，徐衡之与陆渊雷、章次公商议在上海创办上海国医学院，他们同受恽铁樵、章太炎学说影响，在革新中医、汇通中西的看法上志同道合。徐衡之在父亲徐德成支持下承担了上海国医学院全部开办费用，先后聘恽铁樵、章太炎先生担任院长，自任总务主任，协助院长主持全院工作，陆渊雷任教务主任，章巨膺为事务主任。该校提出"发皇古义，融会新知"这一办学理念，以"造成科学的中医，延中医药之命脉"为办学目标，聘请章次公、祝味菊、程门雪、沈芝九、刘泗桥、王润民、沈仲圭等任中医学教授，同时聘请了钱侠伦、朱勉仙、姜辛叔、邓源和等西医名家任西医学教授，在课程设置上中西医之比达6：4，获得了"创中医学校之典型"之誉。1929年开学时招生人数达70多人，1931年时增加到120人，学生人数为当时上海三所中医学院之首。此时，全国中医界已在"科学化运动"思潮中形成了"中医科学化"的共识，上海国医学院的教育理念正与之相契合。1932年之后，由于战争影响、政府干涉、资金缺乏，该校无奈停办。上海国医学院办学时间虽短，但其中医教育思想影响了后继者。1936年由朱南山等开办的新中国医学院，秉承了"发皇古义，融会新知"的办学理念。

上海国医学院虽然停办，但徐衡之等仍继续探索中医革新之路。1938

年，徐氏在上海红万字会医院任中医主任，他曾写道："红万字会医院中西医合组，设备完全，而鄙人可以实地观察，一较中西医治疗之优劣短长，曩时所梦寐以求之事，于今得之矣。"新中国成立后，徐衡之到了北京，在卫生研究院中医研究所及中医进修学校工作。他认为应将中西医界有修养、有研究志趣的人团结起来，对中医进行科学的整理研究，去掉其中不科学的部分，而中医的辨证论治、方剂药物是确实有效的，应发扬光大。1955年，徐衡之在中央人民医院结合中西医疗法治愈首例再生障碍性贫血病人，此后徐氏对治疗再障的方法进行总结与推广，并在白血病等血液病诊疗中进行探索。

在汇通中西、革新中医学术的道路上，陆渊雷的观点比恽铁樵更加激进，是中医科学化的积极倡导者。这与陆渊雷一生对科学的浓厚兴趣不无关系。陆氏出身于教师家庭，于少年时代就对各种学问充满好奇，乐于动手实操物理、化学实验；青年时考入江苏省立第一师范，虽然主要学业是跟从名家研习考据之学，兼修经学、史学等国学基础，但他依然保持了对西学的兴趣。学成以后，辗转于几所高校执教国文，以及航海、天算等西学，提出了古代西方历法为阴历，现代为阳历，中国历法当为阴阳历的正确观点。后转而从医，拜恽铁樵为师，协助办校函授中医，又师事章太炎学习古文学及中医基础，但仍然热爱数学，直到晚年，在他的案头仍然堆积着英文原版《解析几何》《微积分》等数学书籍。

陆渊雷在恽铁樵和章太炎的指导下，对伤寒理论进行深入研究，在铁樵函授中医学校、上海中医专门学校以及上海国医学院等处讲授《伤寒》《金匮》课程，并在课程讲义的基础上编写了《伤寒论概要》《伤寒论今释》《金匮要略今释》等具有学术影响力的仲景学说专著。他以科学观为中心，重新论述六经的实质。陆氏提出《伤寒论》六经病证的本质是六种证候群，而证候主要由三种因素共同组成：一为抗病现象，如太阳病提纲证的"脉浮、头项强痛"，为病毒侵袭人体，正气欲达出汗排毒之目的，所产生的向上外达的趋势；二是病毒所直接造成，如脑脊髓膜炎之头项强痛、角弓反张及痉挛，是病毒侵袭脊髓导致炎症所造成；三是其他证候之结果，即是某些因主要病机而出现的伴随症状。在三种因素中，抗病现象最为重要，六经证候群主要由此确立。陆氏把六经辨证体系下方药与证候的关系视为仲景伤寒学说最精华的部分，运用方证、药证互参的方法探索经方辨治规律，比如已经观察到病人"有热象而下重"，那么是肠炎还是赤痢的病因就可暂且搁置，直接"白头翁汤悉主之"。陆氏在方证相应学说上进行探索，总结经方的实用价值，对当代伤寒论研究亦有重要影响。

陆渊雷主张以近代科学和医学知识充实伤寒学术研究，同时摒弃五行、六气、十二经脉等学说。他认为中医古书中提到的五运六气、干支、生克等论述，均由道家学者提出，虽不能说是迷信，但是想通过这种玄理来指导中医治疗，这样断难招架西医科学的猛攻。陆氏1929年在代表上海国医学院所撰的《为中央卫生会议废止旧医案宣言》中公开表示，"盖中医之学说不合科学，中医之疗效突过西医，皆为不可掩之事实"。他尖锐地指出，虽然中医临床有实效，甚至有超过西医的表现，但是中医理论存在玄奥空谈、缺乏科学性的问题。

陆渊雷改进中医的思路分成两个部分，一是对确切可靠的疗效的继承发扬，二是对脱离实际的理论的重整乃至废除，其改进中医的设想可以看作是对中医学术理论完全解构以后的重新建构。陆氏号召整理医学内容，中西并举，"不可有中西新旧之见"，"不可与保存国粹、杜塞漏卮诸主义相提并论"，"欲医药利用科学，非以医药供科学之牺牲"，同时认为，"一事物之理解，只有一个真是"。他将医药学知识分为"名论""方法"两大部分。医经一类书及生理、病理、病原、细菌、药理等科，皆属"名论"；经方、本草一类书及诊断、治疗等科，皆属"方法"。对于"方法"部分，需在中医学加入理化、解剖学、生理病理学、病原细菌学、西医诊断学等西学；对于"名论"部分，须阐发一部分（如阴阳、虚实、表里、邪正等），黜除一部分（如五行生克、六气、标本等）。陆氏提出了改进发展中医学的目的与设想，"第一步，使此后业医之士，渐成科学化；第二步是使世界医学界得明了国医学之真价值；第三步，使国医学融合世界医学，产生一种新医学，而救死已疾之法益臻完善"。

陆渊雷在"中医科学化"设想基础上，为"上海国医学院"制定了教学计划，将课程分为基础学科（包括理化、生物学、有机化学、国文、日文等）、基础医学（包括解剖生理学、胎生学、组织学、病理学、医学常识等)、应用医学(包括药物学、内科学、儿科学、妇科学、诊断学、医案等)、研究门径(包括医学史、医经、中西医书提要、医论等),以及功令课目(政府规定的党义与军事教育)五大类。除去功令课目,前四大类课程贯穿了以中医学术为主体,实行中西医学一体化教育的精神,且寓有逐层推进之意,与陆氏中医发展三步设想相对应。陆氏认为"担任国医科学化工作者,须有国医旧说根底,且须通晓普通科学,不然即无从化起",而将来能够沟通中西医以融合成就新医学的,也唯有具有文学头脑且开明地接受科学理论之人。因此,在陆氏的课程设置中,除了中西医学以外,国文也占了很大比重,希冀有扎实国文基础的医学生能在研读医经时"发明古书之精蕴",以取得医学之进步。陆渊雷除了规划整个教学计划以外,还承担了《伤寒论》《金匮要略》的授课。他编写的教学讲义《伤寒论今释》与《金匮要略今释》均由原书条文、旧注不背科学者、陆氏自己的解说、前人凭证用药的治疗经验四部分构成,体现陆氏将中医有效之临床经验与中西医学理论相连接以形成新医学的设想,可视为陆氏的代表作。

1931 年,以"采用科学方式整理中国医药,改善疗病及制药方法"为宗旨的中央国医馆成立,陆渊雷与施今墨、随翰英、郭受天等任职学术整理委员会专任委员。由于学术整理委员会内部意见的分歧,以及中医界对于中医科学化问题的争议,制定学术标准大纲、统一疾病名称、按照新标准撰写专著等中医学术整理工作设想未能如愿实施。

1932 年,陆渊雷应四方学者之请,开办陆渊雷医室遥从部,并编辑出版《新中医传习录》,函授中医学,一时遥从受业者遍及国内与南洋诸地。1934 年,陆氏创办《中医新生命》杂志,刊登大量函授教材和辅导资料。此期间,陆氏在中西医学理论的融合上进行积极探索,尤其是对细菌与流行病进行了研究,著《细菌学补编》《流行病学常识》《细菌原虫非绝对的病原》等,提出传染病的病因有三,"一是病菌,二是气候,三是人体的抵抗力,西医只认得了三分之一,中医又认识三分之二,须得中西合并,才算完全"。在治疗上,"流行病必恃人体之天然抵抗力以治愈……国医之治流行病,乃间接助人体之天然抵抗,故国医虽不识病菌,实能治病菌所酿成之病","虽然,国医亦当补充细菌学知识,略知传染之危险及消毒方法。彼长爪藏垢、刀针不洗者，实令人望而生畏耳"。陆渊雷医室遥从部一直开办到抗战爆发后，先后参加者达数百人，其中包括任应秋、姜春华等。姜春华及其学生沈自尹勇于开拓，在活血化瘀治法、肾的本质、下丘脑-垂体-肾上腺轴（HPA轴）等方面进行长期中西医学研究，便是受到了陆渊雷思想的影响。

陆渊雷改进中医、中医科学化的思想，形成于近代特定历史环境之下，又与他个人既具儒学基础，又接受了自然科学熏陶的经历有关，所以他提出的观点比早先的中西汇通医家更加激进。早期的汇通医家唐容川认为中西医各有长短，"中医长于气化，西医长于解剖"，主张以中医有关气化理论为基础，吸收西医的解剖学，使医学更加完善；而陆渊雷则认为"国医有实效，而科学是实理……国医之理论乃不合实理"，尤其对于"气化"之说表示应予黜除。1934 年，陆氏在《中医新生命》上连载了阐述自己学术思想的长文《从根本上推翻气化》，认为"气化之说"上不闻于秦汉，下不见于晋、唐，仅是金元之后诸家好大蹈空之言。这一激进观点在当时就受到较多争议，甚至长沙医家曾觉叟撰文驳斥，直言陆渊雷为"中医之叛徒"。但此后"中医精于气化"的论点渐不为人提及。在认识论上，陆氏与老师恽铁樵也存在分歧。陆氏认为"天下事物，只有一个真是"，中西医理论上的不同只有一个是符合科学的，非此即彼；他所理解的"科学"，是以科学实验为根据，接近于现代实证科学。而恽氏认为真理固然只有一个，但求得真理的方法并非只有一种，中西医学理不同，最终完全能够殊途同归，中西医对于疾病命名方式的不同是由于文化上之差异，应当维持中医学术系统的完整性，不可舍本逐末。恽氏、陆氏等对中西医学汇通的讨论，至今对中医界乃至整个医学界有着借鉴与启迪。

陆渊雷在 1937 年抗战爆发后，由于世事变故，潜心于佛学，虽很少公开发表医学言论，但与医界时有讨论。1948 年，他在《南汇医学月刊》"答某君中医科学化问题"一文中，做了进一步探讨。首先，陆氏对于讨论学术提出一个明确的态度："讨论学术，第一须先破门户之见。此即佛家所谓'我见'，又名'我执'……持门户之见以讨论学术，然终无是处"，这也是他"不可有中西新旧之见"的一贯主张。然后，他从知识普及教育与医学职业化的角度，将科学与哲学相区分，强调了中医必须科学化的问题。他认为

"可公开、不可公开，即科学与哲学医之分野"。研究客观物质的科学是"可以公开教学，人人可学，人人可以学成者，可以计号取酬，可以领照悬牌，作为职业，以养家活口"的；而哲学则"教学不可以公开，从师学习者又不能必成，学成又不可论功取酬以为职业"。陆氏认为以汤药物质治病的大方脉（中医内科）应走物质科学之路，与哲学不相关，且应该"科学化"的中医只限于用药物治疗疾病的普通医术，并不包括祝由科等奇术神医。他将不离阴阳五行的祝由之术归于哲学，不宜科学化，化之则不灵。陆氏将医术归入科学，认为医学技术所发挥的作用是有限的，他说：医学所治，不过佛家所说色身中"四大不调"之病，即俗谚之"医家医病不医命"，同时也希冀通过科学研究（包括临床研究与基础学理研究）提高中医的治疗作用。

## 参考文献

[1] 季伟苹. 上海中医药发展史略［M］. 上海：上海科学技术出版社，2017.

[2] 上海市中医文献馆，上海中医药大学医史博物馆. 海派中医学术流派精粹［M］. 上海：上海交通大学出版社，2008.

[3] 蒋熙德. 孟河医学源流论［M］. 北京：中国中医药出版社，2016.

[4] 张存钧，王松坡. 海派中医张氏内科［M］. 上海：上海科学技术出版社，2019.

[5] 董竞成. 海派中医恽氏中西医汇通［M］. 上海：上海科学技术出版社，2017.

[6] 李其忠. 丁甘仁学术经验集［M］. 北京：人民卫生出版社，2017.

[7] 上海市青浦区赵巷镇文体中心，上海市青浦区图书馆，上海市青浦区中医医院. 何承志口述何氏世医1000年［M］. 上海：上海人民出版社，2018.

[8] 何时希. 何氏八百年医学［M］. 上海：学林出版社，1987.

[9] 张存钧，王松坡. 张氏内科集验：杂病经验选集［M］. 上海：上海科学技术出版社，2017.

[10] 张镜人. 中国百年百名中医临床家丛书. 张镜人［M］. 北京：中国中医药出版社，2011.

[11] 《名医摇篮》编审委员会. 名医摇篮——上海中医学院（上海中医专门学校）校史［M］. 上海：上海中医药大学出版社，1998.

[12] 上海中医药大学校志编纂委员会. 上海中医药大学志（1956—1996）［M］. 上海：上海中医药大学出版社，1997.

［13］ 郑嘉涵. 陆渊雷医学改良思想中的"科学"导向［D］. 北京：北京中医药大学，
2021.

［14］ 张竞舜. 近代医家恽铁樵与陆渊雷比较研究［D］. 广州：广州中医药大学，2016.

［15］ 苏姗，李兆健. 从《伤寒辨类》看江南何氏伤寒家学传承［J］. 中医药文化，
2020，15（04）：79－85.

［16］ 袁敏，何新慧. 江南何氏世医家族历史流传脉络与起源谱系探析［J］. 中医药文
化，2015，10（01）：28－31.

［17］ 王敏. 世医家族与民间医疗：江南何氏个案研究［D］. 上海：华东师范大学，
2012.

［18］ 王羲明，赵凡尘，李雁，等. 丁甘仁流派章次公传承脉络的研究［J］. 中医文献
杂志，2014，32（04）：39－44.

### 第五章

# 百年医道

任何文化知识，乃至文明的形成，都有其深层次客观必然的历史人文因素及自然环境因素。中医学是一门基于中国传统天人哲学思想灵魂的医学理论实践知识体系。天人哲学的抽象性、思辨性及其博大复杂性，决定了不同知识基础、不同生活经历、不同悟性思辨能力的人，对中医理解有着深度、角度、广度等的不同。而中医临床实践手段方法的多样复杂性，又使得很多医家只能精通其中一种或几种。此外，传统中医在传承模式上的相对封闭单一性等因素，也容易导致各家形成理论继承侧重点的不同，以及实践技能方法的偏颇。由此以往，逐渐形成各具特色的中医学派以及流派。

海派中医是指在近代中国自然科学、社会人文以及医学人文环境之中，起源或发展成熟于上海地区，深受其时上海地域文化影响，融入海派文化精神，形成特色学术思想主张，有特色临床技艺，有较清晰学术源流传承脉络，以及一定历史影响力的中医文化知识体。和其他地域中医流派学派比较，海派中医开放包容，勇于革故鼎新，善于融会新知。在中医临床实践、理论思想、传承教育、医药产业等诸多领域开风气之先，引领了近代中医学发展演变方向，在近现代中医学史上具有极其重要的地位。

近代海派中医的出现及其特色的形成，是与近代上海独特的自然环境，以及文化背景密切关联的。上海置身江南鱼米之乡，位处长江出海口，坐怀广袤黄海，放眼无垠太平洋，是我国最为优良的天然陆海交通枢纽。这种优渥的自然地理环境，既方便数千里长江两岸地区人员、货物，通过长江这条航运黄金水道顺利抵达其码头，再远涉重洋出海，又方便远洋而来的海外人员、货物就此登陆周转，再流通全国。

18 世纪伴随西方文艺复兴运动发生的科学技术革命，助推了船舶航运水平的迅速提高，水上航运事业得以迅速发展，人类涉洋远行交流的能力得以极大提高。得此历史机缘，上海凭借其自然地理位置的独特优势，逐渐成为中外文明汇聚交流的重镇，经济、政治、文化等皆进入创新发展的快车道。19 世纪后半叶，伴随欧美及周边地区海洋列强船坚利炮打开国门，上海成为海外经济、政治、文化渗透中华大地的桥头堡，也成为国人、国货乃至中国文化走出国门的最佳出发地。

万千宠爱集一身，近代上海得益于这种得天独厚的独特自然地理环境，以及社会人文历史机遇加持，迅速成为中外各行各业人才汇聚地、思想文化交流前哨所、经济创造绝佳地、新旧文明汇通试验田，也因此成就了开放包容、海纳百川、勇于创新、敢为人先的海派人文情怀。近代海派中医正是在这样的自然人文环境中生根发芽，一步步壮大，也因此烙上了鲜明的海派文化印迹。

第一节

# 海派中医的百年发展及演变

上海在近代开埠通商之前，就已经成为外来人口钟情的理想迁徙地。特别是元明之后，更是吸引周边地区乃至长江两岸地区人口不断流入。至清代，上海已经是国内人口较为密集地区。相对多元人才的汇聚，造就了相对发达先进的文化，医疗卫生事业自然也不能例外。所以近代之前，上海地区已经产生了诸多颇具影响的地方医学流派以及著名医学家。

根据地方志等文献记载，自唐至清末，上海地区的医家达千人以上。著名者如陆贽、唐以道、何天祥、李中梓、刘道深、沈元裕、吴中秀、李用粹、王孟英等。有记录的医学著作 500 余种。有相当名气的特色家系流派数十家，如世居青浦，历经宋、元、明、清、民国，传承 800 余年，绵延至今的何氏内科学；宋代徐熙开始一直传承至清代的奉贤徐氏世家；创自明末，绵延至今，以擅治伤寒时病著称的龙华张氏内科学；世居青浦朱家角，传承二十余世的陈氏医学；起自清乾隆年间的江湾蔡氏女科；自乾隆年间一直延续到民国时期的奉贤于氏眼科；起源于清代的江湾徐氏儿科；以及享誉七宝一带的朱氏儿科、川沙的王氏疯科针灸、青浦的石氏眼科、嘉定黄墙一带的朱氏外科、松江的王氏儿科、浦东顾氏外科，等等。这些土生土长的上海本土名医和医家流派，长期以来的医疗实践活动及其经验积累，为海派中医的形成打下了坚实的基础，是海派中医的重要组成部分。

上海作为一座传统移民城市，自1843年开埠通商之后，随着其经济文化的迅速繁荣，交通运输的发达便利，以及中外文明交流重镇地位的形成，更是成为国内各界仁人志士学习修身、创业施才的沃土，因此吸引各行各业大量优秀人才来此一展宏图抱负。中医药行业也同样如此，如清末民初时期，费绳甫、丁甘仁、夏应堂、周雪樵、汪莲石、丁福保、谢利恒、王仲奇、恽铁樵、包识生、余听鸿、曹颖甫、朱南山、祝味菊、王子平等，这些来自全国各地的早已身负盛名的名医名师荟萃上海，论道比术，施展才华，践行医药救国理想。

与此同时，大量内地优秀中医学流派，也随同其优秀子弟不断进驻上海。如周边地区的孟河医派、吴中医派、钱塘医派、永嘉医派等，内地的四川火神派、安徽新安医派以及河北、山东、河南等诸多著名世家医学，及其人才精英也不惜远道而来。这些来自国内不同地域、不同学术思想的传统医学流派及其优秀传人，与基于科学技术手段的海外西方医学，在上海这片热土上，与当地原有的医学流派相互交流，相互争鸣，取长补短，融汇创新，有力地促进了上海地区医学事业的繁荣发展，也逐渐形成既禀赋各自学派传承底蕴特色，又融合其他流派医学优势，乃至西医学理论实践的，烙印了鲜明海派人文风格的海派中医学。

民国时期，海派中医的繁荣达到巅峰。有调查显示，民国时期，上海地区颇具代表性的中医学流派多达50余家，涉及内、外、妇、儿、针、推、伤各个领域。如内科有丁、夏、张、王、费、祝、何、陈等数十家，外科有顾、夏、陆、沈、杜等家，妇科有朱、陈、蔡、胡等八大家，伤科有石、魏、施、王等八大家，针灸有陆、杨、方、黄等四大家，儿科有徐、董、恽、钱、单等家，喉科有朱、马、张等家，眼科有姚、陆、范、于等家。

其中，影响较大的有费绳甫、徐相任、顾渭川等为代表的费氏内科；巢崇山、巢凤初等为代表的巢氏内科；丁甘仁、丁济万等为代表的丁氏内科；张骧云、张镜人等为代表的张氏内科；何书田、何鸿舫为代表的青浦何氏内科；新安医学传人王仲奇为代表的王氏内科；吴涵秋为代表的浙北范文虎伤寒医派等。外科有以顾筱岩、顾伯华等为代表的顾氏外科；以夏墨农、夏少农为代表的夏氏外科。妇科有以蔡小香、蔡香荪、蔡小荪为代表的蔡氏妇科；朱南山、朱小南、朱南孙为代表的朱氏妇科；陈筱宝、陈大年、陈盘根为代表的陈氏妇科。儿科有徐杏圃、徐小圃、徐仲才一脉相传的徐氏儿科；董廷瑶为代表的董氏儿科；奚晓岚、奚伯初为代表的奚氏儿科；钱今阳为代表的钱氏儿科；单养和为代表的单氏儿科。伤科有以石晓山、石筱山等为代表的石氏伤科；王子平、王又民为代表的王氏伤科；魏指薪、李国衡为代表的魏氏伤科；施维智为代表的施氏伤科等。五官科有朱子云、朱宗云为代表的朱氏喉科，张赞臣为代表的张氏喉科。眼科有陆南山陆家、姚和清姚家、范新孚范家。针灸有陆瘦燕、黄鸿舫、杨永璇、方慎庵四大家。推拿有丁氏推拿等流派。此外，还有享誉上海周边郊县的地方医家流派，如七宝朱氏儿科、川沙王氏疯科针灸、青浦石氏眼科、嘉定黄墙朱氏外科、松江王氏儿科、松江洛氏妇科等。

这些名动一时的医家流派，或为上海本地土生土长，或为全国各地迁居来沪，他们共同生活在上海这块土地上，彼此相互学习，相互竞争，取长补短，将不同的学术见解、诊疗方法、用药习惯等，不断融会贯通，扬弃创新，发展提高。乱世之中，他们一方面广开诊所，乃至创办医院，悬壶济世，施展各家临床所长，服务社会民众；另一方面勤勉探索，继承创新，著书立说，出版医刊，开办学校，创办社团，培养后学，兴办实业等，为近代中国中医学的发展铺就了浓墨重彩的一段时期。据统计，民国年间，上海出现中医学刊物 20 余种，全国性和地方性中医团体 30 多个，中医教育机构 40 余所，中医医院 30 余所，这在全国是独一无二的。此外，中国近代史上的第一个中医药团体、第一张中医药报纸、第一所正规中医学校、第一部中医大辞典、第一部中药大辞典，皆从这一时期的上海中医人手中诞生。这些足见这一时期海派中医的辉煌。

1949 年中华人民共和国成立后，随同政治制度、经济制度、文化制度等一系列社会文化因素的变革，海派中医也进入一个全新的发展阶段。其时，受社会主义政治制度、公私合营产业经济制度、院校统一教育制度、科学唯物主义文化制度，以及中西医结合导向原则医学发展模式等诸多复杂因素影响，传统中医绵延数千年的以私人诊所为主要医疗模式的运营方式逐步走向衰亡。海派中医也不能例外，曾经遍布大街小巷的中医私人诊所，被各大公立医院合并吸纳，走向规范化、制度化，甚至同质化，由此海派中医开始逐渐丧失其学术以及诊疗的独立性，学派色彩开始逐渐消退，传人逐渐萎缩减少。此后60年代到70年代，又遭遇"文革"浩劫，海派中医进一步衰落。至20世纪80年代，伴随改革开放，海派中医在历经数十年创伤后也再燃生机，但因为各种复杂原因，很多流派已经不复从前，甚至很多已经消失在历史云烟之中。

近年来的调查显示，近代海派中医从民国鼎盛时期的50多家，到目前为止仅有20余家流传。具体情况大致分为三种：第一种目前尚有传人的流派共有26家，以石氏伤科、陆氏针灸、顾氏外科、朱氏妇科、魏氏伤科、董氏儿科、丁氏内科等为代表。这类流派仍有学术继承人，医学活动还有传人延续，但多数代表性继承人已经年老，面临传承方面的危机。此外，目前仍有传人的流派中，以家族中直系子弟作为传人的渐渐稀少，除少数流派仍有中年传承者，多数流派的传人为门人弟子。第二种濒临断代的流派共有11家，如姚氏眼科、陈氏妇科、恽氏内科、徐氏儿科等，这类流派的直系传人已无，门人情况亦不清楚。第三种已经断代的流派共有17家，目前已经没有传人、学术无法继承，比如费氏内科、王氏内科、沈氏外科、佟氏伤科、秦氏伤科等。

## 第二节
# 现存海派中医流派

　　由于时代的变迁，曾经有利于孕育中医流派学派的自然社会土壤，如体制机制、传承模式、医疗环境等诸多因素，都日渐贫瘠乃至缺失，导致存续数千年的中医流派学派文化现象日渐衰落消亡，这不仅体现在上海地区，全国其他地区也是如此。所以，一定程度上，也可以说中医流派学派的萎缩衰亡是历史的必然、时代的必然。受这些大环境因素长期的不利影响，进入21世纪，曾经辉煌一时的海派中医流派，不少已经处于濒临断代的危机之中，目前仅16个流派仍保留相对比较完整的传承。但是这些仅剩的流派，其诊疗阵地也在日益萎缩，其特色学术思想、特色技术传承乏人乏术，其优势专长正趋于淡化和消亡。此外，还有很多具有简单、易行、廉价、有效等特点的海派秘验方、单方、特色疗法，也正在逐步被边缘化，只在家族、个人医馆中零星传承，处在濒临失传的状态。所以，当今，围绕中医学派流派的抢救性、保护性、传承性研究，迫在眉睫，刻不容缓，这已经成为业界共识。

　　为深入挖掘整理现存中医流派学术思想，研究推广流派特色技术，继承和创新中医药理论技术，保持和发扬中医药传统特色，提升和发挥中医药诊疗优势，无论是国家层面还是地方层面，近十多年来都在积极探索方法，出台方案。上海地区2011年由上海市政府牵头，中医行业广泛参与，启动了"海派中医流派传承工程"项目，确定了15家目前传承比较好的流派，进行系统抢救保护传承研究。目前已经列入国家级非物质文化遗产项目的有石氏伤科疗法、六神丸制作技艺、朱氏一指禅推拿法、陆氏针灸疗法等。列入上海市非物质文化遗产项目的有石氏伤科疗法、六神丸制作技艺、朱氏一指禅推拿法、陆氏针灸疗法、余天成堂传统中药文化、敛痔散制作技艺、顾氏外科疗法、张氏风科疗法、竿山何氏中医文化、魏氏伤科疗法、施氏伤科疗法、陆氏伤科疗法、杨氏针灸疗法等。

## 一、顾氏外科

顾氏外科创始于 1862 年。最初源于崇明，后迁居上海浦东悬壶济世，至今已有 161 年历史。第一代顾云岩开创了顾氏外科流派。第二代顾筱岩勇于理论实践创新，充实发展了顾氏外科学术内涵，逐步形成了顾氏外科特色，尤以治疗疔疮、有头疽、乳痈、疡科、外科杂症誉满沪上，医理主张"外之症实根于内"，创研芩连消毒饮及"苍耳子虫"治疗疔疮，疗效甚佳，被时人誉为"疔疮大王"，与当时伤科名医石筱山、妇科名医陈筱宝并称"上海三筱"。第三代传人顾伯华融通中西，构建了中医外科学的学术体系，创新发展了顾氏外科学术思想，成为顾氏外科杰出继承者和发展者。顾伯华 20 世纪 60 年代主编我国第一部中医高等院校外科统编教材《中医外科学》，20 世纪 80 年代主编了《实用中医外科学》，将顾氏外科内治心要、验方、秘方及外用药的配制方法、手术操作方法奉献出来，成为现代中医外科学的奠基人与开拓者。第四代传人陆德铭、马绍尧、唐汉钧、朱培庭、陆金根、顾乃强、顾乃芬、顾乃芳等秉承顾氏外科精髓，确立了顾氏外科在现代中医外科领域学术界的领军地位。第五代传人阙华发、陈红风、刘胜、曹永清、李咏梅、张静喆等传承顾氏外科精华，以专科专病诊治研究为重点，拓展了顾氏外科的学术内涵。目前，顾氏外科已至第六、第七代传人。顾氏外科发展至今，逐步在疮疡、甲状腺、乳腺、肛肠、皮肤、周围血管病、外伤性疾病及急腹症等领域形成特色和优势。顾氏外科自 20 世纪 80 年代起，先后被列为国家级重点学科、国家中医药管理局重点学科、上海市重点学科、上海市医学领先专业重点学科、国家临床重点专科、国家中医重点专科、上海市临床医学中心、上海市创面修复研究中心临床基地、国际淋巴水肿治疗师临床教学基地、上海市非物质文化遗产名录、国家级非物质文化遗产代表性项目等。

## 二、石氏伤科

石氏伤科是我国著名的中医骨伤科世家，是上海八大中医伤科流派翘楚。石氏伤科自第一代石兰亭1870年从无锡迁居上海，开创沪上石氏伤科至今已有150多年历史。石兰亭武医出身，其融传统武术整骨手法与中医内治调理方法于一体，初步形成石氏骨伤科特色。第二代石晓山自幼得父亲石兰亭所传，又好与同道谈论学术经验，对各科的理论和治疗都有一定深度认识。学术上推崇明代薛己"十三科一理贯之"思想，对伤科兼邪施治尤多心得，创立了外伤内治、气血相兼的疗伤理念，使之成为石氏伤科一大特色。第三代石筱山、石幼山继承创新，充实发展了石氏学术内涵，形成了颇具特色的骨伤诊疗方法，进一步丰富完善了石氏骨伤学术体系，使石氏伤科声名鹊起，成为沪上伤科名家。第四代石仰山、石印玉、石鉴玉、诸方受、施杞等兼收并蓄，融石氏家学与各家新知于一体，把石氏伤科推向一个新的发展时期。以詹红生、王拥军等为代表的第五代、第六代传承队伍已成为中医骨伤领域的骨干力量。石氏伤科倡导"十三科一理贯之"的整体观念，强调气血兼顾，内外结合，形成以气为主，以血为先，筋骨并重，调治兼邪的治疗原则。当今石氏伤科以专病诊治研究为重点，形成了颈椎病、膝骨关节炎、骨质疏松症、腰椎间盘突出症、股骨头坏死、急性筋骨损伤等特色方向，建立了上海中医药大学附属龙华医院、上海市黄浦区中心医院、上海市静安区闸北中心医院、上海市杨浦区中医医院、苏州市中医医院、扬州市中医医院、无锡市中医院、香港骨科中医院、台湾明江中医诊所等多家流派基地。石氏伤科也是上海市非物质文化遗产和全国非物质文化遗产保护项目。

## 三、朱氏妇科

朱氏妇科始创于20世纪初，在上海中医妇科流派中具有较大影响。创始人朱南山早年拜南通儒医沈锡麟为师，以治时疫重症成名，后渐以妇科著称，朱氏妇科由此发轫。朱氏妇科第二代传人著名者有朱小南、朱鹤皋、朱良春、王玉润、钱伯文、何任等。朱小南以奇经八脉理论指导妇科理法方药，言前人所未言，逐渐形成朱氏妇科特色，社会影响力不断提高。朱氏妇科第三代传人著名者有朱南孙等。朱南孙长期从事中医妇科临床、教学与科研，享有"三代一传人"美称，在不孕、月经失调、习惯性流产、痛经、妇科症瘕等妇科难治性疾病中，形成理论实践特色，享誉沪上乃至周边地区。朱氏妇科第四代传人著名者有胡国华等。目前，第五代、第六代已经遍布沪上各大医院，乃至全国。朱氏学术思想渊源于《黄帝内经》《金匮要略》，博采《妇科良方》《济阴纲目》《傅青主女科》等各家学说，尤其推崇《妇科良方》《济阴纲目》中治疗妇人病的处方用药。朱氏妇科治病主张务求其本，重视气血脏腑经络理论。治则强调从合守变，明理阴阳。治法衷中参西，力求实效。处方精巧，灵活变通。

### 四、蔡氏妇科

蔡氏妇科为上海本土医学流派，肇始于清代乾隆年间上海江湾，迄今已传七代，历200余年。蔡氏妇科始祖蔡杏农，早年一介儒生，文学上推崇安徽桐城派，专心于词赋诗韵，中年偏爱医道，刻意攻读，苦心孤诣。乾隆年间开始行医，精研岐黄，勤学理法方药，于内妇各症，多能获良效，于是名声四扬。二世蔡半耕，随父侍诊，幼承庭训，博采诸家之学，无论时病伤寒、经带痘疡，内外妇儿均有建树，尤擅妇科。三世蔡枕泉以医为业，博览群书，广访名师，博采众长，于妇科四诊辨治颇具特色，声誉渐隆。四世蔡兆芝清同治二年贡生，继承父业，文才医理，造诣湛深，临床尤精于妇科，打响江湾女科盛名。五世蔡小香光绪甲申黄科廪生，重承庭训，克循医理，补土取法李东垣，滋阴崇尚朱丹溪，急病求速效，久病标本兼治，提倡中西医汇通，逐渐形成蔡氏妇科特色。六世蔡香荪、蔡幼笙等秉承祖业，学贯中西，蜚声沪上。七世蔡小荪、蔡柏春等师古不泥，博采众长，于妇科经病、不孕症等尤为擅长，是全国老中医药专家学术经验继承班第一、第二、第三、第四批指导老师。目前，蔡氏妇科第八代传人已经广布上海诸多医疗机构。蔡氏妇科通过几代传人不断努力，逐渐形成了痛经、崩漏、不孕、妇人腹痛、症瘕、妊娠病、产后病等临床优势病种，在全国中医妇科界享有较大的声誉。现有上海市中医文献馆等蔡氏妇科流派传承研究基地。

## 五、丁氏内科

丁氏内科起源于江苏武进县孟河。明末清初以来，孟河地区医家林立，名医辈出，影响深远，其医学流派统称"孟河医派"，尤以"费""马""巢""丁"最为著名，其中丁甘仁为清末民国年间"丁派"代表人物。丁甘仁民国年间移居沪上广设诊所，建医院，办医校，影响甚大，从学者众多，遂逐渐形成沪上丁氏内科一脉，影响超出沪上，遍及江南。其时从学丁甘仁的门人子弟众多，其中很多卓有医名，闻达沪上乃至全国。他们在继承丁氏之学基础上，创新发展，形成各自的学术风格。丁氏内科因此开枝散叶，形成各具特色的丁氏内科学分支。比较有名的有丁甘仁分支、严苍山分支、张伯臾分支、童少伯分支、徐嵩年分支、黄文东分支、韩哲仙分支、程门雪分支、裘沛然分支、秦伯未分支、章次公分支、陈存仁分支等。

丁甘仁分支：丁甘仁医学世家出身，早年拜当地名医马仲清、丁松溪、马培之，后问业于伤寒大家汪莲石，由此兼通内、外、妇、喉诸科。临床方药独到，疗效卓著，自成一派。其子孙后辈也多传承其医业。其中比较有名者，第二代有丁孟淦、丁仲英、丁涵人等。第三代有丁济万、丁济民、丁文蕴、丁济华、丁济南等。第四代有丁景春、丁景源、丁景孝、丁和君、丁一谔等。

严苍山分支：严苍山是医学世家出身，医文兼修，曾就读于上海中医专门学校，师承名医丁甘仁。在内科杂病与外感热病方面均有丰富临床经验，提出了诸多独到学术见解。严苍山学术思想代表性继承人有严世芸、潘华信等。

张伯臾分支：张伯臾学成于上海中医专门学校，是丁氏内科代表门人之一。张伯臾擅长于治疗内科急重病和疑难病症，临床疗效卓著，医界享有"国医"美誉。代表性传承人有严世芸、郑平东、何立人、蒋梅先、潘朝曦、张菊生等。第三代传人有姚成增、贾美君、刘永明、阮小芬、王琛、高建东、严骅、崔松、金涛等。

童少伯分支：童少伯初承家学，后学于上海中医专门学校，师从丁济万。临床重视正邪两端，强调补泻结合，尤擅肾病治疗，形成童氏内科流派。门人中著名者有黄吉赓、蔡淦、何立人等。第三代传人有周家俊、余小萍、于翰民、何立群等。

徐嵩年分支：徐嵩年毕业于上海中医专门学校，师承丁甘仁长孙丁济万，为丁氏流派中医肾病的代表人物之一。传承人有陈以平、刘慰祖、金亚明、沈玲妹等。第三代传人有邓跃毅、张春崧等。临床上强调辨证与辨病相结合、宏观辨证与微观辨证相结合、祛邪与扶正相结合的学术思想。

黄文东分支：黄文东就学于上海中医专门学校，受业于丁甘仁门下，因成绩优异，尽得业师薪传。黄氏临证强调调整脏腑气机升降，重视调理脾胃，擅长治疗慢性肠胃炎、胃溃疡、胃痛、慢性胃炎、再生障碍性贫血等症。执教50年，学生遍及海内外，有名者如程焕章、胡建华、马贵同、石仰山、蔡淦等。第三代有龚雨萍、胡鸿毅等。

韩哲仙分支：韩哲仙中医世家出身，毕业于上海中医专门学校。韩哲仙师宗丁甘仁，精研《内经》《伤寒论》等经典著作，又钻研金元诸家及吴又可、王孟英等学说，博采众长，融诸家之学于一身，临证推崇张仲景辨病审证求因。用药灵活，内外参合，表里并兼，疗效显著。尤善用清、通、消、补四法治疗肝病。其传人主要有韩政、郑宋明等。

程门雪分支：程门雪诗书世家出身，初学医于新安名医汪莲石，后入丁甘仁门下，就读于上海中医专门学校。程门雪长期浸淫于中医临床与教学，后世无传统意义上的师徒，何时希、胡建华、程焕章等受其教诲较深，可视为传人。

裘沛然分支：裘沛然曾就读于上海中医学院，师从丁甘仁长孙丁济万，为首届国医大师。学术上认为"天人相应整体观"是中医学理论体系的主体。倡导"伤寒温病一体论"，"经络是机体联系"的学说，主张"养生的关键是养神"。临床方面善治疑难杂症。提出治疗疑难病"八法"。文史哲方面亦有深厚学养。传承人有王庆其、李孝刚、裘端常、邹纯朴、梁尚华、王少墨、章原等。

秦伯未分支：秦伯未儒医世家出身，早年继承家学，后入上海中医专门学校学习，师从丁甘仁、曹颖甫、谢利恒等。秦伯未临床上善采百家之长，于腹泻、水肿、痛证、发热、肝病、温病等方面造诣很深，用药轻灵精当。

其传人有俞慎初、董漱六、薛盟、赵清理、李英麟、余瀛鳌、吕仁和、杜怀棠、吴伯平、王风岐、吴大真等，皆有医名。

章次公分支：章次公就读上海中医专门学校期间，师承丁甘仁、曹颖甫，又曾问学于博学家章太炎，于文、史、哲、医均有精深涉猎。其学术思想以倡导中医科学化为特色，临床上主张博采众长，善用虫类药物。其弟子王羲明、王冠廷、张云鹏、朱良春等皆医名于当世。

陈存仁分支：陈存仁就读于上海中医专门学校期间，先后随丁甘仁、丁仲英侍诊。后独立行医，长于时病，善用验方。门人众多，有名者如章庆云、陆士雄、董家声、顾宗文、顾时雨、陈永康、徐震旦、黄维本、顾金祥等。第三代传人有朱生樑、宫克奇等。

## 六、颜氏内科

颜氏内科起源于江苏孟河医派，由颜亦鲁先生（1897—1989）创派。颜亦鲁早年拜孟河医派马培之弟子贺季衡为师，后在沪上行医，于脾胃病学造诣尤深。颜氏第二代传人颜德馨幼承家学，又师从海派名医郭柏良、秦伯未、盛心如、许半龙、吴克潜等学习，提出"人体衰老的主要机制在于气血失调""气为百病之长，血为百病之胎"等理论观点，创立"衡法"治则思想，逐渐形成颜氏内科特色。第三代传人有颜乾麟、颜新、颜乾珍、杨志敏、陈百先、魏铁力、张琪、夏韵、邱雅昌等。第四代传人有颜琼枝、邢斌、韩天雄、潘新、胡琪祥、曹振东等。

## 七、张氏内科

张氏内科是沪上本土医学流派。自明代崇祯末年，张元鼎弃儒从医，开创张氏家传医学先河，至今已有14代传人，时近400年。元鼎之子芳孙继承家业，为张氏医学第二代。芳孙子式球为第三代。元鼎曾孙镐为第四代。第五代张瞻源，至此张氏家族医学日渐成名。第六代传人张克振以内科病载誉沪上。第七代传人张钟涛。第八代传人张麟祥、张麟禧。张麟祥取明清温病诸家之说，结合沪地热病特点，熔伤寒与温病学说于一炉，提出热病当"表透为先"，"祛邪为第一要务"等治疗原则，创"救苦玉雪丹"开泄疏托清热开闭，屡起沉疴。至此，张氏内科学术体系趋向成熟，闻名沪上。第九代传人张晓云、张竹云、张蔚云、张骧云、张彝云等临床各有所长，于时享有盛名。张氏第十代业医知名者有张汝南、张汝炳、张汝本等。第十一代业医知名者有张蔚孙、张益君、张骧孙、张龙孙、张志雄等。自清末到民国期间，张氏传人在热病诊治方面成绩斐然。中华人民共和国成立后，张氏后辈先后放弃私人诊所，进入公立医院、市卫生行政部门、中医学院以及部队等不同的工作岗位，张氏内科进入新的发展阶段。第十二代子嗣是张氏世家学医人数最多的一代，其中负有盛名者亦多，如张伯讷、张镜人、张存钧、张存义等。也是在这一代，张氏内科开始打破"家族藩篱"，众多家族外医者得以进入张氏内科门下，如王瑞春、胡占康、于云龙、严清等。自第十三代开始，由于受社会大环境等多种因素影响，张氏家族中从医者人数明显减少，不过族外人数众多，如朱抗美、朱凌云、石蕴玉、张亚声、魏强华、王松坡等。目前，张氏内科门人遍及上海各大医院、医学院，乃至全国海外。张氏内科学术上，认为治外感热病，祛邪为第一要务，注重"表"与"透"；疗内科杂病崇尚脾胃学说。临证用药轻灵，圆通活变；诊断上，强调四合参，注重舌脉等。临床上，张氏内科擅长治疗外感热病、脾胃病、高脂血症、风湿性疾病、慢性心肾疾病等。

## 八、夏氏外科

夏氏外科历史悠久，是沪上著名的中医外科流派。夏氏外科始于清朝晚期浙江德清，至今已有180余年。夏氏外科由夏松泉所创，夏松泉之子夏少泉为第二代，夏松泉其时在当地已经富有医名。至第三代夏墨农，医术益精，于内科、外科、五官科、骨伤科皆有建树，尤精于中医外科。夏墨农早先悬壶于家乡东南湾，因屡遭战乱，后迁吴兴，晚居沪上。至夏墨农长子夏少农、次子夏涵，以及门人施梓桥、孙世臣、钟泽民、陈启新、李敬昊、罗家年、陆斐、王映澄等为夏氏外科第四代。其中多有医名，如夏少农运用白降丹等祖传秘方，治疗痈、疽、疔等病，一次就诊即痊愈，被病家称为"看病一趟头"而闻名远近。第五代传人有柏连松、吴琴诗、张志洪、宗长根、孙世道、周醒华等。其中，柏连松等在继承夏氏外科学术思想的基础上，创造性运用双线切挂法、隧道法治疗高位复杂性肛瘘，内注加分段内扎外剥法治疗环状混合痔，肠炎宁灌肠液治疗非特异性结直肠炎，中药熏洗治疗肛肠部炎性疾病，健脾润肠法治疗慢性便秘，湿热敷防止术后水肿等技术方法，形成自成一派的中医肛肠系列治疗手段。第六代有张雅明、张卫刚、刘华、郭颂铭、夏泽华、李斌、张明等。夏氏外科因其独特的诊疗方法而独树一帜，其对中医外科疾病的病因病机、诊断治疗都有其独到见解，并能与时俱进，广采博收，不断开创新的临床治疗方法。夏氏外科尤精疔、疖、痈、疽、流注、瘰疬、痔漏诸证。夏氏外科历经几代人的传承与发展，目前已形成疮疡科、乳腺科、肛肠科、皮肤科等学科。

## 九、董氏儿科

董氏儿科历史悠久，起源于浙江宁波，发展至今已历经七代。董氏儿科初创者为董云岩，生于清嘉庆年间，为人刚方，秉性孝友，以医惠及乡里。云岩之子董丙辉善治内妇，精专儿科，在当地及周边颇有名望，为董氏儿科发展打下了良好基础。丙辉之子董水樵志在岐轩，功深《灵》《素》，医名远播，民国《鄞县通志》中亦记其名。至第四代传人董廷瑶因抗战避难迁沪，悬壶上海，专擅幼科，救治危重病儿万数，名噪遐迩，享誉海内外，被尊为当代中医儿科泰斗。董廷瑶全面系统总结家学，逐步形成了比较完善的董氏儿科理论临床体系，提出"明理、识病、辨证、求因、立法、选方、配伍、适量、知变"的临证九诀，用药强调"轻、巧、简、活、廉、效"。诊断上强调儿科望诊以面色、舌苔、形态等为要，重视四诊参合，辨别疾病之阴阳表里，寒热虚实及气血。第五代传人董廷瑶之子董维和继承家学，擅长痧、痘、惊、疳等诸多疑难病症。王霞芳、倪菊秀、董幼祺等亦为董氏儿科第六代儿科专家。第七代传人有董继业、郑含笑、夏明、张天嵩、李战、封玉琳、林洁、林外丽、罗春蕾等。目前，宁波、上海等地已建设董氏儿科传承研究基地。董氏儿科也是国家级非物质文化遗产代表性项目。

## 十、徐氏儿科

徐氏儿科是上海本土医派，起源于清代。徐氏儿科肇始于徐杏圃，其子徐小圃承其父业，因善用麻黄，有"徐麻黄"之称，奠定了海派徐氏儿科流派的基础。徐小圃之子仲才、伯远，均克绍箕裘，传衣钵，弟子王玉润、朱瑞群、江育仁、徐蔚霖、顾文华等亦以医名于江浙，至此徐氏儿科发展成较完整的学术流派。第四代传人有时毓民、朱大年、陆鸿元、徐蓉娟、虞坚尔、肖臻、王忆勤、朱盛国、吴敏等。第五代传人有薛征、俞建、赵鋆、沈健等。徐氏儿科历经一个多世纪积淀，形成独具特色的学术思想体系。徐氏儿科认为，小儿以阳气为本，小儿病扶正不助邪，祛邪不伤正；辨证宜严谨，用药当果敢；解表擅用辛温，注重及时温培脾肾，潜阳兼顾育阴等。新中国成立以来，徐氏儿科在传承发展中，根据疾病谱变化，继往开来，形成"脾不在补而贵在运"的创新观点，形成运脾学说。徐氏儿科博采众长，在很多儿科疾病方面形成独到的理论实践思想。如在小儿哮喘治疗上，立足痰、气、瘀互结的病机根本，提出三期分治、内外合治、膏方调治等思想；在小儿性早熟治疗上，立法滋阴清热，化痰散结，从脾肾论治；在小儿反复呼吸道感染治疗上，发扬扶正达邪理论，立法补肾固表防治。

## 十一、陆氏针灸

陆氏针灸产生于清末民初，为上海本土医学流派，是我国近现代国内外影响最大的针灸流派之一。陆氏针灸奠基者为上海嘉定李培卿（1865—1947），以针灸闻名，素有"神针"之誉。李培卿之子陆瘦燕及其伉俪朱汝功为陆氏针灸第二代。陆氏夫妻夫唱妇随，在针灸临床、教育、科研中做出了贡献，形成了陆氏针灸特色。第三代陆氏针灸传人甚多，有医名者有陆筱燕、陆李还、陆明、陆伦、陆利霞、陆利芳、陆焱垚，以及李元吉、杨钧伯、顾礼华、屈春水、王佐良、高正、尤益人、石小平、陈德尊、王天籁、施正华、吴绍德、王志煜等。第四代传人知名者如陈汉平、魏福良、高忻洙等。陆氏针灸在学术上融会贯通，完善针灸理论，临床上注重切脉，倡用奇法，提倡温针、伏针、伏灸，以及冬病夏治等。陆氏针灸传人陆瘦燕在国内最早开展针刺手法实验研究，并改良针具，创制"瘦燕式金银质毫针及不锈钢毫针。创办国内最早的"新中国针灸学社"及函授班，以师承和学校教学两种方式培养大批人才。创制经络腧穴电动玻璃教学模型，最早为针灸经络教学提供现代化的直观教具。

## 十二、杨氏针灸

杨氏针灸为上海本地医派。杨氏针灸奠基者为清末民初杨永璇。杨永璇勤奋好学，善于创造革新。在学医期间，就大胆提出改革火罐的设想，自创了高低大小依次递减的六只铜质火罐，使用时可任意挑选，出诊时可套叠一筒，携带方便又不易破碎。临床上，杨永璇强调四诊合参，尤重脉舌，并运用穴位压痛等方法辅助诊断，形成独有的"针灸经络诊断法"。治疗上，杨永璇创造了运用七星针加拔火罐相结合的多针浅刺的絮刺火罐疗法。处方选穴则重视调理脾胃，扶佐正气。对肝、心、肺、肾等脏腑疾病用不同的健脾方法治疗。对疑难杂症常以针罐齐施，针药并用，内外同治，刺罐结合。杨永璇积数十年经验，总结针灸疗法 12 句口诀："针灸疗法，重在得气，得气方法，提插捻转，提插结合，捻转相联，指头变化，大同小异，虚实分清，补泻适宜，纯熟之后，精神合一。"杨永璇子杨依方、弟子徐明光、叶强、张洪度、葛林宝及门人张振华等为第二代传人。第三代传人遍布沪上，代表人物有李国安、杨容、沈卫东等。杨氏针灸秉持针药同源思想，重视经络，强调辨证施治，针药并用，内外同治。

## 十三、丁氏推拿

20 世纪初，扬州丁凤山师承中原御医李鉴臣，得一指禅推拿手法真传，开丁氏推拿流派先河。丁凤山一生收徒 10 余人，其中以丁树山一支成就最为突出，其弟子朱春霆是上海推拿学校的首任校长，是中国推拿现代教育的开创者。丁树山之子丁季峰在一指禅推拿手法基础上创造了㨰法推拿手法，丰富了丁氏推拿的理论实践内涵，提高了其临床疗效。丁氏推拿第四代传人中有医名者有朱鼎成、严隽陶、曹仁发，以及罗志瑜、金义成、沈国权等。丁氏推拿第五代、第六代传人有房敏、程英武、孙武权等。当今，其他省市也有不少丁氏推拿的传人。丁氏推拿学术特色主要体现在三个方面：一是手法操作上倡导"柔为贵，刚柔相济"；二是手法部位上，以"点为主，点面结合"；三是治疗方式上，以"动为先，动静结合"。

## 十四、魏氏伤科

魏氏伤科肇始于山东菏泽魏指薪先生。魏指薪出身世医之家，其祖上景元公学医于时人谢公济，始开魏氏世医先河，至魏指薪已传承二十一代。魏指薪在继承悠久家学基础上，兼修武术及内家功法，医、武、内功集于一身，使其在骨伤科领域具有独到的理论与实践认知体悟，遂形成比较完善的魏氏伤科理论实践体系。魏氏伤科第二代在魏指薪严格教育下，也多有成就，如其女魏淑英、魏淑云，婿施家忠、李国衡等，以魏氏中医骨伤科为根本，结合西医骨伤科，开创了我国早期中西医骨伤科结合的典范。魏氏伤科第三代代表性传人有施荣庭、胡大佑、李飞跃等。魏氏伤科立足于传统中医学理论基础，在把握骨伤科疾患特点的同时，吸收南北派骨伤科特长，兼蓄传统武术、传统内家功法，在骨伤科诊疗学术上独树一帜，创立了独具特色的魏氏伤科学派。临床上，在"内外并重、气血兼顾"的整体观念指导下，秉持"气血为纲、筋骨并重、脾胃为本、兼顾肝肾、独重手法、补虚泻实"治伤理念。通过长期的临证实践积累总结出了三圣散、断骨丹、四肢洗方、蒸敷方、养血壮筋汤、川芎钩藤汤、二陈舒肺汤、伸筋活血汤、杜仲散、疲劳身痛汤等一系列名方。

第三节

# 海派中医的主要特色

世界上很多地域都有其独具风情的文化艺术传承及研究，但历史上能够形成并称得上"地域性学派"的学术群体并不多见。这主要是因为，作为学派，除了地域范围前提条件之外，还必须有一批高水平的学术精英，并形成自己独特的文化风格，这一点并非每个地域都能达到。海派中医之所以能够称得上"派"，是因为近一百多年来，上海凭借其独特的地理位置，以及发达的经济文化优势，不断吸引着全国各地的众多中医精英汇聚于此，治病救人，辨章学术，著书立说，开拓创新，从而形成自身鲜明的学术特色，成功引领了中医学近百余年来的发展方向。

海派中医学术特色，总结起来，大体包括以下几个方面：一是百家荟萃，群芳争艳；二是开放包容，兼收并蓄；三是勇于探索，追求创新；四是倡导中西汇通，钟情中医科学化。同时，海派中医还积极兴办现代教育，开设医院，发展实业，这一系列开时代风气之先的创造性活动，为中医学后来在全国范围的生存发展模式，乃至新中国成立后中医学的发展走向奠定了坚实的基础，所以其影响一直绵延至今。

## 一、精英荟萃，群芳争艳

精英荟萃，群芳争艳，是海派中医得以形成的人才基础，也是海派中医的一个基本特点。近代上海缘于相对发达的经济环境，以及中西文化交流前哨地的特殊文化氛围，不断吸引着国内各个行业领域的精英人才荟萃于此，一展抱负。在这个几乎三教九流无所不包的人才群体共同努力下，上海这个弹丸之地在中国近代史上创造了大量色彩纷呈、领风气之先的文化奇迹，当之无愧地成为引领中国文化发展方向的重要中坚地带，形成近代以来特有的"海派文化"现象。海派中医正是在这样一种特殊的海派文化环境中，得益于来自五湖四海的大量中医精英人才的共同努力，才逐渐形成的，所以百家荟萃、群芳争艳也是海派中医的一个基本特点。

据统计，新中国成立以前，上海地区知名中医就有 170 余名。1948 年 3 月上海市中医师公会登记在册的中医会员有 3299 人，其中大多来自全国各地不同流派。清末以来，除上海本土医派得以迅速发展之外，安徽的新安医派，浙江的钱塘医派、永嘉医派，江西的盱江医派，江苏的吴中医派，广州的岭南医派，四川的温热派，河北的武医派，山东伤科流派等都有分支来上海发展，并落地生根。至民国时期，上海具有各自特色的中医流派，多达五六十个，至于其中的临床传人，更是成百上千。他们带来了不同的医疗风格、诊疗技术、理论见解，以及用药习惯。当这些医家医派在上海开展各自的医疗活动时，被上海所特有的海派文化氛围所包含，并逐渐融汇进去，成为一个大家族——上海中医群体。

"万物并育而不相害"，近代上海正是在这种"和而不同"的宽宏大气文化气度中，依靠五湖四海的名中医群体，筑就了海派中医海纳百川、精英荟萃的根基，在传统与创新，包容与竞争，中医与西医碰撞、抗争和交融中，孕育了海派中医和而不同、兼收并蓄、取长补短、与时俱进的学风精神。

## 二、开放包容，兼收并蓄

开放包容、兼收并蓄是海派中医的学风特色，也是海派中医得以与时俱进的法宝。"优胜劣汰，适者生存"，不仅是自然界生命万物的生存规律，也是人类文明的生存法则。近代以来，上海作为群英荟萃、百家争鸣之地，各种文化观念、文化思潮无一不处在一个异常激烈的竞争环境之中。在这样的一个龙争虎斗的文化氛围之中，任何一种文化无论其最初多么优秀，若一味妄自尊大，故步自封，不思进取，最终都必然逃脱不了被无情淘汰遗弃的命运。所以对于海派文化来说，如何不断完善提高自己以增强自身生命实力，避免被淘汰，始终是必须高度重视的生死存亡问题。海派中医源自不同地域、不同师承关系、不同学术观点，这些各具特色和优势的中医流派，在上海落地生根之后，迫于现实生存发展的巨大压力，几乎都自觉不自觉地抛弃了传统门户之见，积极主动地学习吸纳其他学派及其医家的优秀学术思想和卓有实效的临床经验，以不断完善充实，从而在中西名医林立的上海滩站稳脚跟。

翻开近代海派中医发展史，这类例子不胜枚举。如丁氏内科大家丁甘仁早年师承巢崇山，善治温病，到沪后又与伤寒名家汪莲石、汇通中西医的唐容川交往学习，汲取各家之长，成为温病伤寒兼容的名医。20世纪初，在上海已经很有名气的徐氏儿科传人徐小圃秉承家学，一贯推崇吴门温病学派，用药力主轻清，后其长子徐伯远患伤寒重证自治不效，被来自四川温热派大家祝味菊以麻附为主药治愈。有感于此，徐小圃开始重新思考自己的家传医学，并撤下"儿科专家"的招牌，以不惑之年拜祝味菊为师，之后徐氏也开始吸纳"扶阳抑阴"学说，终成一代大家。再如著名中医学家丁氏医学流派的程门雪曾治一久泻病人，选用调理脾肾方依然乏效，后来该病人携程氏方笺就诊新安医派王仲奇，王氏诊察甫毕，旋索程之处方，批上"此方可服，再加蛇含石四钱"，这张久服不效的方子加此一味药，仅服数剂，病者多年宿疾竟豁然痊愈。后来病人将此事告诉程门雪，程深慕王仲奇医术，竟不顾其当时已经显赫成名的身份，执意要拜王为师，此事虽最终因为王的婉拒而未成实，但也足以显示海派医家特有的谦虚好学、兼容并蓄的风度。

## 三、发皇古义，融会新知

海派中医一方面兼收并蓄，吸纳百家之长，另一方面不断探索，追求创新提高，这是海派中医乃至整个海派文化的重要特点。海派中医深受海派文化汇通创新精神影响，素以勇于标新立异而闻名。"苟日新，日日新"，海派大多崇尚新知，不喜拘泥陈规，大胆思考，大胆创新，提出或有异于前贤，或有悖于众说的理论实践观点，由此形成流派纷呈、思想纷纭、实践新颖的百家争鸣局面。

如喉科病中，病人往往因为局部肿痛溃疡，痛苦异常。有鉴于此，海派中医喉科各家不断努力尝试创新，以期提高疗效，创制了吹药、敷药，以及局部手术切开排脓等多种综合治疗措施。其中，以朱子云、朱仲云为代表的朱氏喉科就以手术闻名于世，以张赞臣为代表的张氏喉科与吴门马氏喉科则以吹药、敷药享誉沪上。内科病中，当代张氏内科传人张镜人诊治萎缩性胃炎，在继承中医传统辨证理论基础上，利用胃镜内窥技术，以达到传统中医四诊手段所无法达到的胃黏膜微观辨证的效果。外科方面，顾氏外科传人顾伯华创造了许多新的治疗方法，如橡皮筋挂线治疗肛瘘和乳晕部瘘管，气囊袋压迫止血法治疗内痔结扎术后并发大出血，热烘疗法治疗神经性皮炎、慢性湿疹等。

## 四、中西汇通，钟情科学

近代上海由于其特殊的地缘关系，长期以来一直处于中西文化碰撞交会的前哨，所以近代上海不仅是中国传统文化争鸣创新的重镇，也是中西文化论争交流的桥头堡。因缘于这一特殊文化环境，相对于内地中医学派，海派中医更注重吸纳借鉴国外医学，特别是西方科学医学知识，倡导中西医汇通，钟情中医科学化。近代海派中医在中西汇通精神影响下，培养出一批影响深远的中西医结合著名学者，如民国时期的李平书、周雪樵、蔡小香、丁福保、陆渊雷、章次公、祝味菊等，当代的王玉润、沈自尹、张镜人、顾伯华等。他们普遍提倡"崇古不泥，博采众方"的临床实践精神，推崇"革故鼎新，中西汇通"，理论临床中西并举。海派中医的这种学风特点早在20世纪初期就已经形成。

如临床上，章次公经常使用西药，其编著的《药物学讲义》更是大量使用西医学知识来解释中药的药理作用机制，形成很具时代气息的一系列中西汇通观点。蔡氏妇科学传人蔡小荪在防治"一月堕胎"过程中，利用西医学的基础体温和人绒毛膜促性腺激素检查，诊断与治疗先兆流产。治学上，近代海派中医早期代表人物李平书"涉猎西医译籍，屡思沟通中西医。以谓中医主气化，西医主血轮，显分两途。于是宗西医者每以气化无形可睹为妄，不知气化虽无形，而征诸病证确有可据。但言气化者纠缠阴阳五行，愈讲愈晦，致为西医诟病。至体功之学，中不及西之征实，余故欲以《内》《难》《伤寒》诸书为根柢，以《全体》《阐微》（即合信《全体新论》、嘉约翰《内科阐微》）为参考，研究体功气化、血轮，然后考定病名，博求方治，庶几冶中医西医于一炉"。正是怀着这种冶中西医于一炉的思想，李平书与御医陈莲舫等人在 1904 年于英租界花园创立了上海医学会研究医理，1905 年春与西医张竹君首创上海女子中西医学院，1909 年夏又首创中西医结合的南市上海医院。此后，各种打着中医旗号开设的学校以及医院，也都大量引入西医的内容。如丁甘仁、谢利恒、夏应堂等筹办的上海中医专门学校，非常重视西医知识的传授与学习，开设生理、病理、解剖、药理、西医内科诊疗技术等课程。许多名医在课堂讲授中医时也不忘以西医知识来做注解。祝味菊在 1949 年 5 月上海解放之初，就草拟了"创建中医实验医院"的建议书，详细地阐述了中医现代化道路的问题和方法。

## 五、家传师承，兴办教育

海派中医受西方公学教育模式影响，在人才培养上，除了仍然坚持小范围家传师承教育模式之外，基于更快速培养大量全面知识基础的中医人才理念，积极创办各种形式的公学教育机构。他们或自己出资，或引进其他热心中医教育事业的人士集资，积极创办各类新式中医学校，培养出中国最早一批院校中医人才。

据统计，民国时期，40 年不到，由海派中医名家主导或参与，先后创办了 30 多所全日制和函授中医学校。较著名的有丁甘仁、夏应堂、谢利恒、费访壶等创办的上海中医专门学校（中国第一家经政府备案的中医院校，后改名上海中医学院），秦伯未、许半龙、王一仁、严苍山、章次公等创办的上海中国医学院，陆渊雷等创办的上海国医学院，朱小南等创办的上海新中国医学院，恽铁樵等主导创办的铁樵函授中医学校，陆渊雷等主导创办的陆渊雷医室函授部，以及《医界春秋》函授部、三益学社中医部等。这些中医教育机构普遍借鉴西医教学模式，要求教学大纲、教材统一，教学内容系统而有条理，教学方法循序渐进等。另外，海派还借鉴西学模式，通过办刊办报，成立社团，来讨论学术，增进交流，相互学习，取长补短，实行改良，也是海派中医的一大特色。据统计，1897 年到 1929 年，上海先后产生中医药卫生团体 19 家。民国时期上海出版的涉及中医药内容的报刊超过 150 种。近代海派中医正是通过这些多元方式，有效促进各学派之间以及中西医之间的互动交流学习，普及中医药知识，既提高了理论实践水平，也扩大了各家学派的自身影响。

## 六、著书立说，创办学刊

清末民国时期的海派中医学家，大多儒医兼修，他们一方面积极临床实践，另一方面著书立说，辨章学术，出版教材，创办学术刊物以及科普读物。通过各种途径宣传其学术思想，出版发表了大量颇有影响力的学术专著、教材、研究论文。

如丁甘仁编写了《医经辑要》《药性辑要》《脉学辑要》《医案讲义》等讲义。包识生编写了《伤寒论讲义》《伤寒方讲义》《杂病论讲义》《杂病方讲义》《国医学粹》《中医生理学讲义》。恽铁樵编写了《内经讲义》《伤寒讲义》《金匮辑义》《杂病讲义》《温病》《铁樵函授中医学校讲义》《脉学》《药物学》《药庵医案》《妇科大略》《幼科》《医家常识》《问答汇编》等 20 余种函授教材，以及著名的《群经见智录》等。程门雪主编了《金匮篇解》《叶案存真评注》等。章巨膺编著了《温热辨惑》《伤寒疗养论》《痧子新论》《世补斋医书评按》《医林尚友录》等。承澹安编著了《中国针灸学》《针灸学讲义》《铜人经穴图考》《针灸治疗实验集》《针灸精华》《经穴图解》《伤寒论新注》等。许半龙编写了《外科学讲义》《疡科学》《喉科学》《中国医学专修馆讲义》《内经研究之历程考略》《中西医之比观》《外科学讲义》《中国外科学大纲》等。张锡纯编写了《伤寒论讲义》。陆渊雷编写了《伤寒论今释》。陈存仁主编了《中国药学大辞典》。谢利恒主编了《中国医学大辞典》。此外，海派中医各个流派都有自己独到学术见解的著作传世。如反映顾氏外科学术思想的《中医外科学》《顾氏外科临证经验集萃》，反映石氏伤科学术思想的《伤科学讲义》《石氏理伤经验简介》，反映朱氏妇科学术思想的《海派中医朱氏妇科》《朱氏妇科药对药组精粹》，等等。近代海派中医还积极创办学术期刊，以及科普报纸等，就各种理论与实践问题展开深入研究探讨，成为传播海派中医学术思想的重要阵地，其中很多期刊名噪一时。如周雪樵、蔡小荪、王问樵等主办的《医学报》，余伯陶、包识生等主办的《神州医药学报》系列期刊，张赞臣、杨志一、朱振声等主办的《医界春秋》，陆渊雷、丁济华、赵公尚等主办的《中国医学月刊》，秦伯未等主办的《中医世界》，祝味菊、陆渊雷、徐衡之等主办的《自强医学月刊》，朱小南主办的《新中医刊》，钱宝华主办的《中国女医》，王吉民、伍连德、李涛等发起主办的《医史杂志》等。中国第一份普及中医药常识的报纸《康健报》也是由海派中医主办。如此丰富的学术专著、教材讲义，以及综合性工具书，为海派中医乃至整个中医事业的发展做出了巨大贡献，奠定了海派中医深厚的学术底蕴。

## 七、发展产业，兴办实业

海派医家善于借鉴西方企业制度，积极发展中医药产业。狭义看，中医药产业不属于海派中医范畴，但广义看，近代以来上海中医药产业的发展与海派中医休戚相关，烙印着海派中医文化的影子，所以实际上是海派中医的外延。上海中医药产业历史悠久，元代已有官办产业，明清之后民间药市逐渐兴起。上海开埠后，一方面吸引诸多内地有名国药号如苏州雷允上、宁波冯存仁堂、汉口蔡同德堂、广东鹿芝馆、北京同仁堂、杭州胡庆余堂等来沪；另一方面，上海本地药业也如雨后春笋，迅速发展，如姚泰山、王大吉、奚良济、徐重道、同春堂、颐寿堂、保和堂、朱三山堂、苏存德等。这些不同地域的药号在上海出售自家或当地药号的特色丸散膏丹，成为海派中药产业的基础。

民国时期，上海中药产业遍地开花，出现著名的"四大户""八大家"。"四大户"即胡庆余、童涵春、蔡同德、雷允上。"八大家"是郁良心、奚良济、姜衍泽、王大吉、姚泰山、叶树德、叶天德、苏存德。除"四大户""八大家"外，徐重道、李众胜、冯存仁、佛慈等中小药号也繁荣发展。至1949 年，上海药号已经达到了400 余家，从业人员5000 余人。其中，有不少著名药企至今仍然屹立于医药之林，如胡庆余、童涵春、蔡同德、雷允上等等。受海派文化的影响，海派药肆产业同样崇尚创新，善于学习，借鉴国内外先进企业管理制度，与时俱进引进各种先进的生产技术。如诞生于1929年的佛慈制药，建厂伊始就提出了"科学提炼，改良国药"的宗旨，开中药工业化生产之先河，首创了中药浓缩丸剂型，是"中药西制"思想的倡导者和实践者。

# 第四节

## 小结与展望

　　海派中医是地域范畴的中医学派。近代上海之所以能够形成闻名于世的海派中医现象，均缘于一系列得天独厚的自然社会环境因素——如领先发达的物质经济基础，大量多元人才的持续汇聚，中西文化的激烈纷争，开放包容的文化胸怀，时不待我积极进取的社会精神，勇于创新的文化氛围，以及近代以来内忧外患、战乱纷争之下，统治阶级集权控制力前所未有的虚弱所带来的思想文化言论自由，律法道德制度控制力低下所带来的实践创造行为自由，等等，都是滋生这一历史文化现象的有益土壤。

　　当代海派名医裘沛然说："古往今来中医分为各种流派，而海派中医能立住脚跟并产生影响，就在于它是无派之派，海纳百川，不拘一格，汲取了各家优势。"确实，海派中医内部各家虽然也有学说师承关系的脉络基础，但因为近代上海复杂的自然社会人文环境因素影响，整体上海派中医更强调各个不同流派之间的相互借鉴、相互学习，以及对西方科学医学的借鉴、吸纳、会通，崇尚与时俱进的学术精神。所谓"大方无隅，大音希声，大象无形"，海派中医试图以吐纳风云、呼吸宇宙之气概，摈弃门户之见，融汇汲取百家之长，形成集优于一身的"无派之派"。

　　海派中医百年兴衰史深层次上与近代以来中华民族所经历的政治、经济、文化变革密不可分。海派中医特色的形成是近代以来中华民族文化精神再造的缩影，也是近代海派文化精神的再现。新中国成立以后，因为各行各业在社会人文学上受马列辩证唯物主义哲学精神影响，自然科学上受科学实证主义理念影响，普遍形成"马魂中体西用"的理论思想准则，以及行为实践精神。在这样的新时代主流自然人文社会学背景下，医学上自然形成以西医为主、中医为辅的发展道路，自清末民国时期已经渐失主体独立性地位的中医学，更进一步走上"以西套中""以西律中"这条背离传统的不归路。

没有超脱于体制之外的独立学术精神，没有独立的中医学政府管理机构，加之医疗制度以西医为标准的统一化、规范化、标准化乃至国际化日趋强化，且不说那些独具理论实践特色的中医流派，即便是普遍公认的中医学理论实践都面临着深深的生存发展危机。所以海派中医，以及全国其他各种特色的中医流派学派，在当代均肩负着传承精华、守正创新的历史重任。在这样的时代背景下，海派中医如何在未来继续生存发展下去，是一个非常严峻的课题。

面对这个大时代，路似乎只有两条：要么继续坚持基于传统中医学学理的特色传承与提高，争取学科学术的独立地位，争取社会的广泛理解与认可，乃至国家政府层面以及医疗制度的认可与支持，这无疑是一条理想之路，但也是一条充满荆棘的路，不仅需要学派自身坚持不懈地努力与争取，更需要全社会乃至多层面制度理念的认同；要么削足适履，逐渐融归于"以西套中""以西律中"，泯灭于历史，如果有一天海派中医，乃至全国其他中医学流派，走到这一步，后人也无需讶然。当今时兴的科学化中医，应避免借科学之路，打中医之旗，产生一种非中非西的新医学，此种新医学已经不属于中医范畴，因为这种医学已经丢失了中医学的灵魂。传承不泥古，创新不离宗。传承的核心是精华，创新的前提是守正。芳林新叶催陈叶，流水前波让后波。中医学的发展只有遵循其自身发展规律，保持其自身发展特色，才有明天和未来！

## 参考文献

[1] 张文勇，童瑶，俞宝英. 上海中医药文化史［M］. 上海：上海科学技术出版社，2014.

[2] 张怀琼. 海派中医流派传略图录［M］. 上海：上海科学技术出版社，2018.

[3] 黄瑛，梁尚华. 海上医事：近代上海中医文化［M］. 上海：上海科学技术出版社，2019.

[4] 梁尚华. 传承不泥古，创新不离宗［J］. 中医文献杂志，2020，38（05）：1.